SpringerWienNewYork

Hans Scherer (Hrsg.)

Der Gleichgewichtssinn

Neues aus Forschung und Klinik

6. Henning-Symposium, Berlin

SpringerWienNewYork

Prof. Dr. med. Hans Scherer
Direktor der HNO Kliniken der Charité, Berlin, Deutschland

© 2008 Springer-Verlag / Wien
Printed in Austria

SpringerWienNewYork ist ein Unternehmen von
Springer Science + Business Media
springer.at

Satz und Druck: Holzhausen Druck & Medien GmbH, 1140 Wien, Österreich

Gedruckt auf säurefreiem, chlorfrei gebleichtem Papier – TCF
SPIN: 12044467

Mit 121 (teils farbigen) Abbildungen

Bibliografische Information der Deutschen Nationalbibliothek
Die Deutsche Bibliothek verzeichnet diese Publikation in der Deutschen Nationalbibliografie, detaillierte bibliografische Daten sind im Internet über http://dnb.d-nb.de abrufbar.

ISBN 978-3-211-75431-3 SpringerWienNewYork

Vorwort

Die Erforschung des vestibulären Systems macht zurzeit große Schritte. So ist es gelungen, die Reiztechnik der peripheren Sensoren, speziell der Otolithenorgane, so zu verbessern, dass nun alle Sensoren im Gleichgewichtsorgan seitengetrennt untersucht werden können. Es ist uns nun möglich, Einblick zu gewinnen in spontane und traumatische Erkrankungen der Otolithenorgane. Noch kennen wir erst Einzelbeobachtungen, können noch keine charakteristischen Symptome und Beschwerden angeben. Das Fenster ist aber geöffnet.

Im Rahmen eines Rundtischgespräches wurde die Wertigkeit von Otolithenfunktion und -störungen bei Gutachten besprochen. Die Diskussion wurde per Video aufgezeichnet. Ursprünglich war vorgesehen gewesen, in diesem Buch nur eine Zusammenfassung abzudrucken. Wegen der Wichtigkeit der Diskussionsbeiträge und ihrer Originalität habe ich mich als Herausgeber aber entschlossen, die Gespräche nahezu im Wortlaut wiederzugeben. Es wurden nur kleine redaktionelle Änderungen vorgenommen, um die Verständlichkeit zu erhöhen. Für den speziell an diesen Themen interessierten Leser besteht die Möglichkeit, eine DVD-Kopie der Aufzeichnung bei der Firma Hennig anzufordern.

Von neurologischer Seite wurden die langfristigen Wirkungen peripher- und zentralvestibulärer Ausfälle untersucht auf der Ebene des Hippocampus und mit funktionellem MRT auf der Ebene des vestibulären Kortex. Damit lassen sich Rückschlüsse ziehen über die Bedeutung zentralvestibulärer Strukturen im vestibulären Gefüge.

Das Hennig-Symposium ist ein Ort für wissenschaftliche Diskussionen. Das 6. Hennig-Symposium war gekennzeichnet durch die Diskussion über zwei Konfliktthemen, zum einen die Symptomkombination „Attackenschwindel und Kopfschmerz", zum anderen die Frage „Was ist dran am Schwindel nach Schleuder- und Kopfkontakttraumen". Auch diese Diskussionen sind aufgezeichnet worden und sie können als DVD-Kopie bei der Firma Hennig angefordert werden.

Weitere Themen waren die medikamentöse Therapie von Schwindel und Kinetosen sowie ein großer Block über die neuesten Erkenntnisse zur Rehabilitation von Gleichgewichtsstörungen.

Ein absolutes Highlight war der Gastvortrag von Professor M. Suzuki aus Tokyo. Er hat mit grandios gefilmten Experimenten am isolierten Bogengangsystem des Frosches die Gründe für die Vielseitigkeit von Symptomen beim BPPN gezeigt und alle Symptome zu speziellen Phänomenen der Bewegung von Otokonien zuordnen können. Er hat sehr viel zum Verständnis dieser Krankheit beigetragen.

Als wissenschaftlicher Leiter des 6. Hennig-Symposiums und Herausgeber dieses Buches danke ich der Firma Hennig Arzneimittel, insbesondere deren wissenschaftlichen Leiter, Herrn Dr. Baumann sowie Herrn Dr. Weishaar für die großartige Unterstützung. Es war ein Vergnügen mit ihnen zusammenzuarbeiten. Circa. 500 Teilnehmer an diesem Symposium, das im Langenbeck-Virchow-Haus in Berlin stattfand, haben die aufregenden Tage als große Bereicherung empfunden.

Der Springer-Verlag Wien hat in bewährter Weise diesen Band erneut in hervorragender Weise umgesetzt. Ich bedanke mich ganz besonders bei Frau Franziska Brugger und Frau Judith Martiska.

Berlin, im Juli 2007   *Prof. Dr. med. Hans Scherer*

Inhaltsverzeichnis

Medikamentöse Therapie von Kinetosen und Schwindel

Molekularbiologie des Innenohres unter besonderer Berücksichtigung des Gleichgewichtsorgans

Neurofeedback in der Rehabilitation von Gleichgewichtsstörungen

Verzeichnis der Autoren

Prof. Dr. Biomed. Engl. JOHN H. J. ALLUM
Head, Dept. of Audiology and Neurootology
HNO-Universitätsklinik Basel
4031 Basel, Schweiz

Dr. med. EBERHARD BIESINGER,
HNO-Praxis
Engelsteinstraße 1, 83278 Traunstein, Deutschland

Prof. Dr. rer. nat. ANDREW H. CLARKE
Leiter des Labors für experimentelle Gleichgewichtsforschung
HNO-Klinik der Charité Berlin, Campus Benjamin Franklin
Hindenburgdamm 30, 12200 Berlin, Deutschland

Prof. Dr. med. MARIANNE DIETERICH
Direktorin der Klinik und Poliklinik für Neurologie,
Johannes Gutenberg-Universität Mainz
Langenbeckstraße 1, 55101 Mainz, Deutschland

Dr. med. THIEN AN DUONG-DINH
HNO-Klinik der Universität Aachen
Pauwelsstraße 30, 52057 Aachen, Deutschland

PD Dr. med. ANNEGRET ECKHARDT-HENN
Ärztl. Direktorin Medizinische Klinik 2
Tunzhofer Straße 14–16, 70191 Stuttgart, Deutschland

Prof. Dr. med. ARNE ERNST
Chefarzt der HNO-Abteilung am Unfallklinikum Berlin-Marzahn
Warener Straße 7, 12683 Berlin, Deutschland

Doz. MuDr. Dr.med. ALEŠ HAHN
Direktor der HNO-Klinik der Karls-Universität Prag
Srobarova 50, 10034 Prag 10, Tschechien

Prof. Dr. med. KARL-FRIEDRICH HAMANN
HNO-Klinik und Poliklinik der Technischen Universität München
Klinikum rechts der Isar
Ismaninger Straße 22, 81675 München, Deutschland

PD Dr. med. Kai Helling
HNO-Klinik der Universität Mainz
Langenbeckstraße 1, 55101 Mainz, Deutschland

Dr. med. Matthias Hölzl,
HNO-Klinik der Charité Berlin, Campus Mitte
Charitéplatz 1, 10115 Berlin, Deutschland

Prof. Dr. med. Thomas Lempert
Chefarzt der Klinik für Neurologie, Schlosspark Klinik Berlin
Heubenerweg 2, 14059 Berlin, Deutschland

PD Dr. med. Birgit Mazurek
Leiterin des Tinnituszentrums, HNO-Klinik der Charité Berlin, Campus Mitte
Charitéplatz 1, 10115 Berlin, Deutschland

PD Dr. med. Michael Reiß
Chefarzt der HNO-Abteilung, Elbland-Kliniken Meißen-Radebeul
Heinrich-Zille-Graben 13, 01445 Radebeul, Deutschland

Prof. Dr. med. Hans Scherer
Direktor der HNO-Kliniken der Charité Berlin
Hindenburgdamm 30, 12200 Berlin, Deutschland

Prof. Dr. med. Frank Schmäl
Klinik und Poliklinik für HNO-Heilkunde, Universitätsklinikum Münster
Kardinal-von-Galen-Ring 10, 48149 Münster, Deutschland

Prof. Dr. med. Arne-Wulf Scholtz
HNO-Klinik der Universität Innsbruck
Anichstraße 35, 6020 Innsbruck, Österreich

Dipl.-Ing. Uwe Schönfeldt
HNO-Klinik und Poliklinik der Charité Berlin, Campus Benjamin Franklin,
Charitéplatz 1, 10115 Berlin, Deutschland

Dr. med. Fabian Singbartl
Abteilung für Hals-Nasen-Ohrenheilkunde Unfallkrankenhaus Berlin
Warener Straße 7, 12683 Berlin, Deutschland

Prof. Dr. med. Wolfgang Stoll
Direktor der Klinik und Poliklinik für HNO-Heilkunde, Universitätsklinikum Münster
Kardinal-von-Galen-Ring 10, 48149 Münster, Deutschland

Prof. Dr. med. Michael Strupp
Neurologische Klinik, Ludwig-Maximilians-Universität München
Marchioninistraße 15, 81675 München, Deutschland

Prof. Mamoru Suzuki, M.D.
Director of the Department of Otolaryngology, Tokyo Medical University
6-7-1 Nishishinjuku, Shinjuku-ku, Tokyo, Japan

Dr. med. Frank Waldfahrer
Hals-Nasen-Ohrenklinik, Universitätsklinikum Erlangen
Waldstraße 1, 91054 Erlangen, Deutschland

Dr. med. Katrin Waltmann
HNO-Klinik, Charité Berlin, Campus Benjamin Franklin
Hindenburgdamm 30, 12200 Berlin, Deutschland

Prof. Dr. med. Martin Westhofen
Direktor der Klinik für HNO-Heilkunde, Universität Aachen
Pauwelsstraße 30, 52074 Aachen, Deutschland

Otolithenorgane

Zur Funktionsprüfung der Otolithenorgane

A. H. Clarke

Einführung

Voraussetzung für die Orientierung im Raum ist die Koordination zwischen den Eigenbewegungen eines Individuums und den Bewegungen der unmittelbaren Umwelt. Während das visuelle System Bewegungen der Umwelt weitgehend vermittelt, werden Eigenbewegungen (z. B. gehen, laufen, tanzen) durch die Integration vestibulärer und propriozeptiver Informationen erfasst. Daran beteiligt sind die peripheren Gleichgewichtsorgane, die vestibulären Nuklei im Hirnstamm, der Thalamus, der Hippocampus und schliesslich der vestibuläre Kortex.

Ein wichtiges Bindeglied zwischen Innen- und Außenwelt ist die Information über die Richtung der Erdanziehungskraft, die primär von den im Vestibularapparat befindlichen Otolithenorganen kontinuierlich ermittelt wird. Hinzu kommen aber auch afferente Informationen, die vermutlich von der viszeralen Propriozeption stammen (Mittelstaedt 1996). So wird eine interne Repräsentation der Vertikalität oder Gravitätsreferenz gebildet, die essenziell für das effiziente Funktionieren des gesamten sensorisch-motorischen Komplexes ist (Clarke 2002). Es wird sogar postuliert, dass ein internes Modell der Newton'schen Gesetze der Bewegung im Gehirn existiert (McIntyre et al. 2001). Bedingt durch die Entwicklungsgeschichte unter irdischen Schwerkraftbedingungen stellt die Erdanziehungskraft bei allen Lebewesen die zentrale Bezugsgröße für das räumliche Empfinden dar. So wird z. B. als Ursache einer Kinetosen die Inkon-

sistenz zwischen der visuellen Wahrnehmung und der erwarteten Richtung der Schwerkraft als hauptverantwortlich verstanden (Bles et al. 1998). Auf der anderen Seite führt eine Läsion im peripheren oder zentralen vestibulären System zu einer unstimmigen Sinnesintegration. Es entsteht Schwindel mit der entsprechenden vegetativen Begleitsymptomatik.

Neben einer akkuraten Gravitätsreferenz liefern die peripheren Vestibularorgane Informationen über jede Bewegung des Kopfes (Abb. 1 und 2), d. h. entsprechend der 3 Dimensionen des Raumes sorgen die Gleichgewichtsorgane für die Umsetzung von Dreh- und Linearbeschleunigungsreizen in primäre Sinnesafferenzen. Die zugrunde liegende Anatomie und Physiologie kann aus zahlreichen Handbüchern (z. B. Hamann 1994; Scherer 1996) entnommen werden.

Die Morphologie der Otolithenorgane

Die quasi orthogonale Lage der Macula utriculi und Macula sacculi zueinander sowie die multidirektionale Anordnung ihrer Sinneszellen im vestibulären Labyrinth (s. Abb. 2) dient der Transduktion von Linearbeschleunigungen in allen drei Ebenen des Raumes.

Die Sinnesrezeptoren der jeweiligen Maculae sind auf einer Fläche von weniger als 1 mm^2 angeordnet. Die Zilien der einzelnen Sinneszellen ragen in die Otolithenmembran hinein. Anhand der Rasterelektronenmikroskopie wur-

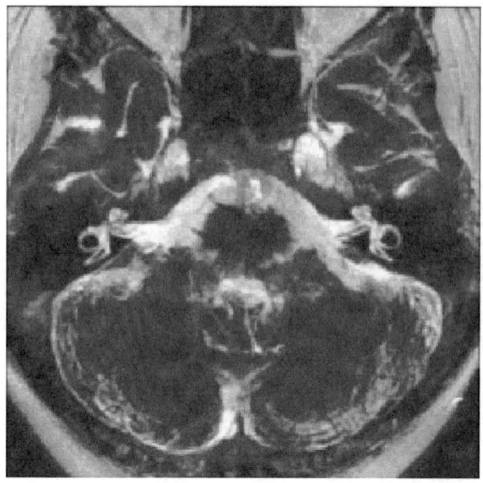
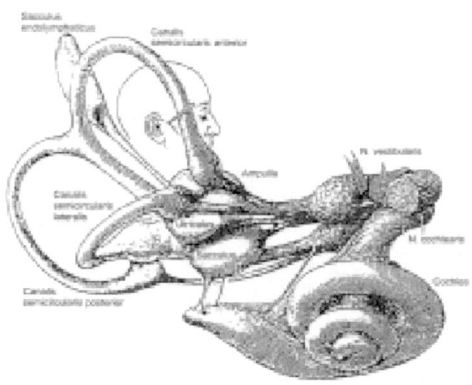

Abb. 1

Das peripher-vestibuläre System. Links: MRT-Schnitt in Höhe des Kleinhirnbrückenwinkels, (mit freundlicher Genehmigung von F. Wuyts, Antwerpen). Rechts: Darstellung des Labyrinths im Innenohr. Die Otolithenorgane liegen zwischen den Bogengängen und der Cochlea.

de festgestellt, dass die mechanische Kopplung durch zwei extrazelluläre Schichten hergestellt wird (Ross et al. 2001; Takumida et al. 1988). Die obere etwa 25-30 µm dicke Schicht, die die Otokonien trägt, besteht aus einer Matrix von dicht vernetzten Filamenten. Kachar et al. (1990) sehen die Funktion dieser Schicht in der Bildung einer mechanisch festen Einheit mit den einzelnen Otokonien. So wird die Trägheit der Otolithenmasse einheitlich auf alle Zilienbündel verteilt. Die untere Schicht mit einer Dicke von 5-6 µm verankert die Otolithenmembran auf dem Epithel, wobei der säulenartigen Filamentstruktur dieser Schicht eine mechanische Stabilisierungsfunktion zugeschrieben wird. So werden nur diejenigen Scherkräfte zugelassen, die als adäquater Reiz der Sinneszellen gelten.

Neurophysiologischen Erkenntnissen zufolge besitzt jede Sinneszelle eine definierte Polarisationsachse auf der Macula (Shotwell et al. 1981). Durch die Krümmung der Maculae liegen die Polarisationsachsen der Sinneszelle jedoch nicht streng in einer definierten Raumebene. Dennoch wird häufig der Einfachheit halber angenommen, dass die Maculae als zwei planare, orthogonal zueinander gerichtete Beschleunigungssensoren zu betrachten sind.

Genaue anatomische Messungen zeigen, dass die Hauptebenen der Maculae utriculi (Abb. 2 links) relativ zur Horizintalebene etwa 30° nach oben und etwa 15° nach medial gekippt sind, wogegen die der Maculae sacculi (Abb. 2 rechts) einen Winkel von etwa 10° nach antero-lateral mit der Sagittalebene bilden (Corvera et al. 1965). Die Verteilung der Polarisationsrichtung der etwa 10 bis 15 Tausend Haarzellen der Macula utriculi und sacculi ist in früheren morphologischen Studien an verschiedenen Spezies untersucht worden (Rosenhall 1972; Igarashi 1974; Watanuki und Schuknecht 1976). Wie in Abb.2 angedeutet, besteht zwischen den zwei Maculae eine deutliche Redundanz in der Ausrichtung der Haarzellenpopulationen.

Funktionsprüfungen der Otolithenorgane

In der Literatur beschreiben mehrere Übersichtsarbeiten die Möglichkeiten der klinischen Funktionsprüfung der Otolithenorgane (z. B. Westhofen 1991; Furman und Baloh 1992; Halmagyi und Curthoys 1999; Gresty und

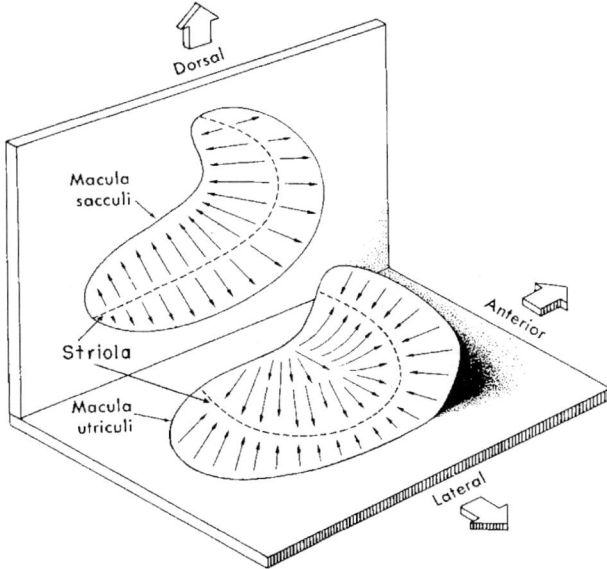

Abb. 2
Orientierung der Macula utriculi relativ zur Horizontalebene des Kopfes sowie der Macula sacculi relativ zur Sagittalebene beim aufrecht stehenden Menschen. In beiden Fällen ist die Verteilung der Polarisation der Haarzellen angezeigt.

Lempert 2001). Dabei wird fast ausschließlich von Prüfungsansätzen mit einer bilateralen Reizung des Otolithensystems berichtet. Erst in den letzten Jahren sind die Ansätze zur unilateralen Prüfung und somit zur verbesserten Differentialdiagnose behandelt worden (Colebatch 2001; Paige 2002; Clarke et al. 2003).

Der otolith-okuläre Reflex

Eine wesentliche Funktion des Gleichgewichtssystems besteht darin, bei jeder Kopfbewegung eine entsprechende kompensatorische Augenbewegung auszulösen und somit das Blickfeld zu stabilisieren. Hierbei sind horizontale, vertikale und torsionale Bewegungskomponenten möglich. Die Registrierung dieses sogenannten „vestibulo-okulären Reflexes" liefert uns das wichtigste objektive Hilfsmittel bei der Untersuchung des menschlichen vestibulären Systems.

In der Literatur wird zwischen dem okulären Reflex, der aufgrund der Rotation, d. h. durch

Reizung des Bogengangsapparates (im englischen "angular" VOR oder AVOR), und dem okulären Reflex, der aufgrund der Linearbeschleunigung (im englischen „linear" VOR oder LVOR) zustande kommt, unterschieden. Der lineare VOR wird ausschließlich durch eine Reizung der Otolithenorgane hervorgerufen und daher auch als otolith-okulärer Reflex (OOR) bezeichnet. In der Regel handelt es sich um Linearbeschleunigungsreize in der horizontalen Ebene des Kopfes und somit weitgehend um einen utriculo-okulärer Reflex. Hinzu kommt der sog. sacculo-collische Reflex, der durch akustische oder galvanische Reizung des Sacculus hervorgerufen wird. Er ist im Abschnitt „Funktionsprüfung des Sacculus bzw. Kapitel 6" näher beschrieben.

Im Gegensatz zur früheren Einteilung nach statischem und dynamischem Aspekt wird heutzutage der OOR zunehmend nach Funktion und Physiologie klassifiziert. So können folgende Erscheinungsformen des OORs festgestellt werden.

Der OOR bei Kippung des Kopfes relativ zum Schwerkraftvektor
Die Augengegenrollung, die bei Kippung des Kopfes aus der aufrechten Stellung zur Seite auftritt, ist seit den Berichten von Bárány (1907) und Fischer (1927) bekannt. Spätere Untersuchungen zeigten, dass die Verstärkung (Gain) dieser Komponente des vestibulo-okulären Reflexes beim Menschen etwa 0.2 beträgt (Kirienko et al. 1984; Collewijn et al. 1985). Diamond und Markham (1983) konnten weiterhin feststellen, dass Patienten mit peripher-vestibulären Läsionen eine asymmetrische Augengegenrollung zeigen. Die Augengegenrollung kann mit der subjektiven Nachbildmethode (Fischer 1927) oder mit

neueren objektiven Messtechniken wie der ‚Scleral-Search-Coil' Technik (Collewijn et al. 1985) oder der Video-Okulographie (Clarke et al. 1991, 2002) gemessen werden. Dai et al. (1989) untersuchten den Zusammenhang zwischen Augengegenrollung und subjektiver Wahrnehmung der Vertikalen und stellten fest, dass Patienten mit peripher-vestibulären Läsionen auch in der Wahrnehmung eine deutliche Asymmetrie aufweisen.

Der OOR bei Translationsbeschleunigung
Durch reine lineare bzw. translatorische Bewegung des Kopfes wird der lineare vestibulo-okuläre Reflex (LVOR) hervorgerufen. Dieser wurde in den früheren Berichten von Jongkees & Philipszoon (1962) und Niven et al. (1965) erstmals beschrieben. Mittels Elektro-Okulographie konnte ein horizontaler Nystagmus registriert werden, der durch eine sinusförmige Linearbeschleunigung entlang der interauralen Achse hervorgerufen wurde. Eine Reihe von jüngeren Studien haben bestätigt, dass der lineare VOR bzw. OOR die Translation des Kopfes kompensiert (Baloh et al. 1988; Paige 1989; Paige und Tomko 1991; Schwarz et al. 1989; Schwarz und Miles 1991).

Bei Experimenten in der Humanzentrifuge (de Graaf et al. 1996) und auf einer Schlittenanlage (Merfeld et al. 1996) konnte die Wirkung von konstanten bzw. dynamischen Linearbeschleunigungen entlang der interauralen sowie der longitudinalen Achse des Kopfes untersucht werden. Dabei wurden Augenbewegungen in allen drei Ebenen mittels VOG-Technik registriert. Es konnte festgestellt werden, dass die durch Reizung der Otolithenorgane (vorwiegend Utriculus) hervorgerufene kompensatorische Augenbewegung bei Linearbeschleunigung entlang der interauralen Achse sowohl eine horizontale als auch eine torsionale Komponente aufwiesen (Merfeld et al. 1996).

Die Art und Weise, wie das zentrale Nervensystem eine Kippung von einer Translation differenziert, ist noch unklar. Es wird aber allgemein angenommen, dass ähnlich einem Trägheitsnavigationssystem die Trennung von Schwerkraft und Translationsbeschleunigung durch eine frequenzselektive Filterung der primären Afferenzen bewerkstelligt wird (Glasauer und Merfeld 1997).

Funktionsprüfung des Utriculus

In jüngster Zeit wurden für die utriculären Funktion einige Tests vorgeschlagen, deren Nutzen für die klinische Forschung jedoch begrenzt blieb. Dies liegt in erster Linie daran, dass eine bilaterale Reizung der Utriculi erzeugt wird, so dass ein einseitiges Defizit durch kontralaterale Afferenzen, die zur zentralen Kompensation genutzt werden, verdeckt wird. Systematische Untersuchungen der gestörten Utriculusfunktion, die über Fallberichte hinausgehen, beschränkten sich bislang auf Patienten mit therapeutischer Durchtrennung des gesamten Vestibularisnervs (Dai et al. 1989, Curthoys et al. 1991, Böhmer und Rickenmann 1995) oder mit bilateraler Vestibulopathie (Lempert et al. 1999). Dabei sind jedoch neben den Otolithen- auch die Bogengangsafferenzen betroffen.

Zur Zeit werden zwei Ansätze zur unilateralen Prüfung der Utriculusfunktion verfolgt. Bei beiden wird eine Reizung entlang der interauralen Achse verwendet. Einerseits wird, ähnlich dem „Head-Thrust-Test" für die Bogengänge (Halmagyi und Curthoys 1988), ein kurzer translatorischer Impuls mit einem Beschleunigungsschlitten generiert (Lempert et al. 1999, Ramat und Zee 2002, Tian et al. 2002, Crane et al. 2003).

Andererseits wird der Utriculus durch unilaterales Zentrifugieren gereizt. Bei einer reinen Drehbewegung um die Körperachse tritt auf Grund der Radialbeschleunigung bzw. Zentrifugalkraft ein Otolithenreiz auf. Bei zentrischer Rotation (vgl. Abb. 4 unten) wird angenommen, dass die am rechten und linken Otolithenorgan wirksamen Beschleunigungen in ihrer Intensität zwar gleich jedoch in ihrer Richtung entgegen gerichtet sind, so dass die rechten und linken Afferenzen sich insgesamt aufheben.

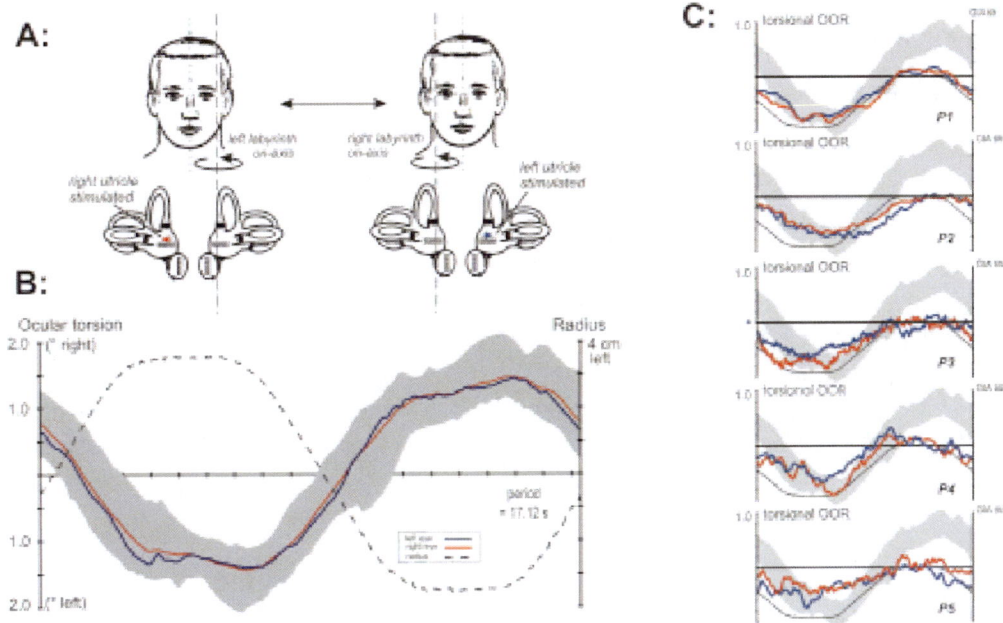

Abb. 3
Darstellung der Wirkung der Beschleunigungskräfte auf die Labyrinthe bei zentrischer und minimal exzentrischer Rotation (unilaterales Zentrifugieren). Bei einer Drehgeschwindigkeit um die z-Achse von 300 °/s und einem effektiven Radius von 7 cm (bei einer Lateralverschiebung um 3,5 cm) entsteht am exzentrischen Labyrinth eine Zentrifugalkraft, die eine Kippung des gravito-inertialen Vektors um 11° hervorruft. Dies führt zu einer deutlichen Kippempfindung.

Im Gegensatz dazu kommt es bei einer lateralen Verschiebung des Probanden zu einer an Intensität unterschiedlich wirkenden Beschleunigung. Im Idealfall führt die Verschiebung von 3,5 cm zu einer alleinigen Abscherung der Zilien des exzentrisch gelegenen Organs (Abb. 3A). Zu einer einseitigen Prüfung der Otolithenorgane wird dementsprechend der Proband lateral verschoben, so dass jeweils ein Labyrinth in der Rotationsachse liegt. Damit wirkt die Zentrifugalkraft allein auf das „äußere" Otolithenorgan. Dieses Paradigma bezeichnen wir als unilaterales Zentrifugieren (unilateral centrifugation = UC). Es wurde von Wetzig et al. (1992) zum ersten Mal beschrieben und später verfeinert (Clarke et al. 1996, 1998). Als Indikator der Otolithenfunktion werden der OOR sowie die Bestimmung der subjektiven visuellen Vertikalen (SVV) während unilateralen Zentrifugierens

untersucht (Clarke et al. 2001, 2003). Eine detaillierte Beschreibung der SVV Methodik ist in Kapitel 2 nachzulesen.

Funktionsprüfung des Sacculus
Seit einigen Jahren werden vestibulär evozierte myogene Potenziale (VEMP) als Indikator der Sacculusfunktion ausgewertet (Colebatch 2001). Das Phänomen wurde als erstes von Bickford et al. (1964) und später von Townsend und Cody (1971) berichtet, bevor die klinische Relevanz als Sacculusprüfung von Colebatch et al. (1994) erkannt und ausgearbeitet wurde.
Die VEMP lassen sich durch gemittelte EMG-Ableitung vom M. sternocleidomastoideus seitengetrennt gewinnen. Normalerweise besteht die Reizung aus akustischen Klicks (typischerweise 5/s, n = 150, 130–145 dB SPL), die monaural appliziert

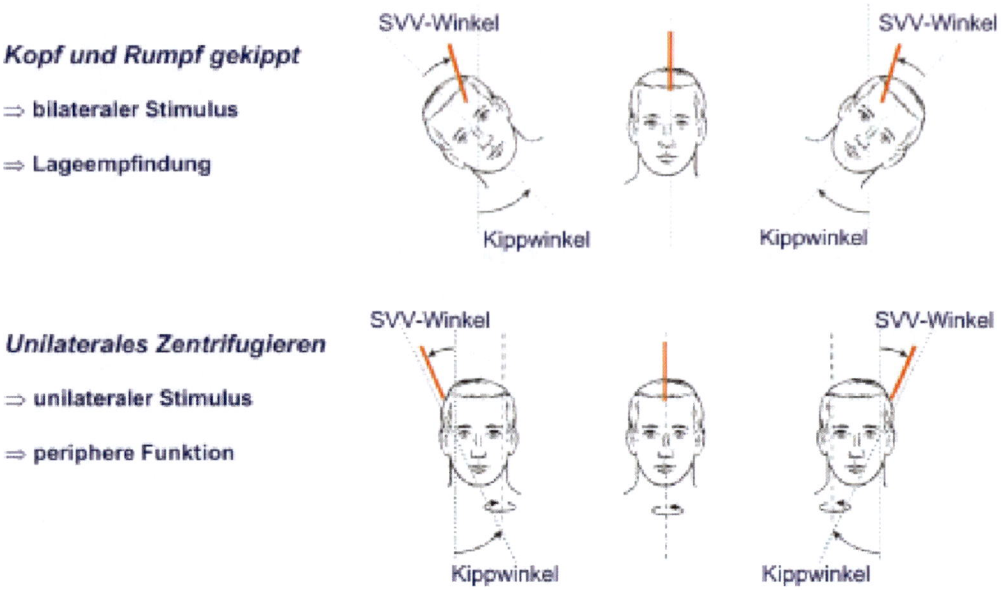

Kopf und Rumpf gekippt

⇒ bilateraler Stimulus

⇒ Lageempfindung

Unilaterales Zentrifugieren

⇒ unilateraler Stimulus

⇒ periphere Funktion

Abb. 4
Schema der Testbedingungen für die Bestimmung der SVV. Oben: bei einer seitlichen Kippung des Kopfes relativ zur Schwerkraft entsteht eine Reizung der rechten und linken Labyrinthi. Die roten Striche zeigen die eingestellten Winkel beim normalen Proband an. Je nach Kippwinkel des Kopfes wird die SVV in Richung des Lotrechtes korrigiert. Mit zunehmendem Kippwinkel entsteht eine Abweichung vom Lotrechten. Die untere Reihe stellt die Situation beim Drehen mit konstanter Geschwindigkeit dar. Bei einer lateralen Verschiebung des Probanden wird der linke bzw. rechte Utriculus exzentrisch positioniert. Diese Konfiguration ergibt eine unilaterale Reizung bzw. Perzeption der Zentrifugalkraft durch den jeweiligen Utriculus.

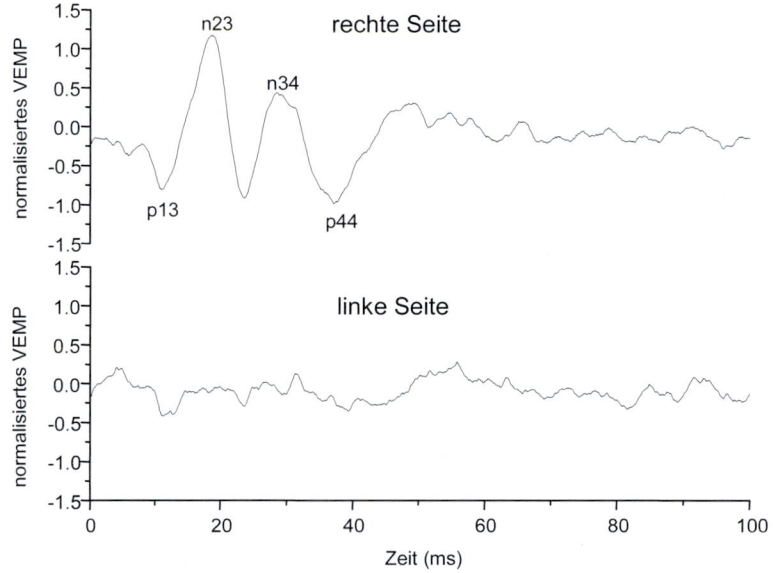

Abb. 5
Typische VEMP Antwort bei unilateraler Reizung der rechten Seite mit akustischen Klicks (5/s, n = 150, 130-145 dB SPL). Das VEMP wird vor allem durch die ipsilaterale p13 – n23 Komponente gekennzeichnet.

werden. Nähere Einzelheiten zur Methodik und zur klinischen Relevanz sind im Kapitel 6 nachzulesen.

Dass die Potentiale primär vom Sacculus generiert werden, wurde vor allem von Murofishi et al. (1995) am Meerschweinchen bestätigt. Die Neuronenbahn wurde anschließend von Uchino et al (1997) untersucht und beschrieben. Inzwischen konnte intraoperativ die neurale Verbindung vom inferioren Teil des vestibulären Nervs zum M. sternocleidomastoideus am Menschen bestätigt werden (Basta et al. 2005).

Colebatch et al. (1994) beschreibt vier Hauptkomponenten der gemittelten Potentiale: nämlich p13, n23, n34 and p44 (s. Abb. 5). Nach Colebatch et al. (1994) stellt bei normalen Versuchspersonen die p13-n23 Komponente eine ipsilaterale, dagegen die n34-p44 Komponente eine bilaterale Antwort dar. Bei Patienten mit bilateraler sensorineuraler Taubheit konnte die p13-n23 Komponente ausgelöst werden, wohingegen die n34-p44 Antwort fehlte. Dahingegen fehlte die p13-n23 Komponente bei Patienten mit ipsilateral vestibulärem Ausfall. Zwischenzeitlich sind diese Befunde von zahlreichen anderen Gruppen bestätigt worden, z. B. Ferber-Viart et al. (1997), Heide et al. (1999), Todd et al. (2000), de Waele et al. (2001).

In Ergänzung zu der beschriebenen sacculocollischem Reflexantwort sind auch die ersten Berichte über den sacculo-okulären Reflex erschienen. So beschreiben Wu Zhou et al (2004) erstmals das systematische Auslösen von Augenbewegungen durch akustische Reize. Vergleichbare Ergebnisse beim Menschen sind auch in jüngster Zeit beobachtet worden (Jombik und Bahyl, 2005). Weitere Studien am Menschen haben gezeigt, dass sog. okuläre VEMP von den extraokulären Muskeln abgeleitet werden können (z.B. Rosengren et al. 2005). Während solche extraokulären Potentiale bei Patienten mit hochgradiger Schwerhörigkeit in normaler Stärke gemessen werden, sind sie nach Durchtrennung des vestibulären Nervs bei der Opera-

tion eines Akustikusneurinoms nicht mehr zu beobachten.

Im eigenen Labor konnten durch akustische Klicks ausgelöste vestibulär evozierte Augenbewegungen mit Latenzzeiten von etwa 10 ms mit Hilfe von einer Hochgeschwindigkeits-Videookulographie (400 Bilder/s) aufgezeichnet werden. Hierbei werden dem Probanden über einen Kopfhörer Klickstimuli von 4 ms Dauer bei einer Frequenz von 4 Hz angeboten (s. Beispiel in Kapitel 6).

Klinik der Otolithenorgane

Funktionsstörungen des Sacculus

Es sind zahlreiche Arbeiten erschienen, welche auf eine Beteiligung des Sacculus bei peripher-vestibulären Erkrankungen hindeuten. Einen Überblick bietet die Arbeit von Welgampola et al., in welcher Funktionsstörungen des Sacculus bei der Neuropathia vestibularis, dem M. Ménière, der bilateralen Vestibulopathie und dem Akustikusneurinom beschrieben werden (Welgampola et al. 2005). Bei allen Erkrankungen ist die Beteiligung des Sacculus geeignet, das Ausmaß der Funktionsstörung genau zu erfassen. Dennoch ist es bisher nicht gelungen, eine spezifische, ausschließlich dem Sacculus zugeordnete klinische Symptomatik zu beschreiben. Dieses wird möglicherweise in Zukunft gelingen, wenn neben den VEMP zusätzliche Funktionsprüfungen des Utriculus in der Klinik zur Verfügung stehen.

Funktionsstörungen des Utriculus

Während Funktionsstörungen des Sacculus mit der klinischen Einführung der VEMP-Technik relativ einfach zu erkennen sind, ist die Funktionsprüfung des Utriculus deutlich aufwendiger (siehe Kapitel 5). Aus diesem Grund sind bisher nur wenige klinische Studien zur Utriculusläsion erschienen. Folgt man der Vorstellung, dass es sich bei der Neuronitis vestibularis bevorzugt um eine virale Schädigung der Pars superior des N. vestibularis handelt,

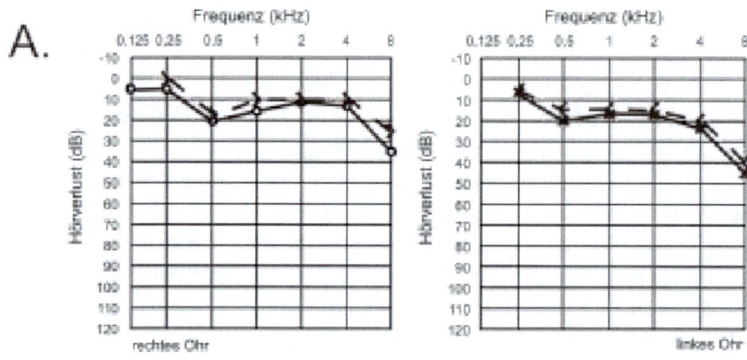

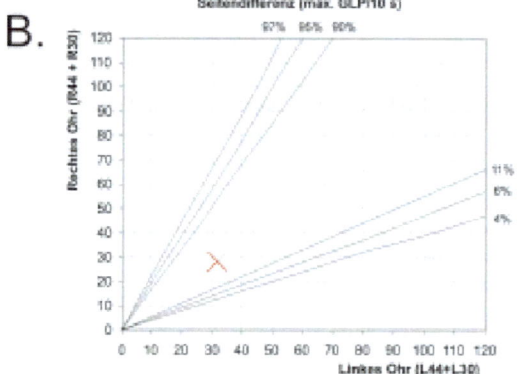

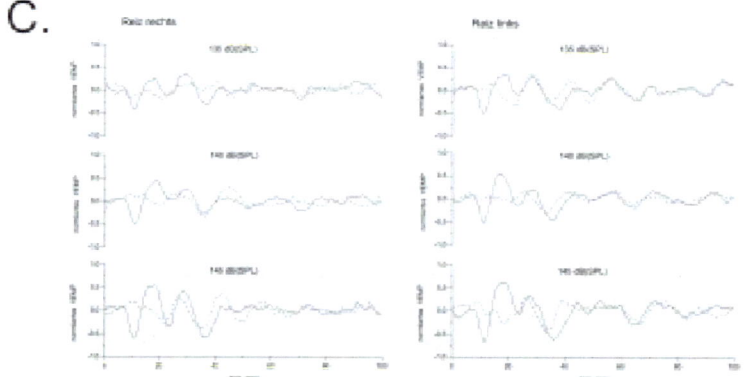

Abb. 6

Die Ergebnisse der vestibulären und audiometrischen Prüfungen einer 53jährigen Patientin mit einseitiger Utriculus-Dysfunktion. **A** Die Tonschwellenaudiometrie war auf beiden Ohren normal (volle Linie – Luftleitung, gestrichelte Linie – Knochenleitung). **B** Die thermische Nystagmusantwort war symmetrisch. **C** VEMP Antworten von beiden Ohren wiesen auf eine regelrechte Sacculus-Funktion hin. **D** Oben – die SVV-Prüfung bei Kopfneigung zur Schwerkraft weist eine symmetrische Schätzung der Vertikalen auf. Unten – die fehlerhafte Schätzung der SVV bei unilateraler Stimulation deutet auf eine Verlust der linken Utriculus-Funktion hin (s. Text). (In beiden Fällen zeigen die vollgezogenen Linien den 25–75 perzentilen Bereich und die gestrichelten Linien den 5–95 perzentilen Normalbereich an).

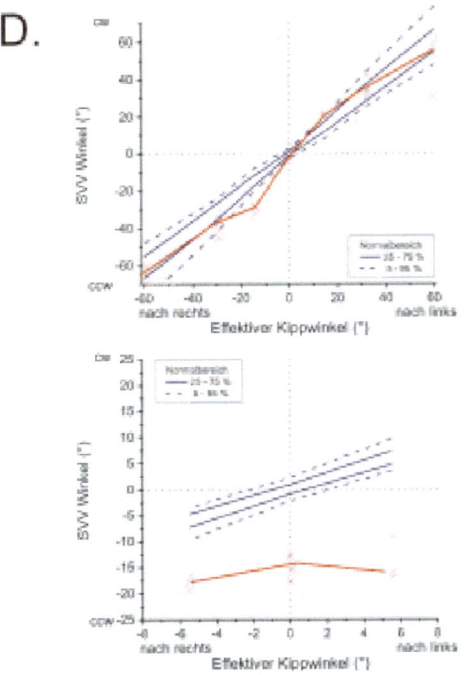

muss man jedoch von einer häufigen Läsion ausgehen. Diese wäre sowohl als kombinierte Schädigung von lateralem Bogengang und Utriculus, als auch als isolierte Funktionsstörung des Utriculus denkbar. Eine isolierte Läsion des Utriculus ist auch bei Kopftraumen in der Arbeitsebene des Utriculus denkbar.

Erste Fallberichte zur isolierten Utriculusläsion zeigen, dass das akute Krankheitsbild im Wesentlichen durch Schwankschwindel gekennzeichnet zu sein scheint (Clarke et al. 2003).

Bei dem in Abb. 6 dargestellten Fall handelt es sich um eine Patientin, die seit über einem Jahr unter diffusem Schwindel litt. Die Patientin berichtete u. a. von Gangunsicherheit und Körperschwankungen vor allem in der Dunkelheit. Anfangs wurde BPPN diagnostiziert aber die Sypmtome hielten nach einer Therapie an. Die dargestellten Befunde wurden fünf Monate nach Anfang der Beschwerden erhoben. Bis auf die Ergebnisse der unilateralen Utriculus-Prüfung befinden sich die audiometrischen und vestibulären Befunde im Normalbereich.

Die MRT Untersuchung ergab gleichermassen keinen Anhalt für eine periphere oder zentrale Läsion.

Die eindeutige Fehleinschätzung der SVV bei unilateralem Zentrifugieren zeigt an, dass der Otolithenapparat der Patientin eine starke Neigung nach rechts fälschlicherweise signalisiert. Da die intakte Funktion der Sacculi durch die regelrechten VEMP-Antworten bestätigt wird, bleibt eine Dysfunktion bei den Utriculi als Ursache dieses Zustands. Die weitgehend normale SVV bei Kippung des Kopfes zur Seite deutet darauf hin, dass die vermutliche periphere Utriculus-Störung durch zentralvestibuläre Kompensation teilweise ausgeglichen wurde. Lediglich die Schätzung der SVV beim Drehen bzw. beim unilateralen Zentrifugieren bringt die einseitige Utriculus-Dysfunktion zum Vorschein. So empfindet die Patientin unter Ausschluss von visuellen Hinweisen eine Verkippung zur gesunden Seite und stellt die SVV entsprechend fehlerhaft ein. Interessant bei solchen Fällen ist auch, dass diese Fehleinschätzung beim zentrischen Drehen zu beobachten ist. Das ist so zu verstehen, dass die sonst kompensierte Asymmetrie zwischen den Meldungen vom rechten und vom linken Utriculus schon beim zentrischen Drehen wieder zur Geltung kommt; d.h. die Perzeption der interaural entgegenwirkenden Zentrifugalkräfte sich nicht mehr aufheben – wie im gesunden Fall – sondern, dass ein Überwiegen zu gunsten der intakten Seite stattfindet. So entsteht der in Abb. 6D zu ersehende deutliche Offset. Hinzu kommt, dass das Zentrifugieren des linken Utriculus kaum zu einer Veränderung in der Perzeption führt. Wiederholte Untersuchungen während des folgenden Jahres bestätigten den Verdacht einer bleibenden unilateralen Utriculusstörung. D.h. erst durch die Bestimmung der SVV bei unilateraler Zentrifugation konnte die einseitige Utriculusläsion als Ursache des Schwindels dokumentiert werden.

Wie häufig die isolierte Funktionsstörung des Utriculus als Ursache von peripher-vestibulärem Schwankschwindel zu erwarten ist, kann bisher nur grob abgeschätzt werden. Bei einer Untersuchung von 201 Patienten mit gleichzeitiger Funktionsprüfung der Utriculi durch Bestimmung der SVV unter zentrischer Zentrifugation und Prüfung der kalorischen Erregbarkeit zeigten 108 Patienten eine symmetrische Reizantwort bei der thermischen Prüfung. In dieser Gruppe fanden sich relativ gleichmäßig verteilt Patienten mit Schwank- oder Drehschwindel. Bei 48 Patienten konnte eine pathologische SVV als Ausdruck eines einseitigen Utriculusschadens gefunden werden. Das heisst, dass knapp ein Viertel aller Patienten, unabhängig von ihrer Schwindelart, einen Schaden im Bereich des Utriculus aufwiesen (Helling et al. 2006a).

In der gleichen Untersuchung konnte ein hoher Anteil mit kombinierten Schädigungen von Bogengang und Utriculus gefunden werden. So wiesen 38 von 70 Patienten (54 %) mit einer kalorischen Untererregbarkeit und 13 von 23 Patienten (57 %) mit fehlender kalorischer Erregbarkeit einen Utriculusschaden auf. Somit muss man im klinischen Alltag in mehr als der Hälfte der Fälle mit einer Beteiligung des Utriculus im Rahmen einer Neuropathia vestibularis rechnen. Diese hohe Anzahl kombinierter Funktionsstörungen passt gut zur Vorstellung der gemeinsamen Innervation durch die Pars superior des N. vestibularis.

Diese Erkenntnisse werden in naher Zukunft erheblichen Einfluss auf die Notwendigkeiten bei der otoneurologischen Diagnostik haben. Insbesondere in der gutachterlichen Bewertung von peripher-vestibulären Erkrankungen muss die Funktionsprüfung der Otolithenorgane Berücksichtigung finden.

Tumarkin-Krise

Tumarkin-Krisen sind relativ selten vorkommende Sturzattacken, welche gehäuft bei Patienten mit M. Ménière vorkommen. Typisch ist ein plötzlicher, unabwendbarer Sturz ohne jedes Vorzeichen, weshalb es nicht selten zu Verletzungen kommt. Die Patienten erleben den Sturz im Gegensatz zur kardialen Synkope bei vollem Bewusstsein und können sich meist direkt nach einem Anfall wieder aufrichten.

Die Ursache von Tumarkin-Krisen wird in einer plötzlichen Schwankung des endolymphatischen Drucks in den Otolithenorganen gesehen. Durch diesen unphysiologischen Reiz kommt es wahrscheinlich über vestibulospinale Bahnen zu einem Tonusverlust mit konsekutivem Sturz. Ein gehäuftes Fehlen der VEMP bzw. eine erhöhte Schwelle bei der Auslösung sprechen für eine mögliche Beteiligung des Sacculus (Timmer et al. 2006). Allerdings zeigt sich beim M. Ménière insgesamt eine hohe Schädigungsrate des Sacculus im Verlauf der Erkrankung (Welgampola et al. 2005), so dass man bei der sehr geringen Zahl der beschriebenen Patienten mit Tumarkin-Krisen keine spezifische sacculäre Genese annehmen darf. Untersuchungen zur Beteiligung des Utriculus liegen bisher in der Literatur nicht vor.

Bei Tumarkin-Krisen lassen sich wie beim M. Ménière gute Therapieerfolge durch intratympanale Gaben von Gentamicin erzielen. Die Wirksamkeit von Gentamicin zur Ausschaltung der Otolithenorgane durch intratympanale Applikation wurde durch prospektive Untersuchungen belegt (Helling et al. 2006b). Durch selektive Funktionsprüfungen der labyrinthären Substrukturen während der Therapie konnte belegt werden, dass es neben dem Ausfall der Bogengangsfunktion immer zum Ausfall der Sacculusfunktion und meist auch zum Verlust der Utriculusfunktion kommt.

Benigner paroxysmaler Lagerungsschwindel

Der dem benignen paroxysmalen Lagerungsschwindel (BPLS) zugrunde liegende Pathomechanismus ist in frei beweglichen Otolithen, meist im hinteren Bogengang, zu sehen. Hierdurch kommt es zu einer Sensitivität des betroffenen Bogengangs für Gravitation bzw. Lageänderungen. Aus anatomischen Überlegungen heraus müssen diese Otolithen dem Utriculus entstammen, weil ein Transport der Otolithen über den Ductus utriculosaccularis und die Enge der utriculoendolymphatischen Klappe unmöglich erscheint. Insofern haben Untersuchungen über Zusammenhänge des BPLS und der Sacculusfunktion nur eine geringe klinische Bedeutung.

Klinisch ist bei vielen Patienten zusätzlich zur typischen Symptomatik des BPLS, insbesondere aber nach einem Repositionsmanöver, ein unsystematischer Schwindel zu beobachten. Dieser ist möglicherweise Ausdruck der vorübergehenden reduzierten Otolithenfunktion durch die partielle Ablösung von Otolithen. Gestützt wird die Richtigkeit dieser Annahme durch Untersuchungen von v. Brevern et al., welche erstmals eine seitenbezogene Reduktion des Gains des otolith-okulären Reflexes zeigen konnten (von Brevern et al. 2006).

Kinetosen

Die genauen Ursachen für die Entstehung der Bewegungskrankheit bzw. Kinetosen sind bisher nicht endgültig geklärt. Die wesentliche Rolle der Vestibularorgane ist allerdings unbestritten, weil ein beidseitiger Ausfall vollkommen unempfindlich gegenüber Kinetosereizen macht. Eine besonders starke Provokation stellen Corioliseffekte dar, bei welchen lineare Bewegungen z. B. Kopfheben und -senken unter gleichzeitiger Rotation um eine vertikale Achse erfolgen. Eine ähnlich starke Provokation entsteht bei der Schrägachsenrotation. Bei beiden Provokationen findet die simultane – aber widersinnige – Reizung von Otolithenorganen und Bogengängen statt. Neuere Arbeiten weisen auf eine wesentliche Interaktion zwischen Otolithen- und Bogengangsafferenzen im Bereich des Vestibulozerebellums (Nodulus und Uvula) hin. So konnte gezeigt werden, dass durch wiederholte Kinetoseprovokation die Zeitkonstante des Velocity Storage abnahm, während gleichzeitig die Toleranz gegenüber der Provokation zunahm (Bos und Bles 1998; Cohen et al. 2003; Dai et al. 2003).

Eine wesentliche Erklärung für die Entstehung einer Kinetose ist die Sinneskonflikt-Hypothese, wobei die Otolithenorgane eine wichtige Rolle spielen. Aufgrund widersprüchlicher Afferenzen werden vermehrt Neurotransmitter ausgeschüttet, die eine Aktivierung des Brechzentrums auslösen. Parallel dazu setzen Adaptationsmechanismen ein, um eine Anpassung an die neue Sinneskonstellation zu bewirken.

Nimmt man die Seekrankheit als Beispiel, so leidet die Mehrzahl der Schiffsreisenden besonders während der ersten Tage auf See. In dieser Zeit läuft eine Sinnesadaptation an die veränderten Umgebungsbedingungen ab. Während auf festem Boden die Schwerkraft ursprünglich eine feste Referenz bildete, ändert sich auf See die Körperposition relativ zum Schwerkraftvektor ständig mit den Schiffsbewegungen. Infolgedessen melden die Graviceptoren des Innenohrorgans ungewohnte Informationen an das Gleichgewichtskerngebiet und es kommt zur Kinetose. Umgekehrt, wie der Begriff „mal de debarquement" aus dem Französischen andeutet, tritt nach Rückkehr auf festen Boden ein reziproker Effekt auf. Diese Fähigkeit zur Adaptation spielt ebenso eine wichtige Rolle bei der Erholung nach einer peripher-vestibulären Läsion oder der Durchtrennung des N. vestibularis. Wenn man so will, ist der Sinneskonflikt die treibende Kraft bei der überlebensnotwendigen Sinnesadaptation.

Darüber hinaus ist es bis heute nicht erklärbar, worin die individuell sehr unterschiedliche Empfindlichkeit gegenüber Kinetosereizen begründet liegt. Nach der Otolithen-Asymmetrie-Hypothese wird postuliert, dass eine unterschiedliche Masse der Otokonien zwischen der rechten und linken Seite besteht, woraus eine seitendifferente Reizperzeption entstehen würde. Unter normalen Schwerkraftbedingungen wäre diese Differenz zentral kompensiert, nicht aber bei veränderten Schwerkraftbedingungen. Neuere Experimente an Fischen stützen die Annahme, dass eine große Seitendifferenz der Otolithenmassen im Utriculus eine erhöhte Sensitivität für Kinetosen bedeutet (Helling et al. 2003). Es bleibt zu klären, inwieweit derartige Asymmetrien bei der Entstehung von Kinetosen beim Menschen beteiligt sind.

Literatur

Baloh RW, Beykirch K, Honrubia V, Yee RD (1988) Eye Movements Induced by Linear Acceleration on a Parallel Swing. J Neurophysiol 60: 2000-2013

Bárány R (1907) Physiologie und Pathologie des Bogengangsapparates beim Menschen. Deuticke, Wien

Basta D, Todt I, Eisenschenk A, Ernst A (2005) Vestibular evoked myogenic potentials induced by electrical stimulation of the human inferior vestibular nerve. Hear Res 204: 111-114

Bickford RG, Jacobson JL, Cody DTR. (1964) Nature of averaged evoked potentials to sound and other stimuli in man. Ann N Y Acad Sci 112: 204-223

Böhmer A, Rickenmann J. (1995) The subjective visual vertical as a clinical parameter of vestibular function in peripheral vestibular disease. J Vest Res, 5: 35-45

Bos JE, Bles W (1998) Modelling motion sickness and subjective vertical mismatch detailed for vertical motions. Brain Res Bull 47(5):537-542

Clarke AH, Teiwes W, Scherer H (1991) Videooculography – an alternative method for measurement of three-dimensional eye movements. In: Schmidt R, Zambarbieri D (Eds) Oculomotor Control and Cognitive Processes. Elsevier, Amsterdam, p 431-443

Clarke AH, Engelhorn A, Scherer H (1996) Ocular counterrolling in response to asymmetric radial acceleration. Acta Otolaryngol. (Stockh) 116: 652-656

Clarke AH, Engelhorn A (1998) Unilateral testing of utricular function. Exp Brain Res 121: 457-464

Clarke AH, Schönfeld U, Hamann C, Scherer H (2001) Measuring unilateral otolith function via the otolith-ocular response and the subjective visual vertical. Acta Otolaryngol. (Stockh) Suppl 545: 84-87

Clarke AH, Ditterich J, Druen K, Schonfeld U, Steineke C (2002) Using high frame rate CMOS sensors for three-dimensional eye tracking. Behav Res Methods Instrum Comput 34: 549-60

Clarke AH, Schönfeld U, Helling K (2003) Unilateral examination of utricle and saccule function. J Vest Res 13: 215-225

Cohen B, Dai M, Raphan T (2003) The critical role of velocity storage in production of motion sickness. Ann N Y Acad Sci 1004: 359-76

Colebatch JG, Halmagyi GM, Skuse NF (1994) Myogenic potentials generated by a click-evoked vestibulocollic reflex. J. Neurol. Neurosurg. Psychiatry 57: 190-197

Colebatch JG (2001) Vestibular evoked potential. Curr. Opin. Neurol 14: 21-26

Collewijn H, van der Steen J, Ferman L, Jansen TC (1985) Human ocular counterroll: assessment of static and dynamic properties from scleral coil recordings. Exp Brain Res 59: 185-196

Corvera J, Hallpike CS, Schuster EHJ (1965) A new method for the anatomical reconstruction of the human macular planes. Acta Otolaryngol (Stockh) 49: 4-16

Crane BT, Tian J, Wiest G, Demer JL (2003) Initiation of the human heave linear vestibulo-ocular reflex. Exp Brain Res 148: 247-255

Curthoys IM, Dai MJ, Halmagyi GM (1991) Human ocular torsional position before and after unilateral vestibular neurectomy. Exp Brain Res 85: 218-225

Dai MJ, Curthoys IS, Halmagyi GM (1989) Linear acceleration perception in the roll plane before and after unilateral vestibular neurectomy. Exp Brain Res 77: 315-328

Dai M, Kunin, M, Raphan T, Cohen B (2003) The relation of motion sickness to the spatial-temporal properties of velocity storage. Exp Brain Res 151: 173-189

de Graaf B, de Roo AJ (1996) Effects of long duration centrifugation on head movements and a psychomotor task. J Vestib Res 6: 23-29

de Waele C (2001) VEMP Induced by High level Clicks. A New Test of Saccular Otolith Function. Adv Otorhinolaryngol 58: 98-109

Diamond SG, Markham CH (1983) Ocular counterrolling as an indicator of otlith function. Neurology 33: 1460-1469

Ferber-Viart C, Duclaux R, Colleaux B, Dubreuil C (1997) Myogenic vestibular-evoked potentials in normal subjects: A comparison between responses obtained from sternocleidomastoid and trapezius muscles. Acta Otolaryngol (Stockh) 117: 472-481

Fischer MHZ (1927) Messende Untersuchungen über die Gegenrollung der Augen und die Lokalisation der scheinbaren Vertikalen. v Graefe's Arch Ophthal 118: 633-680

Furman J, Baloh RW (1992) Otolith-ocular testing in human subjects. Ann N Y Acad Sci 655: 431-451

Furman JM, Schor RH, Kamerer DB (1993) Off-vertical axis rotational responses in patients with unilateral peripheral vestibular lesions. Ann Otol Rhinol Laryngol 102: 137-143

Glasauer S, Merfeld DM (1997) Modelling three dimensional vestibular responses during complex motion stimulation. In: Fetter M, Misslich H, Haslwanter T (Eds) Three-Dimensional Kinematic Principles of Eye-, Head-, and Limb Movements in Health and Disease.

Gresty M, Lempert T (2001) Pathophysiology and clinical testing of otolith dysfunction. In: Tran Ba Huy P, Toupet M (eds) Otolith functions and disorders. Adv. Otorhinolaryngol 58: 15-33

Halmagyi GM, Curthoys I.S (1988) A clinical sign of canal paresis. Arch Neurol 45: 737–739

Halmagyi GM, Curthoys IS (1999) Clinical Testing of Otolith Function. Ann N Y Acad Sci 871: 195-204

Hamann KF, Haarfeldt R (2006) Vestibulär evozierte myogene Potentiale. HNO 54: 415-428

Heide G, Freitag S, Wollenberg I, Iro H, Schimrigk K, Dillmann U (1999) Click evoked myogenic potentials in the differential diagnosis of acute vertigo. J Neurol Neurosurg Psychiatry 66: 787-790

Helling K, Hausmann S, Clarke A, Scherer H (2003) Experimentally induced motion sickness in fish: possible role of the otolith organs. Acta Otolaryngol 123: 488-492

Helling K, Schonfeld U, Scherer H, Clarke AH (2006a) Testing utricular function by means of on-axis rotation. Acta Otolaryngol 126: 587-593

Helling K, Schonfeld U, Halbach A, Clarke AH (2006b) Treatment of Menière's disease by low-dosage intratympanic gentamicin application – effect on otolith function (zur Publikation eingereicht)

Igarashi M (1974) Dimensional Study of the Vestibular End Organ Apparatus. Laryngoscope 77: 1806-1817

Jombík P, Bahyl V 2005 Short latency disconjugate vestibulo-ocular responses to transient stimuli in the audio frequency range J Neurol Neurosurg Psychiatry 76: 1398-1402

Jongkees LBW, Philipszoon AJ (1962) Nystagmus provoked by linear acceleration. Acta Physiol Phararmacol Neerl 10: 239-247

Kachar B, Parakkal M, Fex J (1990) Structural basis for mechanical transduction in the frog vestibular sensory apparatus: I. The otolithic membrane. Hearing Res 45: 179-190

Kirienko NM, Money KE, Landolt JP, Graybiel A, Johnson WH (1984) Clinical testing of the otoliths: a critical assessment of ocular counterrolling. J Otolaryngol 13: 281-288

Lempert T, Gresty MA, Bronstein AM (1999) Horizontal linear vestibulo-ocular reflex testing in patients with peripheral vestibular disorders. Ann NY Acad Sci 871: 232-247

Merfeld DM, Teiwes W, Clarke AH, Scherer H, Young LR (1996) The dynamic contributions of the otolith organs to human ocular torsion. Exp. Brain Res 110: 315-321

Murofushi T, Curthoys IS, Topple AN, Colebatch JG, and Halmagyi GM (1995) Responses of guinea pig primary vestibular neurons to clicks. Exp Brain Res 103: 174-178

Niven JI, Hixson WC, Correla MJ (1965) Elicitation of Horizontal Nystagmus by Periodic Linear Acceleration. Acta Otolaryngol (Stockh) 62: 429-440.

Paige GD (1989) The influence of target distance on eye movement responses during vertical linear motion. Exp Bain Res 77: 585-593

Paige GD, Tomko DL (1991) Eye movement responses to linear head motion in the squirrel monkey. I. Basic Characteristics J Neurophysiol 65: 1170-1182

Paige GD (2002) Otolith function: basis for modern testing. Ann NY Acad Sci 956: 314-323

Ramat S, Zee DS (2002) Translational VOR Responses to Abrupt Interaural Accelerations in Normal Humans. Ann NY Acad Sci 956: 551–554

Rosengren SM, McAngus Todd NP, Colebatch JG (2005) Vestibular-evoked extraocular potentials produced by stimulation with bone-conducted sound. Clin Neurophysiol 116(8):1938-48

Rosenhall U (1972) Vestibular macular mapping in man. Ann Oto Rhinol Laryngol 81: 339-351

Ross MD (2001) Complex vestibular macular anatomical relationships need a synthetic approach. Acta Otolaryngol. Suppl. 545: 25-28

Schwarz C, Busettine C, Miles FA (1989) Ocular responses to linear motion are inversely proportional to viewing distance. Science 245: 1394-1396

Schwarz C, Miles FA (1991) Ocular responses to translation and their dependence on viewing distance. I. Motion of the observer. J Neurophysiol 66: 851-864

Shotwell SL Jacobs R Hudspeth AJ (1981) Directional sensitivity of individual vertebrate hair cells to controlled deflection of their hair bundles. Ann NY Acad Sci 374: 1-10

Takumida M, Wersäll J, Bagger-Sjöbäck D (1988) Stereocilia glycocalix and interconnections in the guinea pig vestibular organs. Acta Otolaryngol (Stockh) 106: 130-139

Tian JR, Crane BT, Wiest G, Demer JL (2002) Effect of aging on the human initial interaural linear vestibulo-ocular reflex. Exp Brain Res 145: 142-149.

Timmer FC, Zhou G, Guinan JJ, Kujawa SG, Herrmann BS, Rauch SD (2006) Vestibular evoked myogenic potential (VEMP) in patients with Meniere's disease with drop attacks. Laryngoscope 116: 776-779

Todd NP, Cody FW (2000) Vestibular responses to loud dance music: a physiological basis of the „rock and roll threshold"? J Acoust Soc Am 107: 496-500

Townsend GL, Cody DT (1971) The averaged inion response evoked by acoustic stimulation: its relation to the saccule. Ann Otol Rhinol Laryngol 80: 121-31

Uchino Y, Sasaki M, Sato H, Imagawa M, Suwa H, Isu N (1996) Utriculoocular Reflex Arc of the Cat. J Neurophysiol 76: 1896-1903

von Brevern M, Schmidt T, Schonfeld U, Lempert T, Clarke AH 2006 Utricular dysfunction in patients with benign paroxysmal positional vertigo. Otol Neurotol 27: 92-96

Watanuki K, Schuknecht HF (1976) A morphological study of human vestibular sensory epithelia. Arch ORL 102: 583-588

Welgampola MS, Colebatch JG (2005) Characteristics and clinical applications of vestibular-evoked myogenic potentials. Neurology 64: 1682-1688

Westhofen M (1991) Die klinische Diagnostik der Otolithenfunktion. Otorhinolaryngol Nova. 1: 26-36

Wetzig J, Hofstetter-Degen, K, Maurer J, von Baumgarten R (1992) Clinical verification of a unilateral otolith test. Acta Astronautica 27: 19-24

Zhou W, Mustain W, Simpson I (2004) Sound-evoked vestibulo-ocular reflexes (VOR) in trained monkeys. Exp Brain Res 156(2): 129-34

Zur Validität von Screeninguntersuchungen

U. Schönfeld

Einführung

Eine vollständige klinische Diagnostik aller Sinnesrezeptoren des peripheren Vestibularsystems ist heute durch neuere Forschungsergebnisse möglich geworden (vgl. Kapitel: 1). Zur unilateralen Funktionsprüfung der Bogengänge sind die Messungen der kalorischen Reizantwort und der Head-Thrust-Test (Halmagy und Curthoys 1988) etabliert. Die Ableitung der vestibulär evozierten myogenen Potentiale (VEMP) stellt eine ebenfalls bereits weit verbreitete unilaterale Untersuchungsmöglichkeit der Sakkulusfunktion dar (z. B. Colebatch et al. 1994; de Waele et al. 2001; Welgampola und Colebatch 2005; Basta et al. 2006).

Für die Funktionsdiagnostik der Utrikuli ist die Messung des otolith-okulären Reflexes (OOR) bzw. der Augengegenrollung (Diamond und Markham 1983; Collewijn et al. 1985; Clarke et al. 1996, 1999) und die Bestimmung der subjektiven visuellen Vertikalen (SVV) (Fischer 1927; Schöne 1962; Mittelstaedt 1983) geeignet. Der OOR hat zwar den Vorteil eine objektive Messgröße zu sein, doch ist die Methode technisch aufwendig, so dass sich im klinischen Alltag die Bestimmung der SVV besser bewährt hat (Dietrich und Brandt 1993; Böhmer und Mast 1999; Halmagy und Curthoys 1999; Clarke et al. 2001; 2003). Die Sensitivität und Spezifität der SVV-Untersuchung hängt dabei aber wesentlich vom verwendeten Stimulus ab. Die Messungen in normaler aufrechter Haltung ohne Drehung oder während statischer seitlicher Kippungen relativ zur Schwerkraft haben den Nachteil, dass nicht nur eine gleichgerichtete, bilaterale vestibuläre Reizung sondern auch eine konfundierte Reizung der beiden Otolithenorgane, Utrikulus und Sakkulus, erfolgt. Im Gegensatz dazu erlaubt das unilaterale Zentrifugieren (minimal exzentrische Positionierung des Kopfes während konstanter Drehgeschwindigkeit) eine präzis definierte Beschleunigung entlang der interauralen Achse, die prinzipiell eine unilaterale Reizung des Utrikulus darstellt (Wetzig et al. 1990; Clarke et al. 1996, 1998, 2001). Dies stellt eine wesentliche Verfeinerung der SVV als diagnostisches Mittel dar. Hiervon abgeleitet stellt die zentrische Rotation eine mit noch geringerem technischem Aufwand durchführbare Reizung dar. Beide Utrikuli werden hierbei durch die Zentrifugalkraft gleichzeitig, jedoch in entgegengesetzter Richtung stimuliert (vgl. Kapitel 1). Wenn beide Utrikuli gut funktionieren, heben sich die entgegengesetzten Wirkungen auf und die Vertikale wird korrekt bestimmt. Bei Patienten mit asymmetrischer Utrikulusfunktion führt dies jedoch zu deutlich messbaren Schrägstellungen der SVV, da der besser funktionierende Utrikulus eine Augenrollung hervorruft (Clarke et al. 2001; Helling et al. 2006).

Bei der Vestibularisprüfung in unserer Klinik verfolgen wir seit einiger Zeit ein zweistufiges Verfahren. Als Screeningtest steht ein System zur SVV-Messung in aufrechter Haltung ohne Drehung sowie bei zentrischer Rotation zur Verfügung. Bei einem positiven (oder unklaren) Befund wird die erweiterte und präzisere Untersuchung durchgeführt. Sie umfasst die Messung in einfacher aufrechter Haltung ohne Drehung, bei statischen seitlichen Kippungen und bei zentrischem sowie unilateralem Zentrifugieren.

Der Stellenwert des Screeningtests gegenüber einer Untersuchung mit umfangreicher Stimulation konnte an Hand der Patientendaten abgeschätzt werden.

Zur Methodik der SVV-Bestimmung

SVV-Messung:

In einem abgedunkelten Raum befindet sich vor dem Kopf der Testperson in einem Abstand von ca. 40 cm eine um die naso-okzipitale Achse drehbare rot leuchtende Linie. Die Messung erfolgt binokulär. Zum Ausschluss jeglicher Orientierungsmöglichkeiten ist die Leuchtlinie in einer Halbkugel montiert (Abb. 1 und 2). Mit Hilfe einer Fernbedienung richtet der Proband die motorgetriebene Leuchtlinie aus verschiedenen per Computer zufällig bestimmten Ausgangspositionen entsprechend der subjektiv empfundenen Vertikalen aus. Bei jedem Stimulus werden mehrere SVV-Messungen durchgeführt und der Median bestimmt. Die Abweichungen der SVV-Einstellungen zu einem Streubereich von Normalpersonen werden ausgewertet.

Screeningtest (Routinediagnostik):

Bei dieser ersten Stufe erfolgt die Untersuchung auf einem herkömmlichen Drehstuhl (Abb. 1). Der Patient sitzt aufrecht und der Kopf wird mit einer gepolsterten Kopfhalterung zentrisch zur Drehachse positioniert. Zuerst wird die SVV in aufrechter Haltung bei stillstehendem Stuhl bestimmt. Danach erfolgt die Untersuchung mit Rotationsreiz, wofür der Proband mit einer sanften Beschleunigung (3 °/s²) auf eine konstante Drehgeschwindigkeit von 240 °/s gebracht wird. Nach Erreichen der Endgeschwindigkeit wird ein bis zwei Minuten gewartet, um

den perrotatorischen Nystagmus abklingen zu lassen. Anschließend erfolgt die Bestimmung der SVV bei zentrischer Rotation.

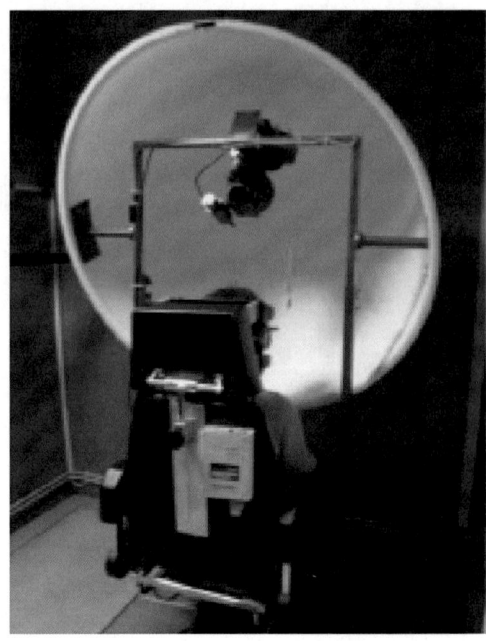

Abb. 1
SVV-Untersuchungseinheit für den Screeningtest in der klinischen Routinediagnostik

Erweiterter Test:

Der Patient wird auf dem zweiachsigen Drehstuhl im Forschungslabor sitzend mit einem Fünf-Punkt-Gurt gesichert und der Kopf mit einem Helm zentral auf die vertikale Drehachse fixiert (Abb. 2). Es wird mit der SVV-Messung in aufrechter Haltung im Stillstand begonnen. Die Prüfung bei statischer Kippung (*bilaterale Otolithenreizung*) erfolgt durch eine Neigung des sitzenden Patienten um die horizontale naso-okzipitale Achse mit Winkeln von 15°, 30° und 60° zur linken bzw. rechten Seite.

Für die Prüfung der SVV mit *unilateraler Zentrifugation* wird der Drehstuhl mit einer Beschleunigung von 3 °/s² um die vertikale Achse bis auf eine Endgeschwindigkeit von 300 °/s gedreht. Nach Erreichen der Endgeschwindigkeit wird ein bis zwei Minuten gewartet, um den perrotatorischen Nystagmus abklingen zu lassen. Anschließend erfolgt als erstes die Bestimmung der SVV analog zum Screeningverfahren mit der zentrischen Rotation um die Körperachse. Für die unilaterale Funktionsprüfung wird während des Drehens der Stuhl entlang der interauralen Achse 3,5 cm nach rechts bzw. links lateral verschoben. Damit wird durch die Zentrifugalkraft eine einseitige Reizung des jeweils außen liegenden Labyrinths bzw. Utrikulus erreicht. Bei einer Drehgeschwindigkeit von 300 °/s und einer Lateralverschiebung von 3,5 cm entsteht am Kopfmittelpunkt eine effektive Kippung von 5,5°, die als Reizgröße in der Ergebnisdokumentation verwendet wird.

Patientenkollektiv:
Bei den untersuchten Patienten bestand aufgrund der Anamnese bereits ein Verdacht auf eine Funktionsstörung des Otolithenapparats.

Der vereinfachte Screeningtest erfolgte im Rahmen der normalen klinischen Vestibularisdiagnostik, wogegen die erweiterte Untersuchung im Forschungslabor vornehmlich als erweiterte Untersuchung bei Patienten mit auffälligem oder unklarem Ergebnis im Screeningtest bzw. bei Gutachten durchgeführt wurde.

Ergebnisse

Durchführbarkeit der Untersuchungen
Die für die vestibuläre Funktionsdiagnostik adäquate Stimulation des peripheren Organs kann provokativ wirken. In vereinzelnden Fällen kann es zu Schwindel, Übelkeit und folglich auch zum Abbruch der Untersuchung führen. Dies gilt auch für die zentrische Rotation und für das unilaterale Zentrifugieren. Um die eher provokative Bogengangsreizung

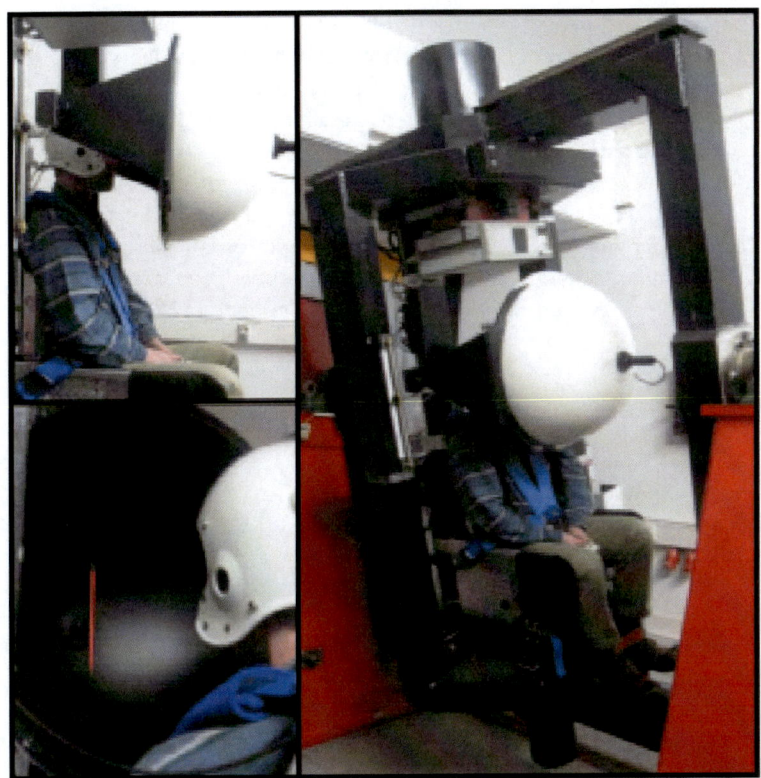

Abb. 2
SVV-Untersuchungseinheit für den erweiterten Test im Forschungslabor

zu minimieren, wurde eine sehr geringe Beschleunigung bzw. Abbremsung verwendet. Dagegen stellt die für die Untersuchung erforderliche konstante Drehung unabhängig von der Drehgeschwindigkeit keine Stimulation der Bogengänge dar und ist bei Vermeidung von schnellen Kopfbewegungen des Patienten mit Hilfe der Kopffixierung weitestgehend unkritisch. Es bleiben die auf den Körper wirkenden Zentrifugalkräfte, die eher psychisch belastend sein können.

Das verwendete Bewegungsprofil des Drehstuhls findet eine recht hohe Akzeptanz bei den Patienten. Bei den Untersuchungen in der klinischen Routinediagnostik wurde bei 92 % der insgesamt 575 durchgeführten Untersuchungen die Messung ohne Probleme durchgeführt. Bei den erweiterten Untersuchungen im Forschungslabor ist die Situation mit einer Erfolgsrate von 90 % von 490 Untersuchungen ähnlich, d. h. nur 8 % bzw. 10 % der Untersuchungen mussten wegen starkem Schwindel, Unwohlsein oder Angstgefühlen abgebrochen werden.

Kategorisierung der Untersuchungsergebnisse bei unilateraler Zentrifugation

Die mit der unilateralen Zentrifugation im Forschungslabor erhaltenen Untersuchungsergebnisse lassen sich in sechs Kategorien einteilen (s. Tabelle 1).

Asymmetrische Reizantworten (Tabelle 1: Nr. 2 und 3), die durch einseitige Utrikulusdys-

funktionen ausgelöst werden, sind mit 76 % der Fälle die häufigsten Befunde. Diese hohe Anzahl pathologischer Befunde beruht auf der Vorauswahl der zur Untersuchung eingewiesenen Patienten, bei denen aufgrund der Anamnese ein Verdacht auf eine Otolithenorgan-Funktionsbeeinträchtigung bereits bestand. In der Abbildung 3 sind typische Untersuchungsergebnisse mit asymmetrischen Reizantworten dargestellt. Auf der linken Seite ist jeweils das Ergebnis bei einer rechtsseitigen und auf der rechten Seite einer linksseitigen Dysfunktion dargestellt. Die Befunde wurden unterteilt in asymmetrische Reizantworten ohne Offset (Abb. 3A) und asymmetrische Reizantworten mit Offset (Abb. 3B), bei denen alle SVV-Einstellungen außerhalb des Normalbereiches liegen und sich eine Verschiebung der Messwerte vom Nullpunkt (Offset) und damit dem Normalbereich ergibt.

Bei einer asymmetrischen Reizantwort ohne Offset (Abb. 3A) führt die unilaterale Stimulation der gesunden Seite zu innerhalb des Normalbereiches liegenden SVV-Einstellungen. Die Stimulation der erkrankten Seite führt dagegen zu SVV-Werten, die in der Nähe von 0° liegen. Dies zeigt an, dass die unilaterale Reizung nicht rezipiert wird. Die zentrische Rotation (eff. Kippwinkel 0°) führt in beiden dargestellten Fällen bereits zu außerhalb des Normalbereiches liegenden SVV-Werten, die jeweils eine Kippempfindung zur gesunden Seite anzeigen. Dies wird durch die bei zentrischer Rotation auf beide Organe gleichzei-

1	Normalbefund	8 %
2	Asymmetrische Reizantwort ohne Offset	41 %
3	Asymmetrische Reizantwort mit Offset	35 %
4	Symmetrische Reizantwort – beiderseits zu geringer SVV-Winkel	5 %
5	Symmetrische Reizantwort – beiderseits zu großer SVV-Winkel	8 %
6	Unklarer Befund	4 %

Tabelle 1
Häufigkeit der Untersuchungsergebnisse bei unilateraler Zentrifugation (n = 443)

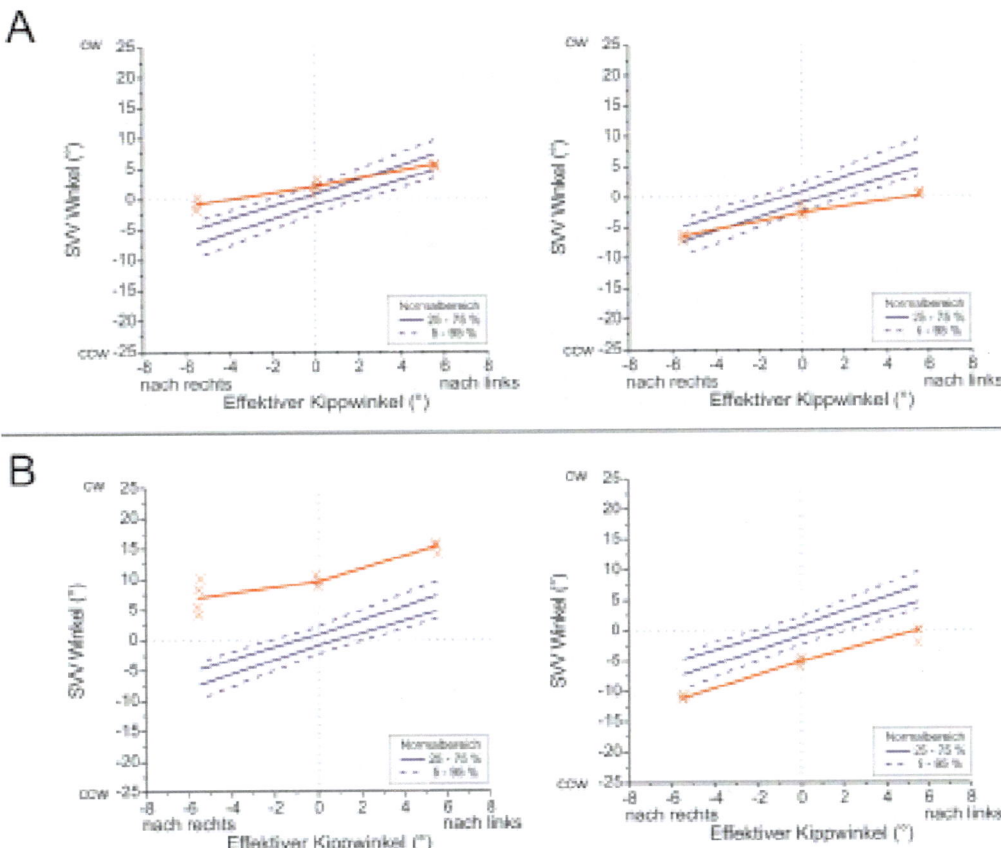

Abb. 3
Beispielhafte SVV-Untersuchungsergebnisse bei unilateraler Zentrifugation: **A** asymmetrische Reizantworten ohne Offset, **B** asymmetrische Reizantworten mit Offset. Mit Offset wird eine vollständige Verschiebung der Messwerte aus dem Normalbereich heraus bezeichnet.
Es ist jeweils der eingestellte SVV-Winkel in Abhängigkeit von dem auf die Kopfmitte wirkenden Kippwinkel dargestellt. Ein Kippwinkel von 0° bedeutet, dass die Drehachse durch die Kopfmitte geht und beide Organe entgegengesetzt lateral stimuliert werden. Die Kippwinkel von +5.5° bzw. -5.5° entsprechen den unilateralen Stimulationen nach links bzw. nach rechts. Die Einstellungen des Patienten (rot dargestellt) werden im Verhältnis zum Streubereich von Normalpersonen (blau eingezeichnet) bewertet. Der linke Befund entspricht jeweils einer rechtsseitigen und der rechte Befund einer linksseitigen Utrikulusdysfunktion.

tig in entgegengesetzter Richtung wirkende Fliehkraft verursacht, die jedoch nur auf der gesunden Seite rezipiert wird.

Asymmetrische Antworten mit Offset (Abb. 3B) sind dadurch geprägt, dass bei beiden unilateralen Stimuli die Reizantworten zu einer Seite hin außerhalb des Normalbereiches liegen. Die Werte deuten eine zur gesunden Seite hin verschobene Schätzung der SVV an (Offset). So liegen zum Beispiel bei einem rechtsseitigen Defizit alle SVV-Messwerte oberhalb des Normalbereiches (nach „cw" verschoben), was einer normalen Reaktion bei einer linksseitigen Stimulation entspricht (Abb. 3B links).

Symmetrische aber trotzdem pathologische SVV-Einstellungen (Tabelle 1: Nr. 4) können im Falle einer beidseitigen Untererregbarkeit beiderseits in der Nähe von 0° liegen. Beiderseits zu große SVV-Winkel (Tabelle 1: Nr. 5) deuten eine Überschätzung der Reizgröße an und werden eher einer zentralen Ursache zugeschrieben.

Gegenüberstellung der Teil-Untersuchungsergebnisse

Ausgehend von den Untersuchungsergebnissen bei unilateraler Zentrifugation, die aufgrund der optimalen Reizung die höchste Spezifität besitzen, kann die Wertigkeit der SVV-Messungen mit bilateralen Reizungen durch zentrische Rotation, statische Kippung oder in aufrechter Haltung ohne Drehung abgeleitet werden. In der Tabelle 2 sind die prozentualen Anteile an korrelierenden pathologischen Befunden bei den SVV-Messungen mit bilateralem Stimulus gegenüber einem asymmetrischen Ergebnis bei unilateraler Zentrifugation aufgeführt.

Mit den bilateralen Stimuli konnte nur in einem geringeren Anteil der Untersuchungen ein zur unilateralen Zentrifugation korrelierender Befund gemessen werden. Die fehlenden Anteile stellen nicht erkannte pathologische Befunde dar und sind als falsch negative Ergebnisse zu bewerten.

Die deutlich höchste Korrelation weist die Untersuchung mit zentrischer Rotation auf. Bei 73 % der bei unilateraler Stimulation gemessenen asymmetrischen Reizantworten wichen die SVV-Einstellungen auch bei alleiniger zentrischer Rotation deutlich vom Normalbereich ab. Dagegen waren nur 50 % bzw. 47 % der Untersuchungsergebnisse dieser Patienten in

Unilaterale Stimulation	Bilaterale Stimulation		
	zentrische Rotation	statische seitliche Kippung	aufrechte Haltung ohne Drehung
Alle asymmetrischen Reizantworten (n = 331)	73 %	50 %	47 %
Asymmetrische Reizantwort ohne Offset (n = 178)	58 %	43 %	39 %
Asymmetrische Reizantwort mit Offset (n = 153)	93 %	56 %	61 %

Tabelle 2
Prozentuale Anteile an korrelierenden pathologischen Befunden bei den SVV-Messungen mit bilateralem Stimulus gegenüber einem asymmetrischen Ergebnis bei unilateraler Zentrifugation

Unilaterale Stimulation	Bilaterale Stimulation		
	zentrische Rotation	statische seitliche Kippung	aufrechte Haltung ohne Drehung
Symmetrische Reizantwort – bds. zu geringer SVV-Winkel (n = 20)	25 %	65 %	30 %
Symmetrische Reizantwort – bds. zu großer SVV-Winkel (n = 37)	70 %	76 %	62 %

Tabelle 3
Prozentuale Anteile an korrelierenden pathologischen Befunden bei den SVV-Messungen mit bilateralem Stimulus gegenüber einem symmetrischen, beiderseits jedoch außerhalb liegenden Ergebnis bei unilateraler Zentrifugation

statischer seitlicher Kippung oder in aufrechter Haltung ohne Drehung auffällig.

Der Grad der Übereinstimmungen hängt stark vom Ausmaß der asymmetrischen Reizantwort bei unilateraler Zentrifugation ab. Die Patienten, bei denen sich bei unilateraler Zentrifugation eine asymmetrische Reizantwort ohne Offset (Beispiel Abb. 3A) ergab, stellten in nur 58 % der Fälle auch bei zentrischer Rotation einen vom Normalbereich abweichenden SVV-Winkel ein. Auch bei statischer seitlicher Kippung oder in aufrechter Haltung ohne Drehung war die Korrelation deutlich geringer. Dagegen waren nahezu alle Patienten mit einer asymmetrischen Reizantwort mit Offset (Beispiel Abb. 3B) auch bei zentrischer Rotation auffällig.

Bei den Patienten mit einer symmetrischen jedoch beiderseits vom Normalbereich abweichender Reizantwort bei unilateraler Funktionsprüfung konnten dagegen bei den Untersuchungen mit statischen seitlichen Kippungen die höchsten Übereinstimmungen (65 % bzw. 76 %) erzielt werden (Tabelle 3).

Schlussfolgerung

Die Bestimmung der SVV stellt eine einfach durchführbare und weitgehend gut tolerierte Methode zur Funktionsdiagnostik der Otolithenorgane dar. Wie bei allen subjektiven Schätzungen muss jedoch berücksichtigt werden, dass die Bestimmung der SVV unabhängig von der Reizart entsprechenden Fehlern unterliegt. Trotzdem zeigte sich, dass bei adäquater Stimulation in Form des unilateralen Zentrifugierens eine hohe Spezifität und Sensitivität erreicht wird. In früheren Studien konnte nachgewiesen werden, dass dieses Verfahren einen einseitigen Stimulus darstellt und damit unilaterale Defizite der Otolithenorgane – insbesondere der Utriculi – recht zuverlässig erkannt werden können (Wetzig et al. 1990; Clarke et al. 1998, 2001, 2003; Wuyts et al. 2001).

Die zur Reizung des Utrikulus notwendige Lateralverschiebung des Patienten während einer Rotation mit konstanter Geschwindigkeit um die Körperachse stellt jedoch weiterhin einen hohen technischen Aufwand dar. Dagegen sind die Messungen in aufrechter Haltung in Ruhe oder bei statischen seitlichen Kipplagen zwar einfacher durchzuführen, der Vergleich der Einzelbefunde zeigte jedoch, dass diese Reizvarianten eine relativ höhere Fehlerquote besitzen. Ein Kompromiss mit der höchsten Übereinstimmung zur unilateralen Reizung stellt die zentrische Rotation dar, wie sie auf jedem herkömmlichen Drehstuhl durchführbar ist. Es zeigt sich jedoch, dass die Spezifität sehr vom Grad des Organdefizits abhängt. Patienten mit schwachen Asymmetrien bei unilateraler Reizung sind nur bei ca. 60 % der Fälle auch bei dieser bilateralen entgegengerichteten Reizung auffällig.

Die Untersuchungen mit statischer Kopf-Rumpfkippung oder aufrechter Haltung ohne Drehung unterliegen aufgrund des bilateralen gleichgerichteten Stimulus stark dem Einfluss der zentralen Kompensation und weisen ein hohes Risiko falsch negativer Befunde auf. Als Ergänzung zum unilateralen Befund liefern sie jedoch zusätzliche Informationen über die Beteiligung des zentral-vestibulären Systems an dem Defizit.

Literatur

Basta D, Todt I, Ernst A (2006) Characterization of age-related changes in vestibular evoked myogenic potentials J Vestib Res 16: 1–6

Böhmer A, Mast F (1999) Assessing Otolith Function by the subjective visual vertical. Ann NY Acad Sci 871: 221-230.

Clarke AH, Engelhorn A, Scherer H (1996) Ocular counterrolling in response to asymmetric radial acceleration. Acta Otolaryngol (Stockh) 116: 652-656

Clarke AH, Engelhorn A (1998) Unilateral testing of utricular function. Exp Brain Res 121: 457-464

Clarke AH, Engelhorn A, Hamann C, Schönfeld U (1999) Measuring the otolith-ocular response by means of unilateral radial acceleration. Ann NY Acad Sci 871: 387-391

Clarke AH, Schönfeld U, Hamann C, Scherer H (2001) Measuring unilateral otolith function via the otolith-ocular response and the subjective visual vertical. Acta Otolaryngol. (Stockh) Suppl 545: 84-87

Clarke AH, Schönfeld U, Helling K (2003) Unilateral examination of utricle and saccule. J Vestib Res 13: 215-225.

Colebatch JG, Halmagyi GM, Skuse NF (1994) Myogenic potentials generated by a click-evoked vestibulocollic reflex. J Neurol Neurosurg Psychiatry 57: 190-197

Collewijn H, van der Steen J, Ferman L, Jansen TC (1985) Human ocular counterroll: assessment of static and dynamic properties from scleral coil recordings. Exp Brain Res 59: 185-196

de Waele C (2001) VEMP Induced by High level Clicks. A New Test of Saccular Otolith Function. Adv Otorhinolaryngol 58: 98-109

Diamond SG, Markham CH (1983) Ocular counterrolling as an indicator of otlith function. Neurology 33: 1460-1469

Dieterich M, Brandt T (1993) Ocular torsion and tilt of subjective visual vertical are senstive brainstem signs. Ann Neurol 33: 292-299

Fischer MHZ (1927) Messende Untersuchungen über die Gegenrollung der Augen und die Lokalisation der scheinbaren Vertikalen. v Graefe's Arch Ophthal 118: 633-680

Halmagyi GM, Curthoys IS (1988) A clinical sign of canal paresis. Arch Neurol 45: 737–739

Halmagyi GM, Curthoys IS (1999) Clinical Testing of Otolith Function. Ann, N Y Acad Sci 871: 195-204

Helling K, Schönfeld U, Scherer H, Clarke AH (2006) Testing utricular function by means of on-axis rotation. Acta Otolaryngol (Stockh) 126: 587-593

Mittelstaedt H (1983) A new solution to the problem of the subjective vertical. Naturwissenschaften 70: 272-281

Schöne H (1962) Über den Einfluss der Schwerkraft auf die Augenrollung und die Wahrnehmung der Lage im Raum. Z vergl Physiol 46: 57-87

Welgampola MS, Colebatch JG (2005) Characteristics and clinical applications of vestibular-evoked myogenic potentials. Neurology 64: 1682-1688

Wetzig J, Reiser M, Martin E, Bregenzer N, Baumgarten RJ (1990) Unilateral centrifugation of the otoliths as a new method to determine bilateral asymmetries of the otolith apparatus in man. Acta Astronautica 21: 519-525

Wuyts F, van der Stappen A, Hoppenbrouwers M, van Dyck D, Schor R, van de Heyning P (2001) Otolith Function after Acoustic Neuroma Surgery. Acta Otolaryngol (Stockh) Suppl. 545: 170-173

Der kalorische Wendetest

M. Westhofen

Zusammenfassung

Die kalorische Prüfung wird gemeinhin als Labyrinthfunktionstest angesehen. Unter Berücksichtigung neuerer Ergebnisse der Neurootologie kann die kalorische Prüfung und Lagerung von der Optimumposition nach Hallpike (Supination) in die Pronation zur Funktionsprüfung des Utriculus zusätzlich zur Funktionsprüfung des lateralen Bogengangs beitragen. Diese klinische Prüfung ist selbst bei Vorliegen von Spontannystagmus und/oder Lagenystagmus stabil auszuwerten. Elektronystagmografische wie videookulografische Verfahren sind gleichermaßen geeignet. Für die quantitative Bewertung der kalorischen Reaktion in Supination und Pronation (kalorischer Wendetest) steht ein statistisch gesichertes Befundnomogramm zur Verfügung. Die Korrelation von Befunden des kalorischen Wendetests und der ipsilateral abgeleiteten Befunde vestibulär evozierter myogener Potenziale (VEMP) an 123 Patienten ergibt, dass die Sacculusfunktion keinen erkennbaren Einfluss auf das Ergebnis des kalorischen Wendetests besitzt. Der kalorische Wendetest ist daher zur Labyrinthfunktionsprüfung vor allem in Fällen geeignet, in denen der Kopf-Impuls-Test allein kein hinreichend sicheres Ergebnis erbringt oder durch Spontan- oder Lagenystagmus eingeschränkt beurteilbar ist. Der kalorische Wendetest liefert in cumulo einen seitengetrennten quantitativen Befund zu den Funktionszuständen des lateralen Bogengangs und des Utriculus

Einführung

Seit dem Vorschlag Bárány's, den lateralen Bogengang zur Funktionsprüfung thermisch zu reizen, ist die Untersuchungsprozedur Bestandteil der HNO-ärztlichen neurootologischen Diagnostik. Der durch kalorische Labyrinthreizung ausgelöste VOR dient seither der qualitativen und mit Einführung technischer Hilfen bereits durch Bárány der quantitativen Auswertung der Labyrinthreaktion bei otogenen Schwindelerkrankungen. Aus der Beobachtung, dass die auf thermische Reizung folgende Nystagmusreaktion von der Kopflage und der Temperatur des Reizmediums abhängig war, folgerte er, dass eine Strömung im Bogengang in utriculopetaler und utriculofugaler Richtung für beide Phänomene ursächlich sei. Scherer (Scherer 1984; Scherer und Clarke 1985) gelang es, den wissenschaftlichen Diskurs über die Natur der thermisch induzierten Nystagmusreaktion neu zu beleben, indem er die thermische Reaktion auch unter Schwerelosigkeit nachweisen konnte. Die thermisch induzierte Dichteänderung der Endolymphe als alleinige Ursache für Konvektion im Bogengang wurde dadurch in Frage gestellt. Scherer gab als ätiologischen Faktor für die Bogengangsreizung in der Mikrogravität (Schwerelosigkeit) die geringen Druckunterschiede an, die auf beiden Seiten der Cupula dadurch entstehen, dass die umschriebene Temperierung des Bogengangs einen umschriebenen Volumenzuwachs im Endolymphraum verursache. Dieser könne über das Bogenganglumen wegen der kapillären Struktur des Endolymphschlauchs per Konvektion nicht kurzfristig ausgeglichen werden. Daher entstehe die kalorische Reaktion in ihrem typischen Zeitmuster. Diese Deutung wurde angesichts der bekannten Zeitkonstanten der Cupuladeflektion von 5 sec diskutiert (Minor und Goldberg 1990). Seither werden im Schrifttum konvektive und nicht konvektive Einflüsse auf die kalorische Reaktion des Labyrinths beim Menschen und im Rahmen tierexperimenteller Studien beschrieben und diskutiert (Feldmann et al. 1991; Muller-Deile et al. 1986). Durch Arai konnte an Tieren mit occludiertem Bogengang gezeigt werden, dass die Strömung im Bogengang nicht allein als hinreichendes Phänomen zur Erklärung der thermischen Nystagmusreaktion dienen kann (Arai 2001; Arai et al. 2002). Nach Occlusion aller Bogengänge wurde nämlich kalorischer Nystagmus beobachtet, jedoch keine Lageabhängigkeit für die Änderung der Nystagmusrichtung dokumentiert. Die Nystagmusreaktion nach kalorischer Reizung wird daher grundsätzlich in konvektive und nicht konvektive Anteile unterschieden (Arai et al. 2002; Bohmer et al. 1995; Feldmann et al. 1991; Muller-Deile et al. 1986). Als nicht konvektive Faktoren werden angesehen:

- Unmittelbar auf Neuronen oder Haarzellen einwirkende thermische Effekte
- Circumscripte Druck- und Volumendifferenzen im Endolymphraum ohne nachfolgende Konvektion im Bogengang
- Zentralnervöse Steuerung der Nystagmusrichtung und des Zeitmusters der Nystagmusantwort durch den velocity storage Mechanismus des vestibulo-okulären Reflexes (VOR).

Bei der Analyse der thermischen Reaktion und ihrer neurophysiologischen Hintergründe stand zunächst die Lageabhängigkeit der Nystagmusantwort im Zentrum des Interesses.
Nach Reizung des nicht occludierten lateralen Bogengangs sind am gesunden Tier wie auch beim vestibulär gesunden Menschen in Prona-

tion und Supination Nystagmusreaktionen inverser Richtung zu registrieren (Peterka et al. 2004). Bereits von McNally et al. (McNally et al. 1947) wurde berichtet, dass die Dauer der Kalt- und Warm-Reaktionen lageabhängig unterschiedlich sei (Hood 1989). Schon durch von Behrmann (von Behrmann 1940) und Coats and Smith wurde anhand von thermischen Prüfungen an Gesunden in stufenweise veränderten Körperlagen beobachtet, dass die Positionen, in denen die jeweils geringsten Nystagmusantworten registrierbar waren und diejenigen mit maximaler Reaktion nicht wie für die Konvektionstheorie gefordert um 90° auseinander lagen (Coats und Smith 1967). In Supination wurden Nystagmen uniformer Richtung über Körperlagen in einem Bereich von 220°, in Supination nur über 140° gefunden. Die Vorstellung einer allein durch Einflüsse der Konvektion bedingten Lageabhängigkeit wurde damit nicht gestützt. Der Einfluss linearer Beschleunigung auf die kalorische Reaktion wurde mittels Rotation Gesunder in einer Zentrifuge während der kalorischen Stimulation untersucht (Clarke et al. 1992). Dabei wurde eine neurale Verarbeitung der Labyrintherregung beschrieben, die von linearer Beschleunigung beeinflusst wird. Die Krafteinwirkung auf das Labyrinth in dieser Beschleunigungssituation wird als kombinierte Kraft durch Schwerkraft und lineare Beschleunigung (gravitoinertial force) beschrieben. Unter dieser Stimulationsbedingung wurde von Clarke eine *tonische* torsionale zusätzlich zur kalorischen horizontalen, vertikalen und torsionalen *Nystagmus*reaktion auftretenden Augenbewegung beschrieben, die durch Linearbeschleunigung moduliert wurde (Clarke et al. 1993). Da diese tonische Antwort nicht durch Pronation/Supination in ihrer Richtung umgekehrt wurde und eine vergleichbare tonische Bulbusbewegung nicht nach optokinetischer Stimulation zu beobachten war, schließt Clarke Einflüsse des neuralen Integrators als ursächlich weitgehend aus. Vielmehr wird die kalorische tonische Bulbusbewegung weitgehend den Otolithenorganen zugeordnet. Danach tragen die Otolithenorgane, insbesondere der Utriculus zum nicht konvektiven Anteil der kalorischen Antwort bei. Bereits 1960 war über Augenbewegungen nach Reizung des Sacculus und des Utriculus beim Kaninchen berichtet worden (Owada und Shigehiko 1960; Owada et al. 1960).

Kalorische Reaktionen des vestibulären Systems wurden im Tierversuch selbst nach sicherem Verschluss des Bogenganglumens beobachtet (Arai et al. 2002; Bohmer et al. 1995). Während dies mit der durch Scherer angegebenen thermisch induzierten Druck- und Volumenverschiebung in Übereinstimmung steht, konnte auch bei occludiertem lateralem Bogengang die Intensität der kalorischen Nystagmen in Abhängigkeit von der Orientierung des Kopfs relativ zur Erdschwere geändert werden. Die Nystagmusreaktionen nach thermischer Reizung des occludierten Bogengangs waren darüber hinaus nicht spiegelsymmetrisch in Bauchlage (Pronation) und Rückenlage (Supination) auslösbar. Vielmehr konnte bei allen Lagen durch den occludierten Bogengang eine gleichgerichtete Nystagmusantwort beobachtet werden. Die offensichtlich zentralnervös bevorzugte Nystagmusrichtung war jeweils parallel zu den am Kopf angreifenden Linearbeschleunigungsvektoren orientiert. Die als Resultante dargestellte Kraft wird als gravitoinertial bezeichnet . Darunter wird die Resultierende aus Gravität und linearer Beschleunigung (Translation) verstanden (Clarke et al. 1993; Marcus et al. 1989; Merfeld und Zupan 2002). Aus diesen Gründen wurden zentralnervöse Einflüsse auf den VOR und otolithäre Einflüsse untersucht und diskutiert.

Darüberhinaus wurde über Unterschiede der Lageabhängigkeit der kalorischen Reaktion bei unterschiedlichen Spezies berichtet. Am Totenkopfäffchen sind erheblich stärkere Diskrepanzen der kalorischen Antworten bei Supination und Pronation als beim Menschen zu beobachten (Minor und Goldberg 1990). An Rhesusaffen wurden hingegen in Pronati-on stärkere Nystagmusantworten abgeleitet (Bohmer et al. 1995; Clarke et al. 1993). Die neurale Integratorfunktion ist dementgegen weniger speziesabhängig (Hain und Zee 1992; Waespe und Schwarz 1986). Da die topografische Orientierung der Maculaorgane wesentliche Unterschiede der oben genannten Spezies aufweist, werden die Befunde der kalorischen Reaktion in Supination und Pronation überwiegend als Maculaeffekte gedeutet. Dabei wird angegeben, dass der kalorische VOR durch lineare und rotatorische Beschleunigung gemeinsam induziert wird. Lageabhängig kommt es zu additiven und subtraktiven Effekten der Nystagmusantworten (Peterka et al. 2004).

Der durch Labyrintherregung generierte VOR ist beim Menschen hinsichtlich seines Frequenzoptimums auf 1-2 Hz eingestellt (Formby und Robinson 2000). Nur dadurch kann bei rascher, d. h. hochfrequenter Labyrinthbeschleunigung die Okulomotorik und damit die visuelle Orientierung im Raum stabil aufrechterhalten werden. Diese Funktion wird durch die Trägheit der Cupula einerseits und den neuralen Integrator der retrolabyrinthären vestibulären Bahnen andererseits bereitgestellt und in seiner Größenordnung durch die Zeitkonstanten (τ) beschrieben. Dabei werden für den lateralen Bogengang Zeitkonstanten um 5-7 sec angegeben, die die Mechanik der Cupula innerhalb der Bogengangsampulle beschreiben (Paige 1985). Die längere Zeitkonstante der kalorischen Nystagmusreaktion (VOR) von ca. 16-20 sec wird dem Zentralnervensystem (ZNS) im Rahmen des velocity storage Mechanismus zugeschrieben (Cannon und Robinson 1987; Hain und Zee 1992). Das Tiefpassverhalten (Übertragen tiefer Frequenzen und Filtern hoher Frequenzen) des VOR, das für kalorische, rotatorische wie auch für optokinetische Reizfolgen gilt, wird als velocity storage Mechanismus oder neurale Integratorfunktion bezeichnet (Demer und Robinson 1983; Hain und Zee 1992; Jacobson et al. 2004; Raphan et al. 1979b).

Die Zeitkonstante des VOR von > 20 sec Gesunder weist bei Patienten mit stark ausgeprägter einseitiger Funktionsstörung des lateralen Bogengangs eine Reduzierung bei rotatorischer Prüfung auf 8-11 sec auf. Selbst bei einseitig funktionslosem lateralem Bogengang mit thermisch areaktivem Labyrinth beträgt die Zeitkonstante des rotatorischen VOR noch ca. 9 sec. Der o.g. velocity storage Mechanismus bleibt somit selbst nach einseitigem Ausfall des lateralen Bogengangs partiell erhalten (Wade et al. 1999). Aus Untersuchungen der Zeitkonstanten der rotatorischen VOR Antwort Gesunder ist bekannt, dass eine Reduzierung auch durch postrotatorische Kopfkippung zu erreichen ist. Aus der Beobachtung, dass die gleiche Lageabhängigkeit der Zeitkonstanten des VOR auch bei optokinetischem Nystagmus zu beobachten ist, wird allgemein geschlussfolgert, dass die lageabhängige Modifikation des VOR, insbesondere seiner velocity storage Funktion durch die Erregung der Maculaorgane verursacht ist (Fetter und Zee 1988; Raphan und Schnabolk 1988). Nach Verschluss des lateralen Bogengangs wurden unter Kopfkippung die Verlängerung dessen Zeitkonstanter für den VOR und die Verkürzung für den VOR des optokinetischen Nachnystagmus beobachtet. Fetter hat einen diesbezüglichen Einfluss der Blickachse ausgeschlossen (Fetter und Zee 1988). Damit sind visuelle Reizeinflüsse als Ursache ausgeschlossen. Vielmehr wird der VOR unter Kopfkippung offenbar wesentlich durch den Erregungszustand der Maculaafferenzen gesteuert. Dabei ist dieser Einfluss offenbar über den o.g. velocity storage Mechanismus organisiert. Der Einfluss der Otolithenfunktion auf die Lageabhängigkeit der kalorischen Nystagmusantwort ist daher im Tierversuch näher analysiert worden. Dabei fand sich eine z.T. vierfach so große Zeitkonstante der kalorischen Reaktion in Rückenlage (Supination) im Vergleich zur Bauchlage (Pronation) (Minor und Goldberg 1990). Diese Asym-

metrie zwischen den kalorischen Nystagmusantworten in Supination und Pronation ist bekanntermaßen bei unterschiedlichen Spezies verschieden groß ausgeprägt. Beim Menschen ist die Relation Pronation/Supination für die kalorische Antwort mit einem Faktor von 1:1,4 eher gering.

Die Tatsache, dass die Lageabhängigkeit der kalorischen VOR-Antwort über den velocity storage Mechanismus organisiert wird, ist auch dadurch erkennbar, dass die Verstärkung des Reflexes (i.e. die Relation Reizantwort/Stimulusintensität (Fetter und Zee 1988)) stark von der Reizfrequenz abhängt. Der kalorische Stimulus ist wegen seiner über viele Sekunden langsam ansteigenden Reizintensität als niedrig frequent, die sinusförmige Drehpendelprüfung als mittlerer Frequenz und visuelle Stimuli z.T. als hochfrequent einzustufen. Unter Berücksichtigung der Reizfrequenz ergibt sich daher eine unmittelbare Beziehung zwischen Zeitkonstanter und Verstärkung des VOR. Große Zeitkonstanten bevorzugen die Verarbeitung tiefer Frequenzen, während kurze Zeitkonstanten hohe Frequenzen von bis 3 Hz bevorzugt übertragen. Bei bekanntem Einfluss der Maculaorgane auf die Lageabhängigkeit der velocity storage Funktion ist daher aus der Lageabhängigkeit des VOR der diagnostische Rückschluss auf die Maculafunktion möglich. Die Lageabhängigkeit der VOR Reaktionen hat daher Eingang in die klinische Diagnostik gefunden. So werden Lageänderungen nach thermischer Reizung, nach rotatorischer Reizung und nur vereinzelt nach visueller vestibulärer Stimulation eingesetzt. Dabei herrscht Konsens, dass die kalorische Nystagmusreaktion zum größeren Anteil konvektiv, d.h. durch Strömung im lateralen Bogengang und zu einem geringeren, jedoch beträchtlichen Anteil nicht-konvektiv verursacht wird (Aoki et al. 2006; Peterka et al. 2004). Sowohl die konvektiven als auch die nicht konvektiven Anteile des kalorischen VOR werden durch die Macula während Lageänderung beeinflusst.

Reihen-folge	Konventionelle kalorische Prüfung		Kalorischer Wendetest	
	Temperatur	Weitere Parameter	Temperatur	Weitere Parameter
1	44°C, rechts	Spüldauer 30sec min. Volumen 50ml H_2O Rückenlage, Kopf 30° gegenüber horizontal ge-beugt, Rückenlage (Hall-pike Optimum Position)	44°C, rechts	Spüldauer 30sec min. Volumen 50ml H_2O Rückenlage, Kopf 30° gegenüber horizontal ge-beugt, Rückenlage (Hall-pike Optimum Position)
2	44°C, links		44°C, links	
3	30°C, links		20°C, rechts	Spüldauer 30sec min. Volumen 50ml H_2O **a** Hallpike Position bis zur Kulmination **b** 30° gegenüber hori-zontal gebeugt, Bauch-lage (inverse Hallpike Position)
4	30°C, rechts		20°C, links	

Tabelle 1
Reizparameter und Reihenfolge der kalorischen Reizung des Labyrinths in Übereinstimmung mit den Leitlinien der Arbeitsgemeinschaft Deutschsprachiger Audiologen und Neurootologen für die konventionelle Reizung und die Starkreizung mit Registrierung in Supination und Pronation (Kalorischer Wendetest).

Methode und klinischer Einsatz

Der kalorische Wendetest wird als Teil der bilateralen bithermischen kalorischen Laby-rinthprüfung vorgenommen. Die kalorische Reizung beginnt in der liegenden Optimum-position des Patienten (Hallpike-Position). Die Spülreihenfolge geht aus Tab. 1 hervor. Die ersten beiden Spülungen entsprechen daher dem üblichen Vorgehen nach den Empfeh-lungen der ADANO (Westhofen 2001). Nach Abschluss der Warmspülungen werden statt der 30°C Kaltspülungen 20°C Kaltspülungen vorgenommen. Die Spüldauer beträgt ebenso wie für die 44°C Warmspülungen 30sec. Die Registrierung durch 2D-VOG beginnt unmittel-bar nach Abschluss der kalorischen Reizung. Unter der Beobachtung der kalorischen Nys-tagmusreaktion bleibt die Lage des Patienten unverändert, bis das Maximum der Reaktion (Kulminationsphase) erreicht ist. Der Patient wird daraufhin in kürzester Zeit von der Supi-nationslage in die Pronationslage umgelagert. Dabei ist bei routiniertem Vorgehen ein Inter-vall von 5–8sec selbst mit älteren Patienten hinreichend. Die beiden Positionen sind aus der Photomontage (Abb. 1) ersichtlich. Bei re-aktivem Labyrinth ist der Richtungswechsel der Nystagmen durch Kreuzen der Wertelinie mit der Zeitachse im Diagramm erkennbar (Abb. 2). Die Maxima der Nystagmusreaktionen (in °/sec der langsamen Nystagmusphasen) in Supination und Pronation werden jeweils dem Diagramm über die Zeit entnommen. Dabei werden jeweils 10 sec Intervalle nach einem gleitenden Mittelwertverfahren herangezogen. Die dabei ermittelten Geschwindigkeitswerte der langsamen Nystagmusphasen jeweils in Supination und Pronation werden addiert und der Wert der Quadratwurzel dieser Summe in das Diagramm nach Abb. 3 übernommen. Werte für Gesunde liegen im Ovaloid des Nomogramms. Einseitige Minderfunktion ist durch den erniedrigten Verstärkungsfaktor der kalorischen Reaktion erkennbar. Inwieweit die einseitige Minderfunktion durch Beitrag der Cristafunktion oder der Maculafunktion verur-sacht ist, lässt sich dem Nomogramm unmit-telbar nicht entnehmen, sondern erfordert die

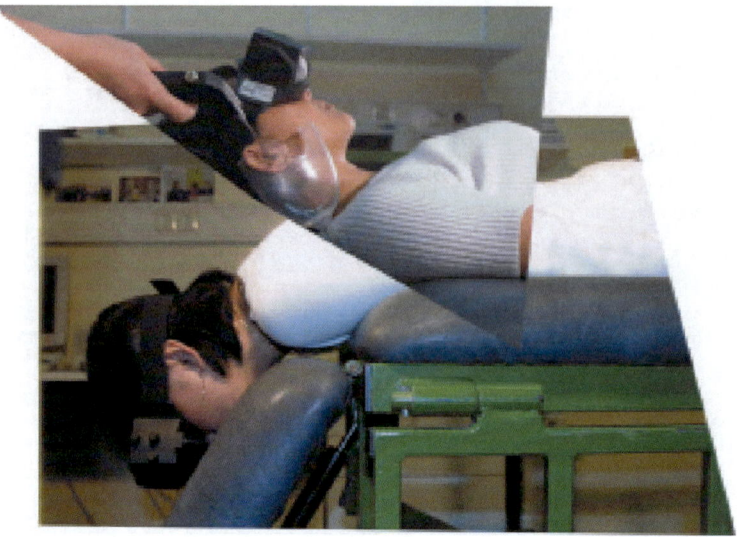

Abb. 1
Untersuchungssituationen bei kalorischem Wendetest. Die beiden Kopflagen, Supination = nose up und Pronation = nose down liegen in der Photomontage übereinander.

zusätzliche Analyse des Befunddiagramms (vergl. Abb. 2 u. Tabelle 2). Der Nachweis einer Kulminationsphase ohne Richtungsumkehr der Nystagmen bei Lagewechsel gilt als Nachweis maculärer Fehlfunktion der betreffenden Seite. Im Einzelfall kann die Antwort durch Lagenystagmus oder Spontannystagmus überlagert werden. Daher werden die kalorischen Antworten stets mit den vor der kalorischen Reizung abgeleiteten Registrierungen des Lage- und Spontannystagmus verglichen. Spontannystagmus kann als nicht

umkehrbar oder nicht kalorisch beeinflussbar auftreten (Abb. 4). Davon unabhängig ist die Lageabhängigkeit der kalorischen Antwort auch bei nicht umkehrbarem Spontan- oder Lagenystagmus beurteilbar. Befundmuster und deren Korrelation mit Funktionsstörungen sind beispielhaft in Tab. 2 aufgeführt.

Ergebnisse
Für die quantitative Auswertung der kalorischen Antwort durch Registrierung der horizontalen Nystagmusreaktion wurde an 40

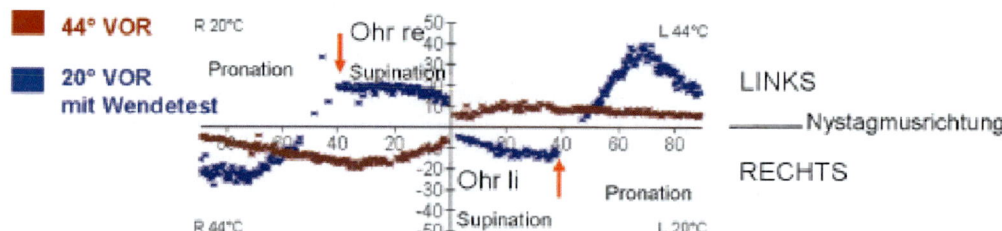

Abb. 2
Normalbefund der kalorischen Reaktion. Rot = Geschwindigkeit der langsamen Nystagmusphase nach Spülung mit Wasser 44°C, blau = Geschwindigkeit der langsamen Nystagmusphase nach Spülung mit Wasser 20°C und Umlangerung von der Supinationslage in die Pronationslage während der Kulminationsphase. Rechtes Ohr im linken Teil des Diagramms, Nystagmen nach links oberhalb der x-Achse.

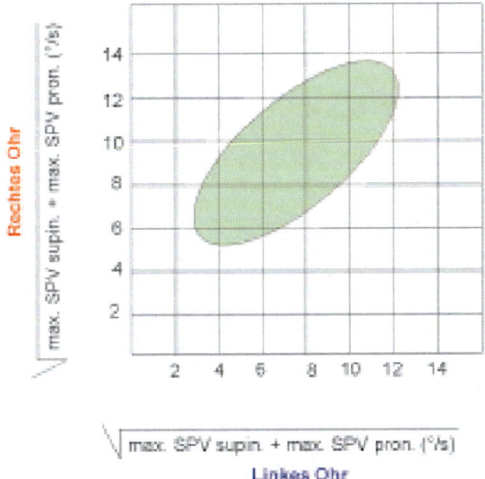

Abb. 3
Nomogramm der kalorischen Reaktion in Supination und Pronation. Statistische Grundlage 40 Gesunde. Normbereich innerhalb des Ovaloids.

Gesunden im Alter von 18 – 48 Jahren eine Normierung der 2D-videookulografischen Antworten erarbeitet. In Anlehnung an die von Mulch und Scherer (Mulch und Leonardy 1977; Mulch und Scherer 1980) vorgeschlagene Darstellung und quantative Auswertung der bilateralen bithermischen VOR Antwort, die durch die Arbeitsgemeinschaft Deutschsprachiger Audiologen und Neurootologen als Leitlinienempfehlung publiziert ist (Mulch und Scherer 1980; Scherer und Helling 2001), wurde eine statistisch gesicherte Darstellung als Befundnomogramm entwickelt (Lebender 1995). Die Geschwindigkeit der langsamen Nystagmusphase ist der ausgewertete Parameter. Er wird jeweils während der Kulminationsphase in Supination und Pronation bestimmt. Hierbei wird auf eine evaluierte und im Rahmen einer Studie optimierte

SN	Ipsilaterale Reaktion		Kontralaterale Reaktion		VOR	
	Supination	Pronation	Supination	Pronation	Crista	Macula
+	+	+	+	+	+	+
	Reduziert	Richtung invers, Änderung gegenüber Sup.	+	+	Reduziert	+
	+	Ø	+	+	+	Ø
	Ø	Ø	+	+	Ø	nicht beurteilbar
Ø Ø Ø Ø	+	+	+	+	+	+
	Reduziert	Reduziert	+	+	Reduziert	Reduziert
	Reduziert	Ø	+	+	Reduziert	Ø
	Reduziert	Reduziert	Reduziert	Reduziert	Reduziert	Reduziert

Tabelle 2
Übersicht häufiger kalorischen Reaktionen bei kalorischem Wendetest und des Spontannystagmus mit daraus möglichem Rückschluss auf den VOR der Crista des lateralen Bogengangs und der Macula des Utriculus. Eine sichere Differenzierung peripherer (labyrinthärer) und zentralnervöser Lokalisation ist aus den Befunden des kalorischen Wendetests auf diese Weise nicht möglich.

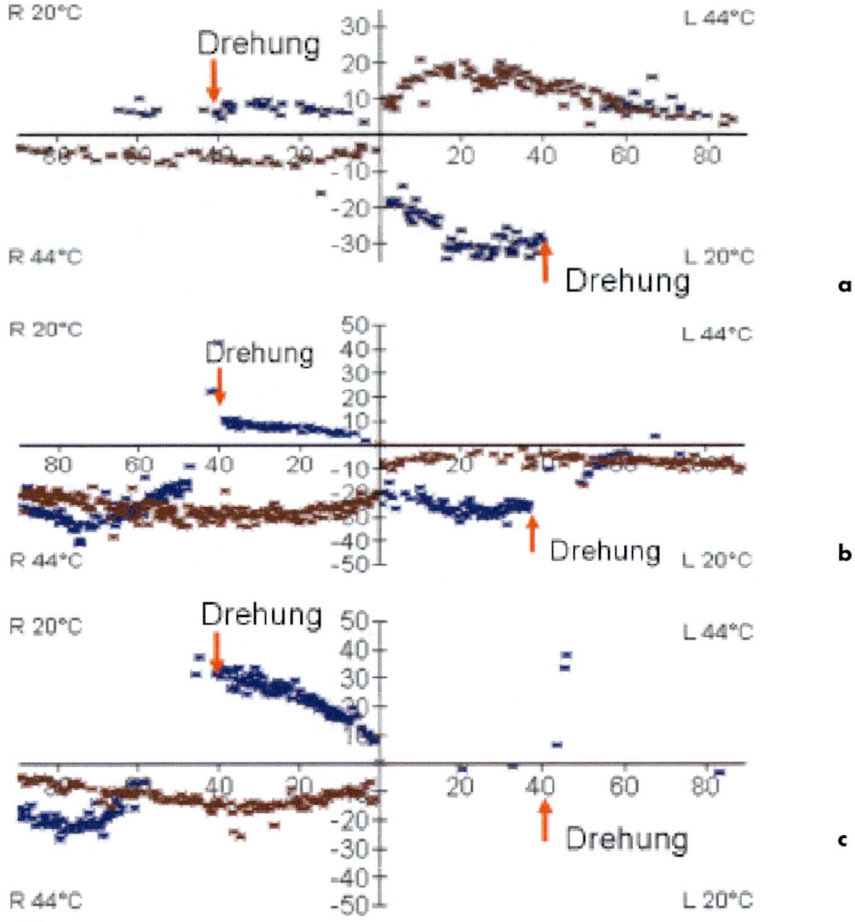

Abb. 4

Beispielhafte Befunde des kalorischen Wendetests. **a** Crista bilateral intakt, Macula utriculi rechts ausgefallen. **b** Seitengleiche Labyrinthfunktion (Crista + Macula utriculi, Überlagerung der Antworten durch Spontannystagmus nach rechts. **c** Funktionsausfall der Crista des lateralen Bogengangs, Macula utriculi daher nicht sicher beurteilbar.

digitale Signalanalyse und Algorithmus zur Nystagmusquantifizierung zurückgegriffen, die inzwischen Bestandteil eines kommerziellen Systems sind (Duwel et al. 2004; Westhofen 1987, 1989, 1997). Der Algorithmus gilt als zuverlässig hinsichtlich der Mustererkennung vor allem unter der Bedingung kleiner Nystagmusantworten und starker Störüberlagerung durch nicht-nystagmiforme Augenbewegungen. Daher ergibt sich eine hohe Stabilität der Erkennung unter den Bedingungen, geringe Nystagmusantworten

während der Körperdrehung von Supination in die Pronation zu erkennen, da bei Umlagerung bisweilen spontane Augenbewegungen die Nystagmusantwort überlagern.
Während durch die kalorische Reaktion in Pronation und Supination die Cristafunktion des lateralen Bogengangs und die Utriculusfunktion abgebildet werden, wird die Maculafunktion im Bereich des Sacculus durch die vestibulär evozierten myogenen Potenziale (VEMP) dargestellt. Deren Reiz- und Registrierparameter sind in Tabelle 3 aufgeführt.

Sacculusfunktionsprüfung	
Reizung	
Kopfhörer	Ipsilateral Pegel Schwelle 65 dB HL Überschwellig 95 dB HL
Knochenleitungshörer	Ipsilateral Pegel Schwelle 70 dB HL (ggf. in Überlast betreiben), 500Hz tone burst
Potenzialableitung	
Elektrodenpositionen Latenzen Weitere Konditionen	Mitte M. sternocleidomastoideus – Jugulum p13n 23 EMG-kontrollierte Muskelvorspannung

Tabelle 3
Reiz- und Registrierparameter der Untersuchung vestibulär evozierter myogener Potenziale (VEMP)

Um zu prüfen, inwieweit die Lageabhängigkeit der kalorischen Reaktion durch die Sacculusfunktion einerseits und durch die Utriculusfunktion andererseits beeinflusst wird, sind die Ergebnisse der kalorischen Prüfung in Supination und Pronation den Befunden der VEMP-Registrierungen für n=123 Patienten einander gegenübergestellt worden. Die geringe Korrelation von −0,0076 lässt erkennen, dass die lageabhängige kalorische Reaktion offensichtlich nicht die Sacculusfunktion erfasst. Dabei ist allerdings zu berücksichtigen, dass die Sacculusfunktion durch VEMP mittels hochfrequenter Stimuli ermittelt wird, während die lageabhängige kalorische Stimulation den Stimulus niedrig frequent appliziert. Die Reflexe spiegeln daher nicht uneingeschränkt vergleichbare Antworten des velocity storage Mechanismus und der Integratorfunktion des VOR/VSR (vestibulospinaler Reflex) wider.

Diskussion und Konklusion
Nach den oben dargestellten tierexperimentellen Grundlagen und Untersuchungen der VOR Eigenheiten des velocity storage Mechanismus ist davon auszugehen, dass die lageabhängige kalorische Funktion von der Utriculusfunktion wesentlich beeinflusst wird. Dabei ist der Anteil der Reaktion vorwiegend der Utri-

culusfunktion zuzuordnen, der der Asymmetrie der kalorischen Funktion in Supination und Pronation entspricht. Ohne Cristafunktion ist die Antwort des Utriculus mittels dieses Verfahrens allerdings nicht zu erfassen.
Die Funktionsprüfung des Labyrinths ist an den Nachweis diverser Reflexantworten gebunden, die polysynaptisch organisiert sind. Hierzu gehören der kalorische VOR und die VEMP. Die Reflexantworten werden durch das Frequenzverhalten der Sensororgane einerseits und der nachgeschalteten neuronalen Bahnen und Kerngebiete andererseits bestimmt. Daraus ergibt sich jeweils eine Reizantwort unterschiedlicher Größe, deren Relation zur Reizgröße vom Frequenzspektrum des Stimulus abhängt. Dementsprechend werden Zeitkonstanten für die Sensorfunktion des Bogengangs und weitere Zeitkonstanten für den neuralen Integrator angegeben. Funktionsstörungen der Sensororgane des Labyrinths greifen in die Verstärkung der Reizantwort und in die Frequenzantworten der Sensororgane und des neuralen Integrators ein. Für die Gleichgewichtsfunktion beim Stehen und Gehen ist beim Menschen Reizverarbeitung durch das vestibuläre System im Frequenzbereich zwischen 0,0025 und 0,4 Hz notwendig (Rodenburg und Maas 1977). Die kalorische Prüfung trägt nur zur Funktionsprüfung des niedrig fre-

quenten Arbeitsbereichs bei. Höher frequente Stimuli werden z.B. durch den Kopf-Impuls-Test geliefert, der eine Funktionsprüfung aller drei Bogengänge ermöglicht, jedoch nur mit erheblichem Aufwand für die apparative Aufzeichnung der Befunde zugänglich ist. Daraus ergibt sich, dass nicht zwangsläufig unterschiedliche Funktionsprüfungen des Labyrinths gleiche Ergebnisse erkennen lassen.

Zur Beurteilung der Gleichgewichtsfunktion bei Patienten ist es notwendig, neben der Funktionsintegrität der Labyrinthfunktion (Bogengänge und Otolithenorgane) das dynamische Verhalten des vestibulären Systems zu überprüfen. Dazu sind eine Reihe einzelner klinischer Funktionsprüfungen zu kombinieren. Mindestumfang der Labyrinthfunktionsprüfung sollten daher der Kopf-Impuls-Test, die thermische Prüfung als Warmreizung und Kalt-Starkreizung in Supination und Pronation und die Registrierung der VEMP sein. Sowohl für die Screening Untersuchung in der Praxis als auch für quantitative Untersuchungen der vestibulären Funktionen ist wesentlich, die Charakteristika des velocity storage Mechanismus des VOR zu berücksichtigen. Wenn der Kopf des Patienten oder Probanden nicht bewegt wird, ist der velocity storage Mechanismus von der Orientierung des Kopfs in Relation zur Schwerkraft abhängig. Diese Abhängigkeit der kalorischen Antwort vom velocity storage Mechanismus besteht unabhängig von der Konvektion im Bogengang durch kalorische Reizung, da er selbst bei occludiertem Bogengang nachweisbar ist. Der asymmetrische Anteil der Antwort, die durch Umlagerung nach kalorischer Reaktion registrierbar ist, d.h. der Anteil, der in seiner Größe und nicht allein in seiner Richtung in Supinationslage größer als in Pronationslage ist, kann daher der Otolithenorganfunktion zugeordnet werden. Dadurch können lageabhängige kalorische Reaktionen und lageabhängige rotatorische Antworten zusätzliche diagnostische Hinweise für Funktionsstörungen der Maculaorgane liefern (Westhofen 2007). Dabei ist die bilaterale kalorische Reaktion in Supination und

Pronation geeignet, die Funktionsprüfung des Utriculus gemeinsam mit der Funktionsprüfung des lateralen Bogengangs zu gewährleisten. Während somit die Otolithenfunktion den horizontalen Nystagmus in seiner velocity storage Funktion stark beeinflusst, besteht keine Beeinflussung zwischen vertikalen und horizontalen VOR-Antworten nach entsprechenden Bogengangsreizungen (Lafortune et al. 1990). Die registrierten lageabhängigen kalorischen Antworten werden daher nicht von anderen Bogengangsensoren beeinflusst. Somit sind Reaktionen der superioren oder posterioren Bogengänge durch die Umlagerung von Supination zu Pronation auszuschließen. Wenngleich der velocity storage Mechanismus beim Menschen weniger starken Einfluss auf den VOR hat als bei anderen Spezies, sind die durch Konvektion bedingten wie auch die nicht-konvektiven Anteile der kalorischen Reaktion erheblich durch die im Hirnstamm lokalisierte velocity storage Funktion geprägt. Die Untersuchung dieser Funktion zur Beurteilung der Otolithenfunktion ist daher technisch möglich und physiologisch nahe liegend. Der Rückschluss auf die Utriculusfunktion erfordert allerdings, die integere Funktion des velocity storage Mechanismus durch weitere Tests vestibulärer Funktionen wie z.B. die Prüfung des optokinetischen Nach-Nystagmus (VOR_{OKAN}) (Raphan et al. 1979) ebenfalls quantitativ zu erfassen. Schließlich ist aus tierexperimentellen Untersuchungen und Studien an Insultpatienten bekannt, dass umschriebene Läsionen im Hirnstamm und/oder Cerebellum ebenfalls den velocity storage Mechanismus des VOR beeinträchtigen können.

Die klinische Beurteilung vestibulärer Funktionsstörungen hat zusätzlich in Analogie zu cochleären Funktionsstörungen zu berücksichtigen, dass sowohl die labyrinthären Sensororgane als auch der VOR in nur begrenzten Frequenzbereichen funktionsgestört sein können. Daher kann eine Beschränkung der Diagnostik auf die konventionelle kalorische Prüfung zu weitreichenden Fehlschlüssen Anlass geben. Die von der Zeitkonstantenfunktion des velocity storage Mechanismus beeinflusste Lageabhängigkeit der Nystagmusrichtung und –intensität wird daher bereits durch diskrete Funktionsstörungen des Labyrinths und des VOR verändert. Zur sicheren Einordnung der Befunde vestibulärer Funktionstests ist die Berücksichtigung des velocity storage Mechanismus daher unerlässlich. Bei einseitig ausgefallener Labyrinthfunktion ist dieser Mechanismus für die kalorische Antwort nicht nachweisbar, für optokinetische Reizung jedoch reduziert nachweisbar. Der velocity storage Mechanismus des VOR unterliegt während der vestibulären Kompensation weiteren Veränderungen, die die Beurteilung kalorischer Reizantworten im Einzelfall erheblich erschweren können.

Literatur

Aoki S, Arai Y, Ide N, Sugiura E, Miyajima K (2006) The clinical significance of the caloric second phase provoked by positional change in vertiginous patients. Int Tinnitus J 12: 115-120

Arai Y (2001) A new light on caloric test–what was disclosed by three dimensional analysis of caloric nystagmus? Biol Sci Space15: 387-392

Arai Y, Yakushin SB, Cohen B, Suzuki J, Raphan T (2002) Spatial orientation of caloric nystagmus in semicircular canal-plugged monkeys. J Neurophysiol 88: 914-928

Bohmer A, Straumann D, Henn V, Arai Y, Suzuki J (1995) Effects of semicircular canal plugging on caloric nystagmus recorded in three dimensions. Acta Otolaryngol Suppl 520 Pt 1: 178-180

Cannon SC, Robinson DA (1987) Loss of the neural integrator of the oculomotor system from brain stem lesions in monkey. J Neurophysiol 57: 1383-1409

Clarke AH, Teiwes W, Oelhafen P, Scherer H (1993) Three-dimensional aspects of caloric nystagmus in humans: I. The influence of increased gravitoinertial force. Acta Otolaryngol 113: 687-692

Clarke AH, Teiwes W, Scherer H (1992) Variation of gravitoinertial force and its influence on ocular torsion and caloric nystagmus. Ann N Y Acad Sci 656: 820-822

Clarke A H, Waldmann K, Scherer H (1993) Three-dimensional aspects of caloric nystagmus in humans: II. Caloric-induced torsional deviation. Acta Otolaryngol 113: 693-698

Coats AC, Smith SY (1967) Body position and the intensity of caloric nystagmus. Acta Otolaryngol 63: 515-532

Demer JL, Robinson DA (1983) Different time constants for optokinetic and vestibular nystagmus with a single velocity-storage element. Brain Res 276: 173-177

Duwel P, Ilgner J, Engelke JC, Westhofen M (2004) Subclassification of vestibular disorders by means of statistical analysis in caloric labyrinth testing. Acta Otolaryngol 124: 595-602

Feldmann H, Huttenbrink KB, Delank KW (1991) Transport of heat in caloric vestibular stimulation. Conduction, convection or radiation? Acta Otolaryngol 111: 169-175

Fetter M, Zee DS (1988) Recovery from unilateral labyrinthectomy in rhesus monkey. J Neurophysiol 59: 370-393

Formby C, Robinson DA (2000) Measurement of vestibular ocular reflex (VOR) time constants with a caloric step stimulus. J Vestib Res 10: 25-39

Hain TC, Zee DS (1992) Velocity storage in labyrinthine disorders. Ann N Y Acad Sci 656: 297-304

Hood JD (1989) Evidence of direct thermal action upon the vestibular receptors in the caloric test. A re-interpretation of the data of Coats and Smith. Acta Otolaryngol 107: 161-165

Jacobson GP, McCaslin DL, Patel S, Barin K, Ramadan NM (2004) Functional and anatomical correlates of impaired velocity storage. J Am Acad Audiol 15: 324-333

Lafortune SH, Ireland DJ, Jell RM (1990) Suppression of optokinetic velocity storage in humans by static tilt in roll. J Vestib Res 1: 347-355

Lebender M (1995) Thermische Prüfung in Pronation und Supination – Nomogramme und klinische Anwendung. Inaugural Dissertation Hamburg 1995

Marcus JT, Bles W, Van Holten CR (1989) Influence of gravitoinertial force on vestibular nystagmus in man observed in a centrifuge. Adv Space Res 9: 213-222

McNally WJ, Stuart EA, Jamieson JS, Gaulton G (1947) Some experiments with caloric stimulation of the human labyrinth to study the relative values of ampullo-petal and ampullo-fugal endolymphatic flow (Ewald's Laws). Trans Amer Acad Ophthal Otolaryngol 52: 513-41

Merfeld DM, Zupan LH (2002) Neural processing of gravitoinertial cues in humans. III. Modeling tilt and translation responses. J Neurophysiol 87: 819-833

Minor LB, Goldberg JM (1990) Influence of static head position on the horizontal nystagmus evoked by caloric, rotational and optokinetic stimulation in the squirrel monkey. Exp Brain Res 82: 1-13

Mulch G, Leonardy B (1977) [The validity of absolute „standard values" for the evaluation of the thermic vestibular test-results from electronystagmographic investigations with critical comment on the frequency nystagmogram (butterfly scheme) (author's transl)]. Laryngol Rhinol Otol (Stuttg) 56: 376-383

Mulch G, Scherer H (1980) Thermische Prüfung. 26-34. Gräfelfing, Demeter. HNO-Informationen Sonderheft.

Muller-Deile J, Reker U, Zell E (1986) Significance of the Barany convection hypothesis for thermal nystagmus. Quantitative comparison of the intensity of thermal nystagmus in supine and prone position. Laryngol Rhinol Otol (Stuttg) 65: 154-157

Owada K, Shigehiko S (1960) The eye movement as a saccular function. Acta Otolaryngol 52: 63-71

Owada K, Shigehiko S, Kimura M (1960) The influence of the utricle on Nystagmus. Acta Otolaryngol 52: 215-220

Paige GD (1985) Caloric responses after horizontal canal inactivation. Acta Otolaryngol 100: 321-327

Peterka RJ, Gianna-Poulin CC, Zupan LH, Merfeld DM (2004) Origin of orientation-dependent asymmetries in vestibulo-ocular reflexes evoked by caloric stimulation. J Neurophysiol 92: 2333-2345

Raphan T, Matsuo V, Cohen B (1979) Velocity storage in the vestibulo-ocular reflex arc (VOR). Exp Brain Res 35: 229-248

Raphan T, Schnabolk C (1988) Modeling slow phase velocity generation during off-vertical axis rotation. Ann N Y Acad Sci 545: 29-50

Rodenburg M, Maas AJ (1977) Psychophysical determination of the phase characteristic of the vestibular system of man for sinusoidal oscillation in yaw. ORL J Otorhinolaryngol Relat Spec 39: 82-93

Scherer H (1984) Thermal reaction in weightlessness in outer space. Observations on Robert Baranys' theory. Arch Otorhinolaryngol 2 (Suppl): 1-16

Scherer H, Clarke AH (1985) The caloric vestibular reaction in space. Physiological considerations. Acta Otolaryngol 100: 328-336

Scherer H, Helling K (2001) Thermische Prüfung. In: Westhofen M (Hrsg.) Vestibuläre Untersuchungsmethoden. PVV Science Publications, Ratingen, S 63-69

von Behrmann W (1940) Über Indifferenzlagen und Nystagmusbefunde. Acta Otolaryngol Suppl40: 1-61

Wade SW, Halmagyi GM, Black FO, McGarvie LA (1999) Time constant of nystagmus slow-phase velocity to yaw-axis rotation as a function of the severity of unilateral caloric paresis. Am J Otol 20: 471-478

Waespe W, Schwarz U (1986) Characteristics of eye velocity storage during periods of suppression and reversal of eye velocity in monkeys. Exp Brain Res 65: 49-58

Westhofen M (Hrsg.) (2001) Vestibuläre Untersuchungsmethoden. PVV Science Publications, Ratingen Westhofen M (2007) Otolith-ocular responses in Meniere's patients before and after endolymphatic shunt operation. J Vestib Res (im Druck)

Westhofen M (1987) Balloon method and water irrigation in thermal vestibular assessment. Electronystagmographic comparison of both methods. Laryngol Rhinol Otol (Stuttg) 66: 424-427

Westhofen M (1989) Neuartige vollautomatische Elektronystagmografie – Befundung, Grundlage und klinische Anwendung. Habilitationsschrift Universität Hamburg 1989

Westhofen M (1997) Follow-up of caloric response after acute peripheral dysfunction. HNO45: 112-113

Die vertikale Reizung der Otolithenorgane

F. Schmäl

Einleitung

Der vestibulo-okuläre Reflex (VOR) steht im Dienste der Blickfeldstabilisierung. Bei Kopf- und / oder Körperbewegungen werden über den VOR Augenbewegungen evoziert, die der Kopf- bzw. Körperbewegung genau entgegengerichtet sind, mit dem Ziel, immer ein stabiles Blickfeld auf der Retina zu gewährleisten. Man unterscheidet den angulären (bogengangsvermittelten) und den linearen (otolithenorganvermittelten) VOR. Die Otolithenorgane Sakkulus und Utrikulus befinden sich im Vestibulum des Labyrinths zwischen der Cochlea (ventral) und den Bogengängen (dorsal). Die vertikalen linearen Beschleunigungen werden hauptsächlich vom Sakkulus registriert.

Bei einer kleinen Bewegungsamplitude von wenigen Zentimetern (z. B. beim Joggen) entstehen rein kompensatorische Augenbewegungen, d h. wenn sich der Kopf z.B. nach kranial bewegt, dann dreht sich der Augapfel nach kaudal. Bei einer großen Bewegungsamplitude von mehreren Metern, z. B. beim freien Fall, entsteht ein Nystagmus, d h. wenn sich der Körper mit den Füssen voran nach kaudal bewegt, dreht sich der Augapfel erst langsam nach kranial und dann schnell nach kaudal; es entsteht also ein down-beat-Nystagmus.

Ein stabiles Blickfeld ist die Grundvoraussetzung für die Kontrolle des Körpergleichgewichts und die Orientierung innerhalb der Umwelt. Fehlt diese Fähigkeit der Blickfeldstabilisierung, wie z.B. nach beidseitiger Neurektomie des N. vestibularis (Dandy 1937), so kommt es im Rahmen von Körperbewegungen zu Oszillopsien, d.h. Scheinbewegungen der Umwelt (sog. Dandy-Phänomen). Im Rahmen der klinischen Vestibularisdiagnostik wird routinemäßig lediglich der horizontale anguläre VOR, d.h. der horizontale Bogengang, mittels kalorischer oder rotatorischer Prüfung untersucht und somit nur einer von fünf Teilen des vestibulären Labyrinthes geprüft. Die Testung des linearen VOR (Stimulation von Sakkulus und Utrikulus) ist aufgrund des technischen Aufwands nur auf wenige Zentren beschränkt.

Die bisher zum linearen VOR publizierten Untersuchungen beschäftigen sich überwiegend mit dem horizontalen (Utrikulus-Stimulation) und kaum mit dem vertikalen linearen VOR (Sakkulus-Stimulation), obwohl der Mensch im täglichen Leben ständig vertikalen linearen Beschleunigungen (Gehen, Rennen, Fahren auf unebenen Wegen) ausgesetzt ist. Ferner stimulieren nahezu alle Arbeitsgruppen mit unphysiologischen vertikalen Amplituden (1,5 – 30 m), die bei alltäglichen Körperbewegungen nicht vorkommen. Darüber hinaus wird anhand der evozierten Augenbewegungen nur indirekt auf die Blickfeldstabilisierung geschlossen, ohne das eigentliche Sehvermögen während vertikaler linearer Beschleunigung zu berücksichtigen. Ziel der vorliegenden Untersuchungen war es daher, den vertikalen linearen VOR in einem physiologischen Stimulusbereich (Amplitude 5 cm; Frequenz 1,2 Hz) zu analysieren.

Material und Methoden

Nach Durchführung von Vorversuchen (Stoll et al. 1991; Schmäl und Stoll 1997; Schmäl et al 2003) erfolgte die vertikale lineare Ganzkörperoszillation durch Auf- und Abwärtsbewegung der Testpersonen mittels eines computergesteuerten Hubstuhl-Prototyps (DFG-Projekt Sto 133/3-1) (Abb. 1).

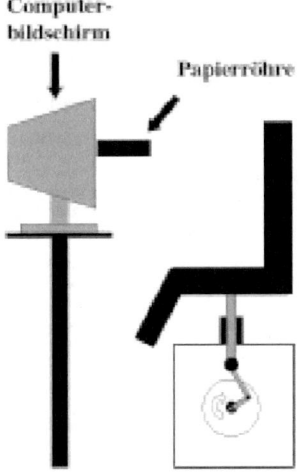

Abb. 1
Computermonitor mit Papierröhre vor dem Hubstuhl (Seitenansicht) zur Prüfung des statischen und dynamischen Sehvermögens.

Folgende visuell-vestibuläre Stimuli wurden an 40 gesunden Probanden getestet:

- Vertikale lineare Beschleunigung mit geöffneten Augen im Dunkeln (AGD = isolierte vestibuläre Stimulation)
- vertikale lineare Beschleunigung bei gleichzeitiger Betrachtung eines stationären Sehziels (SS = kombinierte visuell-vestibuläre Stimulation)
- glatte Blickfolge (GB = isolierte visuelle Stimulation)
- Sehleistung in Ruhe (statisches Sehvermögen)
- Sehleistung während Bewegung (dynamisches Sehvermögen)

Der Einfluss von Alkohol auf den angulären VOR wurde schon oft untersucht. Informationen über eine alkoholbedingte Störung des vertikalen linearen VOR liegen bisher jedoch nicht vor. Da eine solche mögliche Störung eine verkehrsrelevante Beeinträchtigung der Fahrtüchtigkeit verursachen könnte, wurden im Rahmen dieser Studie zusätzlich die visuell-vestibulären Interaktionen sowie das Sehvermögen während vertikaler Ganzkörperoszillation bei 20 gesunden Probanden vor und nach Alkoholkonsum untersucht.

Ergebnisse

Gesunde Probanden wiesen bei allen drei Testsituationen (AGD, SS, GB) vertikale Augenbewegungen auf. Diese waren bei vestibulärer (AGD) und kombinierter Reizung (SS) ein der Körperauslenkung entgegengerichteter Kompensationsmechanismus. Abbildung 2 zeigt beispielhaft die vertikalen Augenbewegungen (obere Kurve) während vertikaler linearer Beschleunigung (untere Kurve) bei geöffneten Augen im Dunkeln (AGD).

Augengeschwindigkeit

Die isolierte visuelle Stimulation (GB) liefert im Vergleich zu der isolierten vestibulären Stimulation (AGD) signifikant höhere Werte für die vertikale Augengeschwindigkeit. Die signifikant höchsten Werte werden bei der kombinierten visuell-vestibulären Stimulation (SS) erzielt (Abb. 3).

Latenzzeit

Die Latenzzeit zwischen dem Start der vertikalen linearen Kopfbeschleunigung und dem Beginn der kompensatorischen vertikalen Augenbewegung beschreibt die Verzögerung zwischen dem Stimulus und den Augenfolgebewegungen.

Signifikante Unterschiede finden sich zwischen der isolierten vestibulären Reizung (AGD) und der zusätzlichen Betrachtung eines stationären Sehziels (SS). Zwischen der isolierten visuellen (GB) und der alleinigen vestibulären Stimulation (AGD) besteht demgegenüber kein signifikanter Unterschied (Abb. 4).

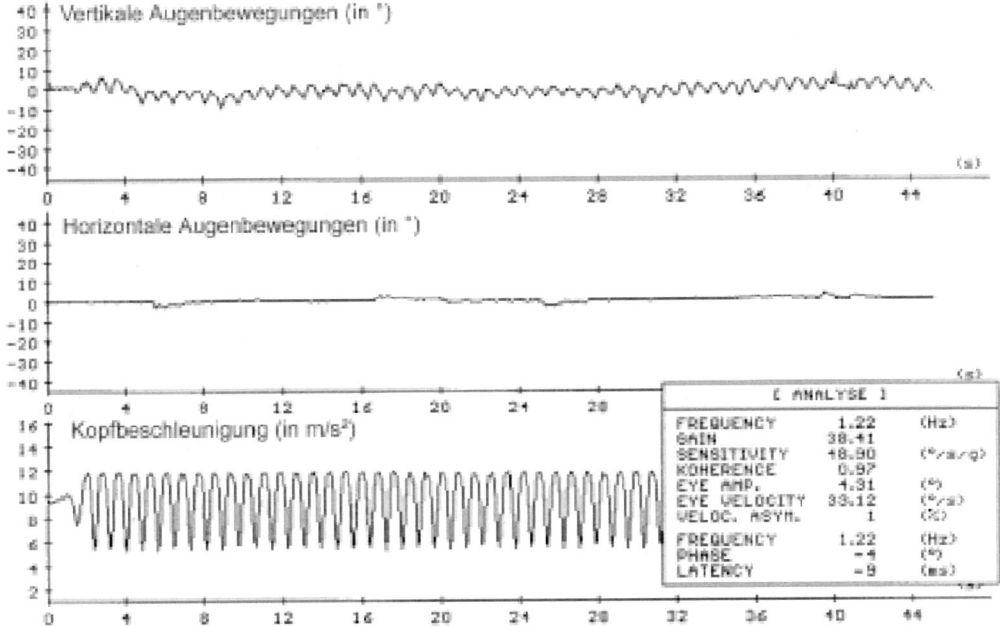

Abb. 2
Vertikale Augenbewegungen eines gesunden Probanden (obere Kurve) während vertikaler linearer Beschleunigung mit geöffneten Augen im Dunkeln.

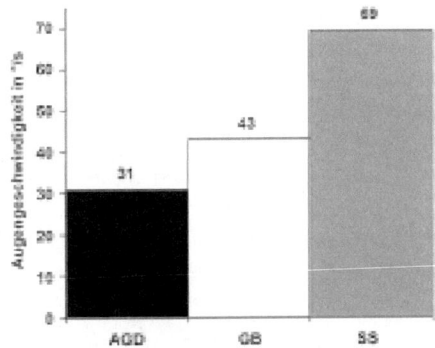

Abb. 3
Durchschnittliche vertikale Augengeschwindigkeit (in °/s) bei isolierter vestibulärer (AGD), isolierter visueller (GB) und kombinierter visuell-vestibulärer Stimulation (SS).

Die Ergebnisse zeigen, dass bei isolierter vestibulärer (AGD) oder isolierter visueller Reizung (GB) im Rahmen der gewählten Stimulusparameter keine suffiziente optische Kompensation der induzierten vertikalen Körperauslenkung auftrat, da die erzeugte

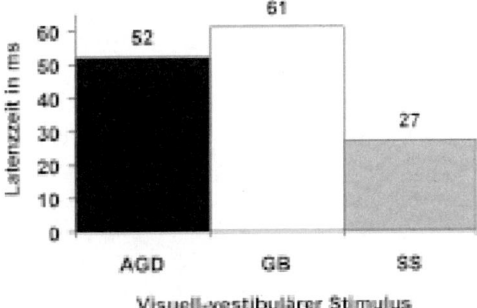

Abb. 4
Durchschnittliche Latenzzeit (in ms) zwischen Beginn der Kopfbeschleunigung und Start der vertikalen Augenbewegung bei isolierter vestibulärer (AGD), isolierter visueller (GB) und kombinierter visuell-vestibulärer Stimulation (SS).

Augengeschwindigkeit zu gering war. Demgegenüber bewirkte die gleichzeitige Stimulation des visuellen und vestibulären Systems (SS) eine für die Blickfeldstabilisierung ausreichende Augengeschwindigkeit.

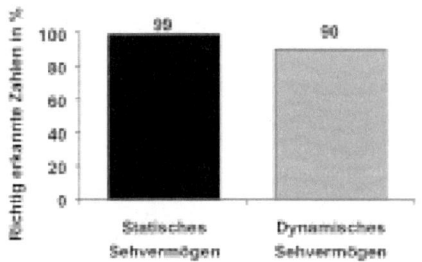

Abb. 5
Durchschnittlicher Prozentsatz richtig erkannter Zahlen im Rahmen der statischen und dynamischen Sehprüfung gesunder Probanden.

Statisches und dynamisches Sehvermögen gesunder Probanden

Durch die lineare Beschleunigung im Rahmen der dynamischen Sehprüfung kommt es zu einer signifikanten Abnahme der richtig erkannten Zahlen im Vergleich zur statischen Prüfung (Abb. 5).

Zur Analyse, welche Ursache den fehlerhaften Ergebnissen bei der dynamischen Sehprüfung zu Grunde liegt, werden die Augenbewegungen der Teiluntersuchung SS (vertikale lineare Beschleunigung bei gleichzeitiger Betrachtung eines stationären Sehziels) herangezogen. Diese Teiluntersuchung entspricht bezüglich der Reizkonstellation der Sehprüfung während vertikaler linearer Beschleunigung.

Sortiert man die Messergebnisse der dynamischen Testung aufsteigend nach der Anzahl der nicht richtigen Ergebnisse und unterteilt diese anhand des Median in zwei gleichgroße Gruppen zu jeweils 20 Probanden, so erhält man eine Gruppe I mit wenigen nicht richtigen Antworten („Besserseher") und eine Gruppe II mit vielen nicht richtigen Antworten („Schlechterseher").

Vergleicht man nun die beiden Gruppen bezüglich der Analyseparameter der Augenbewegungen bei Betrachtung eines stationären Sehziels während linearer Beschleunigung (SS), so findet sich bei den „Schlechtersehern" eine signifikant höhere Latenzzeit zwischen dem Beginn der Kopfbeschleunigung und dem Start der Augenbewegung als bei den „Bessersehern" (siehe Abb. 6).

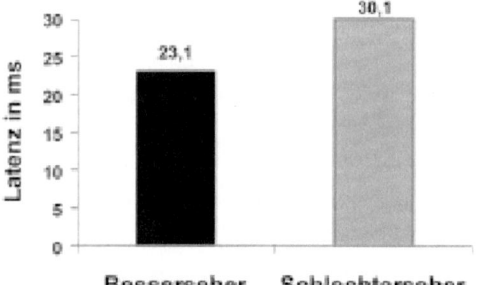

Abb. 6
Durchschnittliche Latenzzeit (in ms) zwischen dem Beginn der Kopfbeschleunigung und dem Start der vertikalen Augenbewegungen bei stationärem Sehziel für „Besserseher" (wenige nicht richtige Antworten im Rahmen der dynamischen Sehprüfung) und für „Schlechterseher" (viele nicht richtige Antworten im Rahmen der dynamischen Sehprüfung).

Es bleibt also festzustellen, dass sich auch bei gesunden Testpersonen interindividuelle Unterschiede bezüglich des dynamischen Sehvermögens nachweisen lassen. Ursächlich liegen einem eingeschränkten dynamischen Sehvermögen eine verlängerte Latenzzeit und somit eine unterschiedlich ausgeprägte Verzögerung zwischen Reizbeginn und Start der vertikalen Augenbewegung zu Grunde.

Wirkung von Ethanol auf den vertikalen linearen VOR und das Sehvermögen

Nach Alkoholkonsum zeigt sich eine deutliche Einschränkung des dynamischen Sehvermögens, da es zu einer signifikanten postalkoholischen Abnahme der richtig erkannten Zahlen kommt (Abb. 7).

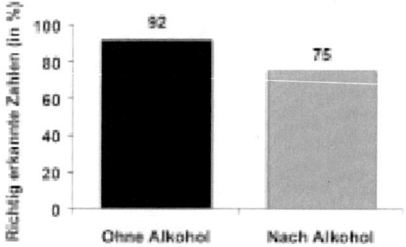

Abb. 7
Durchschnittlicher Prozentsatz richtig erkannter Zahlen im Rahmen der dynamischen Sehprüfung bei gesunden Probanden ohne und nach Alkoholkonsum.

Zur Analyse, welcher Parameter der Test-
situation „stationäres Sehziel" letztendlich
für das Ausmaß der nicht richtig erkannten
Zahlen unter Alkoholeinfluss im Rahmen der
dynamischen Sehprüfung verantwortlich ist,
wird zuerst die Differenz zwischen den richtigen Antworten im nüchternen Zustand und
den richtigen Antworten im alkoholisierten
Zustand für die dynamische Sehprüfung ermittelt. Anhand des medianen Wertes dieser
alkoholbedingten Differenz werden anschließend zwei Gruppen gebildet:
Gruppe A beinhaltet die 10 Probanden, deren Werte unterhalb des Medians liegen (Differenz von durchschnittlich 0,97 richtiger Antworten), und Gruppe B (Differenz von durchschnittlich 7,2 richtiger Antworten) diejenigen
Probanden, deren Werte sich oberhalb davon
befinden.
Somit beinhalten Gruppe A Probanden mit
einer geringen alkoholbedingten Zunahme
an nicht richtigen Antworten und Gruppe B
Probanden mit einer starken alkoholbedingten Zunahme an nicht richtigen Antworten.
Bezüglich der im Nüchternzustand während
der dynamsichen Sehprüfung nicht richtigen
Antworten unterscheiden sich beide Gruppen
nicht signifikant.
Werden nun für jede der drei Testsituationen
die zwei Gruppen A und B bezüglich aller
Analyseparameter verglichen, so zeigt sich,
dass die Gruppe mit ausgeprägter alkoho-
lisch bedingter Einschränkung des dynamischen Sehvermögens (Gruppe B) eine wesentlich stärkere alkoholbedingte Zunahme
der Phasenverschiebung bei isolierter visueller Stimulation (GB) aufweist als die Gruppe
A (Abb. 8) (vergleiche Schmäl et al 2000
und 2003).
Es ist also festzuhalten, dass Alkohol das dynamische Sehvermögen durch eine Verlängerung der Latenzzeit im Bereich des visuellen
Schenkels des visuell-vstibulären Systems negativ beeinflusst.
Zusammengefasst zeigt sich, dass erst die
gleichzeitige Stimulation des vestibulären
und des visuellen Systems kompensatorische

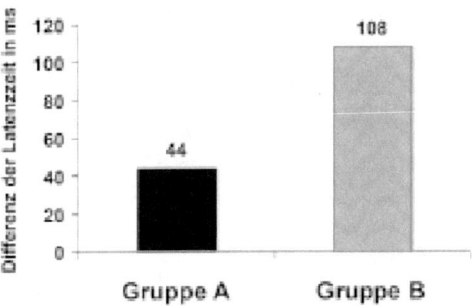

Abb. 8
Durchschnittliche Differenz der Latenzzeit (in ms)
zwischen der Nüchtern- und Alkoholmessung bei visueller Stimulation (GB) für die Gruppe A mit gerin-
gem alkoholbedingtemem dynamischem Sehverlust
und der Gruppe B mit starkem alkoholbedingtem
dynamsichem Sehverlust.

Augenbewegungen evoziert, die der Körperbewegung optimal angepasst sind. Auch bei
gesunden Personen finden sich interindividuelle Unterschiede bezüglich des dynamischen
Sehvermögens, die auf einer Zunahme der
Latenzzeit zwischen dem Beginn der Körperauslenkung und dem Start der Augenbewegung beruhen. Alkohol bewirkte bereits bei
einer Atemalkoholkonzentration (AAK) von
ca. 0,32 mg/l eine Dämpfung des okulo-
torischen Systems, die sowohl bei isolierter
visueller als auch bei kombinierter visuell-vestibulärer Stimulation zu einer verlängerten
Latenzzeit führte. Diese post-alkoholische La-
tenzzeitzunahme ist ursächlich für die nach
Alkoholkonsum auftretende Störung des dynamischen Sehvermögens verantwortlich.

Literatur

Dandy W (1937) Menière's disease: it's diagnosis
and treatment. South med J 30: 621-623
Schmäl F, Kunz R, Ortmann C, Stoll W, Nieschalk
M, Fecher G. (2000) Effect of ethanol on dynamic visual acuity during vertical body-oscillation
in healthy volunteers. Eur Arch of ORL 257 (9):
485-489
Schmäl F, Kunz R, Stoll W. (2000) Dynamic visual
acuity during linear acceleration along the inter-au-
ral axis. Eur Arch of ORL 257 (4): 193-198
Schmäl F, Kunz R, Stoll W. (2003) The vertical linear
vestibulo-ocular reflex in patients with a hyperactive

response during horizontal angular acceleration. Acta Otolaryngol (Stockh) 123 (5): 606-611

Schmäl F. (2003) Visuell-vestibuläre Interaktionen während vertikaler linearer Beschleunigungen. Laryngo-Rhino-Otologie 82 (7): 522-523

Schmäl F, Stoll W. (1997) Der makulo-okuläre Reflex und die visuelle Wahrnehmung während vertikaler Körperbeschleunigungen. Laryngo-Rhino-Otologie 76: 523-527

Schmäl F, Thiede O, Stoll W. (2003) The effect of ethanol on visual-vestibular interactions during vertical linear body acceleration. Alcoholism: Clinical and Experimental Research 27 (9): 1520-1526

Stoll W, Werner F, Kauffmann G. (1991) Objektivierung visueller Wahrnehmungsstörungen nach einseitigem Vestibularisausfall: Studien zum sog. Dandy-Phänomen. Laryngol Rhinol Otol (Stuttgart) 70: 56-61

Die Utrikulusläsion – isoliertes Krankheitsbild und Begleiterkrankung

K. Helling

Einleitung

Bis vor wenigen Jahren beschränkte sich die Funktionsprüfung des peripher-vestibulären Labyrinths auf die Untersuchung der Bogengänge, so dass im Allgemeinen bei normaler kalorischer Prüfung und ausgewogener Drehpendelprüfung von einer regelrechten peripher-vestibulären Funktion gesprochen wurde. Zwei wesentliche Gründe haben zu dieser vereinfachten und teilweise falschen Betrachtung beigetragen. Zum einen ist in vielen Fällen das klinische Bild der peripher-vestibulären Erkrankung von der Akutsymptomatik des lateralen Bogengangs dominiert, wie etwa bei der Neuropathia vestibularis oder beim akuten Schub eines M. Menière. In diesen Fällen ist die Untersuchung des vestibulo-okulären Reflexes durch die genannte Diagnostik meist ausreichend.

Der zweite Grund liegt nicht in der klinischen Symptomatik, sondern in der Schwierigkeit der Funktionsprüfung der Otolithenorgane begründet. Erst in den letzten Jahren sind klinische Testverfahren zur spezifischen, seitengetrennten Untersuchung von Sakkulus und Utrikulus in der klinischen Diagnostik verfügbar. Zurzeit stellt die Ableitung der vestibulär evozierten myogenen Potentiale (VEMP) die einzige Methode zur seitengetrennten Funktionsprüfung des Sakkulus dar (Colebatch et al. 1994; Colebatch 2001). Zur Bestimmung der Utrikulusfunktion stehen heute mehrere Methoden zur Verfügung wie die abgestufte statische Kippung, die Rücken-Bauch-Umlage-rung nach kalorischer Reizung und die torsionale Schlagfeldverlagerung bei kalorischer Reizung. Klinisch etabliert als unilateraler Test ist bisher nur die minimal exzentrische unilaterale Zentrifugation. Dieser Test erfolgt auf einem Drehstuhl, wobei der Patient mit konstanter Drehgeschwindigkeit (300°/s) gedreht wird. Dabei wird die Drehachse etwa 3,5 cm nach lateral verschoben, so dass ein Labyrinth exakt in der Drehachse liegt und nur das exzentrische Labyrinth gereizt wird (unilaterale Zentrifugation). Durch die Bestimmung der subjektiven visuellen Vertikalen (SVV) bzw. der video-okulographischen Dokumentation von torsionalen Augenbewegungen ist eine quantitative, nahezu einseitige Funktionsprüfung des Utrikulus möglich (Clarke et al. 2003). Alle Untersuchungsverfahren sind ausführlich im Kapitel „Zur Funktionsprüfung der Otolithenorgane" durch A. H. Clarke beschrieben.

Erst seit der Verfügbarkeit dieser Untersuchungsmethoden ist es möglich, alle labyrinthären Strukturen selektiv zu untersuchen. Hierdurch erhalten Funktionsstörungen der Otolithenorgane eine völlig neue klinische Relevanz bei der differential-diagnostischen Abklärung peripher-vestibulärer Erkrankungen.

Die folgenden Betrachtungen zu möglichen Schädigungsmustern der Macula utriculi stützen sich im Wesentlichen auf drei Ansätze: 1. kasuistische Untersuchung von Patienten mit akutem Schwankschwindel (Clarke et al. 2003), 2. einer Querschnittstudie an Patienten mit Schwank- und/oder Drehschwindel

(Helling et al. 2006), 3. Längsschnittstudie zur klinischen Symptomatik der Utrikulusläsion bei Gentamicin-Applikation von Patienten mit gesichertem M. Menière (Helling et al. 2007).

Ergebnisse

Die Utrikulusläsion (Fallbeschreibung)

Überlegungen zur Physiologie der Otolithenorgane, speziell des Utrikulus, legen nahe, dass das Leitsymptom einer akuten Funktionsstörung der Schwankschwindel sein muss. Erste publizierte Fallberichte zur isolierten Utrikulusläsion scheinen diese Annahme zu bestätigen (Clarke et al. 2003). Die Untersuchung von zwei Patienten, einem mit akutem und einem mit chronischem Schwankschwindel, erbrachte per Ausschlussdiagnostik den Befund einer einseitigen Utrikulusläsion links. Es fand sich kein Spontannystagmus, die Ergebnisse der kalorischen Prüfung, der Drehpendelprüfung und der Ableitung der VEMPs sowie die Reintonaudiometrie waren unauffällig. Das klinische Bild des ersten Patienten war initial durch eine gerichtete Kippempfindung im Sitzen, später auch im Stehen nach rechts, geprägt. Der Patient berichtet, plötzlich habe sich während des Essens der ganze Tisch scheinbar seitwärts nach links geneigt. Anschließend war der Patient für etwa einen Tag nicht mehr in der Lage, ohne Hilfe zu gehen, so dass er sich in der Notfallambulanz vorstellte.

Beim zweiten Patienten bot sich das Bild eines ungerichteten Schwankschwindels, der seit einem Jahr bestand und initial mit einem akuten Drehschwindel begann. Der Patient berichtet, dass der Schwindel vom Hausarzt als benigner paroxysmaler Lagerungsschwindel behandelt worden sei. Während sich die akute Symptomatik schnell besserte, persistierte der Schwankschwindel, insbesondere beim Sport (z.B. Fußball) und bei Dunkelheit. Fünf Monate nach Beschwerdebeginn erfolgte die erste Untersuchung in der Klinik, und es zeigte sich ein vergleichbarer Befund wie beim ers-

ten Patienten; bis auf die unilaterale Zentrifugation, die auf einen Schaden der rechten Macula utriculi hinwies, waren alle Befunde unauffällig.

In beiden Fällen konnte als einziger pathologischer Befund eine deutlich vom Normalbereich abweichende SVV unter unilateraler Zentrifugation als Ausdruck der einseitigen Utrikulusläsion nachgewiesen werden. Während diese im ersten Fall Ausdruck eines akuten Schadens war, zeigt der zweite Verlauf, dass Utrikulusschäden auch lange nach der Erstsymptomatik nachgewiesen werden können. Die Frage, warum es nach einem Krankheitsverlauf von mehreren Monaten zu keiner Kompensation des peripher-vestibulären Defekts gekommen war, kann noch nicht sicher beantwortet werden. Dass isolierte Utrikulusschäden für längerfristige Krankheitsverläufe mit Leitsymptom Schwankschwindel verantwortlich sein können, zeigt eine Querschnittstudie an einem größeren Patientenkollektiv (Helling et al. 2006). Von insgesamt 102 Patienten mit einem einseitigen Utrikulusschaden litten 55 eindeutig unter Schwankschwindel.

Die Utrikulusläsion als Begleiterkrankung

Der Utrikulus wird gemeinsam mit den Ampullen des anterioren und lateralen Bogengangs durch die Pars superior des N. vestibularis innerviert. Nach Untersuchungen von Fetter und Dichgans ist die Pars superior bei einer Neuropathia vestibularis (NV) deutlich häufiger als die Pars inferior betroffen, die den Sakkulus und die hintere Bogengangsampulle versorgt (Fetter 1996). Aufgrund der gemeinsamen nervalen Versorgung wäre im Rahmen einer NV, neben der akuten Symptomatik der Bogengangsläsion, auch eine gehäufte Pathologie des Utrikulus zu erwarten. Erkrankungen des Sakkulus müssten hingegen eher selten sein.

Die akute Symptomatik einer Schädigung der Pars superior des N. vestibularis könnte, den Beobachtungen von Fetter und Dichgans folgend, sowohl durch eine isolierte

Funktionsstörung des Utrikulus als auch durch eine kombinierte Schädigung von lateralem Bogengang und Utrikulus bestimmt sein. So fanden Böhmer und Rickenmann bei 89% der Patienten mit einer VN in der Akutphase neben der Bogengangssymptomatik auch eine pathologische SVV (Böhmer 1995). Eigene Untersuchungen im Rahmen einer Querschnittstudie an einem gemischten Patientenkollektiv (n=203) mit Dreh- und Schwankschwindel konnten hingegen keinen vergleichbar engen Zusammenhang zeigen (Helling et al. 2006). So fand sich bei 54,3% der Patienten mit einer thermischen Untererregbarkeit gleichzeitig auch eine pathologische SVV unter Drehreiz. Bei einem Ausfall der Bogengangsfunktion steigt die Zahl auf 56,5%, was bedeutet, dass bei mehr als 40% eine regelrechte Funktion des Utrikulus vorlag. Umgekehrt hatte in der Patientengruppe mit Schwindel, aber einer normalen kalorischen Prüfung, fast die Hälfte eine pathologische SVV. Allerdings beziehen sich diese Daten sowohl auf Patienten mit akuten Schwindelbeschwerden als auch auf chronische Erkrankungsbilder. Dennoch zeigen die Ergebnisse deutlich, dass, wenn auch vielfach klinisch nicht im Vordergrund stehend, im Rahmen von peripher-vestibulären Erkrankungen die Otolithenorgane, speziell der Utrikulus, einbezogen sind. Wie sich eine begleitende Schädigung der Otolithenorgane auf den Heilungs- bzw. Kompensationsverlauf auswirkt, ist bisher noch nicht eindeutig geklärt (Maire und van Melle 2004). Dennoch deuten eigene klinische Beobachtungen auf einen deutlich verzögerten Kompensationsverlauf bei kombinierten Bogengangs- und Utrikulusläsionen im Vergleich zur isolierten Bogengangsläsion hin.

Die Utrikulusläsion (klinische Symptomatik)

Den oben genannten Untersuchungen zufolge scheinen begleitende Erkrankungen der Otolithenorgane im Rahmen einer NV relativ häufig zu sein. Welchen Einfluss eine Läsion von Sakkulus oder Utrikulus auf das Krankheitsbild einer NV hat, ist bisher nicht sicher beschrieben. Maire und van Melle (2004) gehen von einer häufigen Beteiligung des Sakkulus aus. Hingegen deutet die gestörte SVV der Untersuchungen von Böhmer (1995) auf eine wesentliche Beteiligung des Utrikulus hin. Interessant sind unter diesem Aspekt prospektive Beobachtungen zum Erkrankungsverlauf von Patienten mit einem M. Ménière vor und nach Gentamicin-Applikation (Helling et al. 2007). Hierbei lassen sich deutliche Unterschiede zwischen Sakkulus und Utrikulus erkennen. Prätherapeutisch zeigen etwa 45% der Patienten eine teilweise oder vollständige Funktionsstörung des Utrikulus und 55% eine entsprechende Läsion des Sakkulus. Posttherapeutisch zeigen alle Patienten einen vollständigen Ausfall der Sakkulusfunktion, hingegen ist bei etwa 30% der Patienten die Funktion des Utrikulus intakt geblieben. Die sehr verschieden starke posttherapeutische Ausprägung von Schwankschwindel kann demnach nur durch eine unterschiedliche Utrikulusfunktion erklärbar sein. So scheint sich der Erhalt der Utrikulusfunktion günstig im Hinblick auf einen unkomplizierten Heilungsverlauf auszuwirken. Aufgrund der geringen Patientenzahl des Gesamtkollektivs von n = 19 können die Beobachtungen allerdings nur als Hinweis gewertet werden.

Die Utrikulusläsion (Benigner paroxysmaler Lagerungsschwindel)

Die Symptomatik des benignen paroxysmalen Lagerungsschwindels (BPLS) ist durch Otolithen bedingt, die sich aus der Macula utriculi gelöst haben und in die Bogengänge gelangt sind. Aus anatomischen Gründen ist hierbei meist der laterale Bogengang betroffen, wobei aufgrund der frei beweglichen Otolithen (Canalolithiasis) eine Sensitivität der Bogengänge für Gravitation bzw. Lageänderungen entsteht. Eine Frage beim BPLS, die sich aufgrund der abgelösten und in der Macula fehlenden Otolithen aufdrängt, ist die nach einer Funktionsstörung des Utrikulus. Unterstützt wird diese Fragestellung durch eine häufige Beobachtung an Patienten, die nach Repositionsmanöver über einen längerfristigen unsystematischen Schwindel klagen. Untersuchungen von von Brevern et al. ergaben erstmals Hinweise auf eine veränderte Utrikulusfunktion bei Patienten mit gesichertem BPLS. Bei der Untersuchung der M. utriculi mittels unilateraler Zentrifugation fand sich ein reduzierter Verstärkung (Gain) des otolith-okulären Reflexes auf der betroffenen Seite (von Brevern et al. 2006).

Zusammenfassung

Der Schwankschwindel ist das Leitsymptom der akuten Otolithenfunktionsstörung. Bei der Neuropathia vestibularis liegt neben der Funktionsstörung des lateralen Bogengangs relativ häufig eine Beteiligung des Utrikulus vor. Klinische Untersuchungen lassen vermuten, dass Läsionen des Utrikulus klinisch gegenüber dem Sakkulus eine größere Relevanz haben.

Literatur

Clarke AH, Schönfeld U, Helling K (2003) Unilateral examination of utricle and saccule function. J Vest Res 13: 215-225
Colebatch JG, Halmagyi GM, Skuse NF (1994) Myogenic potentials generated by a click-evoked vestibulocollic reflex. J Neurol Neurosurg Psychiatry 57: 190-197
Colebatch JG (2001) Vestibular evoked potential. Curr Opin Neurol 14: 21-26
Fetter M, Dichgans J (1996) Vestibular neuritis spares the inferior division of the vestibular nerve. Brain 119: 755-763
Helling K, Schönfeld U, Scherer H, Clarke AH (2006) Testing utricular function by means of on-axis rotation. Acta Otolaryngol 126: 587-593.
Helling K, Schönfeld U, Clarke AH (2007) Treatment of Menière's disease by low-dosage intratympanic gentamicin application – effect on otolith function laryngoscope (zur Publikation akzeptiert)
Maire R, Van Melle G (2004) Horizontal vestibulo-ocular reflex dynamics in acute vestibular neuritis and viral labyrinthitis: evidence of otolith /canal interaction. Acta Otolaryngol 124: 36-40
von Brevern M, Schmidt T, Schönfeld U, Lempert T, Clarke AH (2006) Utricular dysfunction in patients with benign paroxysmal positional vertigo. Otol Neurotol 27:92-96

Funktion und Störung des Sakkulus

K. Waltmann

Einleitung

Die Sakkuli gehören als Otolithenorgane zu den Linearbeschleunigungsrezeptoren des Menschen. Wegen ihrer annähernd lotrechten Ausrichtung am sich aufrecht haltenden Menschen wird vermutet, dass sie überwiegend Informationen über die Kopfhaltung relativ zur Schwerkraft liefern.

Somit sind sie nach heutigem Wissensstand verantwortlich für die Perzeption von Linearbeschleunigungen in vertikaler Richtung wie sie beim Lift fahren, Treppen steigen, Springen und ähnlichen Bewegungen auftreten.

Aus zahlreichen neurophysiologischen Studien am Tiermodell ist bekannt, dass der Sakkulus auch auf starke akustische Reize reagiert. Diese Erkenntnis führte in den vergangenen Jahren zur Entwicklung verschiedener Untersuchungsmethoden, von denen die Untersuchung der vestibulär evozierten myogenen Potentiale (VEMP) weit verbreitet Eingang in die klinische Routine gefunden hat.

Ob die Reaktion auf starke akustische Reize allerdings auch beim Menschen, ähnlich wie bei Fischen mit Hilfe des so genannten Hörsteines, der Lagena, auf eine Hörfunktion im Tieftonbereich schließen lässt, ist bis heute nicht bekannt.

Da die Funktion des Sakkulus also nicht vollständig geklärt ist, sind die entsprechenden Störungen auch heute noch nicht sicher zu diagnostizieren und somit Gegenstand zahlreicher Forschungsansätze.

Studien und ihre Ergebnisse

Mikaelian konnte bereits 1964 mittels extrazellulärer Ableitung einzelner Neurone von primären vestibulären Afferenzen an einem mutierten Mäusestamm ohne Kochleas zeigen, dass diese auch auf via Luft übertragenen Schall reagieren, nachdem das knöcherne Labyrinth eröffnet worden war.

Diese Antwort vestibulärer Neurone auf akustische Reize wurde später am intakten Labyrinth bestätigt und auf andere Tierarten übertragen. So konnten Young et al. (1977) am Eichhörnchen, Mc Cue und Guinan (1994) an der Katze, Murofushi et al. (1995) am Meerschweinchen und Carey et al. (2004) am Chinchilla entsprechende Reizantworten messen.

Uchino belegte mit Tierexperimenten 1997 die Verschaltung der Otolithenorgane mit den Motoneuronen der Halsmuskulatur über die vestibulospinale Bahn. 1997 konnte er den Reflexbogen des sog. sakkulo-kollaren Reflexes der Katze veröffentlichen.

Es konnte gezeigt werden, dass die selektive bipolare elektrische Reizung des zum Sakkulus führenden Anteils des Nervus vestibulocochlearis zu einer bilateralen symmetrischen Reizantwort im Sinne einer Exzitation in den Halsstreckern und einer Inhibition in den Halsbeugern führt. Dieses steht im Gegensatz zum unilateralen Innervationsschema der Utrikuli und deren Reflexbogen mit den Motoneuronen der okulomotorischen Muskulatur und der Halsmuskulatur.

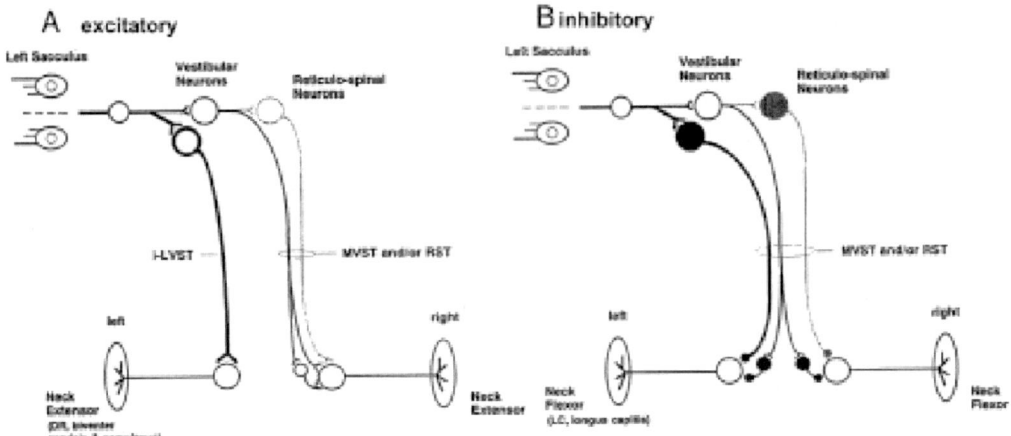

Abb. 1
Sacculocollic reflex arcs in cats (Uchino 1997)

Seine Untersuchungen und insbesondere die Studien von Murofushi et al. (1995, 1997) lieferten die Grundlage für die mittlerweile weit verbreitete klinische Untersuchung der vestibulär evozierten myogenen Potentiale (VEMP), die Colebatch und Halmagyi 1992 vorgestellt haben. Hierbei werden luftgeleitete Klicks oder kurze Tonfolgen, so genannte short tone bursts (STB) angeboten, die die vestibulären Rezeptoren aktivieren und zu mit kurzer Latenz auftretenden, inhibitorischen Potentialen an der Halsmuskulatur führen, die am aktivierten Muskulus sternocleidomastoideus abgeleitet werden können.

Ableitungen primärer vestibulärer Afferenzen an Katze und Meerschweinchen (Mc Cue und Guinan 1994, 1995, 1997; Murofushi et al. 1995; Murofushi und Curthoys 1997) konnten die Makula sacculi als bevorzugt aktivierte Region auf derartige Reize identifizieren. Die irregulären Neurone des Sakkulus, die wahrscheinlich von der Striola der Macula sacculi stammen (Baird et al. 1988; Goldberg et al. 2000) werden bevorzugt bei niedrigen Reizpegeln der Klicks aktiviert.

Murofushi et al. (1997) haben in ihren Studien auch hunderte von Bogengangsneuronen untersucht. Es antworteten jedoch nur einige Wenige bei Reizpegeln nahe dem Maximum, so dass auch diese Beobachtung indirekt die

These stützt, dass es sich bei den vestibulär evozierten myogenen Potentialen um eine Sakkulusreaktion handelt. Die aktivierten Neurone waren zu dem im inferioren Anteil des Nervus vestibulocochlearis lokalisiert, welcher zum posterioren Bogengang und dem Sakkulus zieht.

In weiteren Studien von Murofushi und Curthoys (1997) konnte ein retrograder Transport von Biocytin vom Ort der abgeleiteten Neuronenzellkörper im Ganglion scarpae zur zentralen Region der Macula sacculi nachgewiesen werden.

Todd et al. haben 1999 die Frequenzabhängigkeit der Reizantwort bei VEMP mit einem Maximum zwischen 300 und 350Hz zeigen können. Sie diskutierten diese Untersuchungsergebnisse vor dem Hintergrund der Ergebnisse früherer Studien von Schellart und Wubbles 1998, die die Frequenzabhängigkeit der Reizantwort des Sakkulus am Fisch untersucht haben, und von McCue und Guinan 1995, die selbige bei der Katze untersucht haben. Sie schlossen, dass der Sakkulus für das Vorhandensein der vestibulär evozierten myogenen Potentiale beim Menschen verantwortlich ist.

Eine Studie über das systematische Auslösen von Augenbewegungen als Substrat für die vestibuläre Reizung durch akustische Klicks

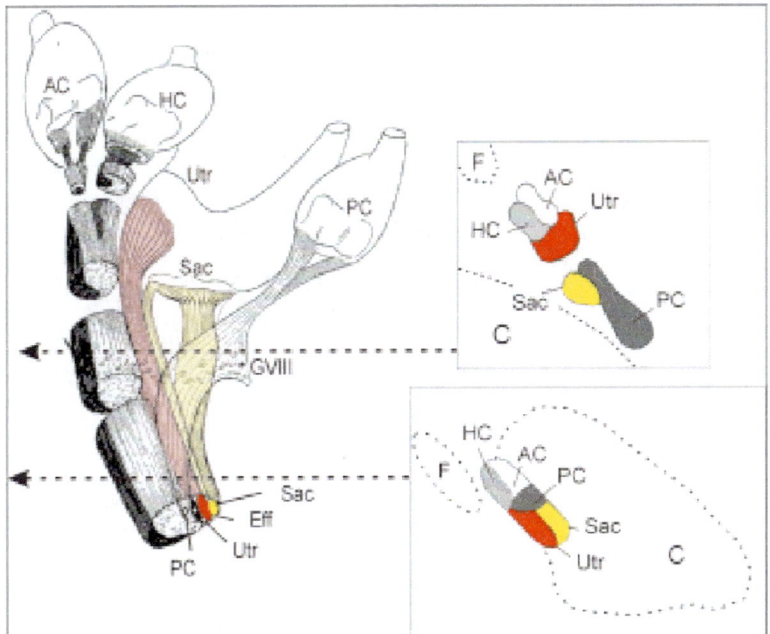

Abb. 2
Partitionen des Nervus vestibulocochlearis (Gacek 1969; Sandor 1972)

wurde erstmals von Wu Zhou et al. 2004 publiziert. Bis dahin wurden lediglich vereinzelte Beobachtungen an Patienten mit Tulliophänomen veröffentlicht. So berichteten Bronstein et al. 1995 über einen Fall, bei dem neben den bekannten mit lauten Tönen provozierbaren Nystagmen auch eine Veränderung der vestibulär evozierten myogenen Potentiale (VEMP) auf der betroffenen Seite gemessen werden konnte. Es fanden sich im Vergleich zur Gegenseite (wie auch im Vergleich mit Gesunden) eine erniedrigte Reizschwelle und eine größere Amplitude der biphasischen Reaktion, so dass die Autoren eine Übererregbarkeit vestibulärer Neurone als Ursache für das Phänomen angenommen haben.

In einer Übersichtsarbeit haben Welgampola et al. 2005 klinische Befunde von vestibulär evozierten myogenen Potentialen mit verschiedenen Stimuli zusammengefasst. Sie berichteten von Patienten mit verschiedenen neurootologischen Pathologien, die sowohl mit luftgeleiteten Klicks und Impulstönen, als auch knochengeleiteten Impulstönen oder

Klopfen auf Schläfe oder Stirn sowie galvanische Mastoidstimulation untersucht wurden. Die Autoren zeigten, dass bei einer Mehrzahl von Patienten mit Neuronitis vestibularis beziehungsweise peripher vestibulärer Störung, Herpes zoster oticus, fortgeschrittenem Morbus Menière sowie bei vestibulären Schwannomen die klick-evozierten VEMP-Antworten deutlich gedämpft waren oder vollständig fehlten.

Ein interessanter Aspekt dieser Arbeit ist weiterhin, dass bei Patienten mit peripher vestibulärer Störung, die im Heilungsverlauf einen benignen paroxysmalen Lagerungsschwindel entwickelten, die VEMPs erhalten blieben. Der intakte inferiore Teil des vestibulären Nerven, welcher Sakkulus und den posterioren Bogengang versorgt, scheint demnach Voraussetzung für die Perzeption eines BPPN zu sein.

Bei Patienten mit einer akuten Menière'schen Attacke konnte zunächst eine Dämpfung oder ein Fehlen der VEMPs gemessen werden. Nach modifiziertem Klokhoff-Test (Glycerol oral oder Furosemid) kam es jedoch nach Diurese zu einer Vergrößerung der Amplituden oder zu einem Wiedererscheinen der Reizantworten. Die Autoren mutmaßten bei fortgeschrittenem Morbus Menière einen Kollaps der Sakkulusmembran auf dem sensorischen Epithel durch die wiederholten Druckeinwirkungen bei Hydrops. Histopathologisch wurde diese These aber bisher nicht belegt.

Die Untersuchung der vestibulär evozierten Potentiale mit knochengeleitetem Schall bietet nicht nur den Vorteil, dass sie auch bei bestehender Schallleitungs-schwerhörigkeit anwendbar ist. Auch bei Tinnitus und Lärmschwerhörigkeit, die eine Kontraindikation für die Klickstimulation darstellen, können sie angewendet werden, zumal aufgrund der deutlich niedrigeren Reizschwelle, weniger als 50dB über NHL (normal hearing level), eine wesentlich geringere Gefahr für die Kochlea besteht.

Auch wenn Welgampola et al. in ihrer Arbeit empfehlen, alle Stimuli in differentialdiagnostischem Sinne anzuwenden, so hat doch bis dato aufgrund der klinischen Durchführbarkeit nur die Untersuchung mit luftgeleiteten Klicks Eingang in die klinische Routinediagnostik gefunden. Allein bei Patienten mit Schallleitungsschwerhörigkeiten muss auf andere Stimuli zurückgegriffen werden.

Vestibulär evozierte myogene Potentiale (VEMP) – Durchführung und klinische Anwendung

Nach Colebatch et al. werden die Musculi sternocleidomastoidei durch Anheben des Kopfes aus der liegenden Position aktiviert. Während über einen geeigneten Kopfhörer unilateral akustische Klicks angeboten werden, werden typischerweise 150 EMG-Signale über Hautelektroden abgeleitet. Schließlich werden die EMG-Signale gemittelt und auf den individuellen Muskeltonus normiert.

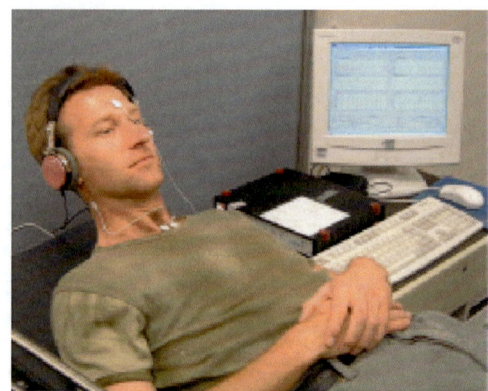

Abb. 3
VEMP Methodik

Zur Beurteilung der erhobenen Befunde ist zunächst die Präsenz der Potentiale entscheidend. Weiterhin wird beiderseits die Reizpegelschwelle bestimmt. Sie liegt bei Gesunden zwischen 95 und 100dB über NHL, was einem Schalldruckpegel zwischen 140 und 145dB SPL (sound pressure level) entspricht. Darüber hinaus wird die Amplitude der biphasischen Reizantwort betrachtet, die abhängig von Reizpegel und der Aktivität des Musculus sternocleidomastoideus ist. Ein weiteres Beurteilungskriterium ist die Latenz der Potentiale. Bei Gesunden kommt es nach etwa 8ms zu einem Onset, das so genannte p13-Potential erscheint nach 13ms, das n23-Potential nach 23ms. Alle Kriterien werden im Seitenvergleich betrachtet (Abb. 5).

Die Abbildung 4 zeigt einen Normalbefund nach Klick-Reizung auf der rechten Seite. Die Aufzeichnung der kontralateralen Seite erfolgt als Kontrolle und wird in der graphischen Darstellung der Reizseite als unterbrochene Linie mitgeführt, um falsch positive Reizantworten prima vista ausschließen zu können.

Bei der Beurteilung der Ergebnisse müssen mögliche Störfaktoren berücksichtigt werden. Ein vorab durchgeführtes Tonschwellenaudiogramm ist unerlässlich, zumal Schallleitungsschwerhörigkeiten von mehr als 10dB zu einem Fehlen der Reizantwort führen und somit eine Sakkulusfunktionstörung vortäuschen könnten.

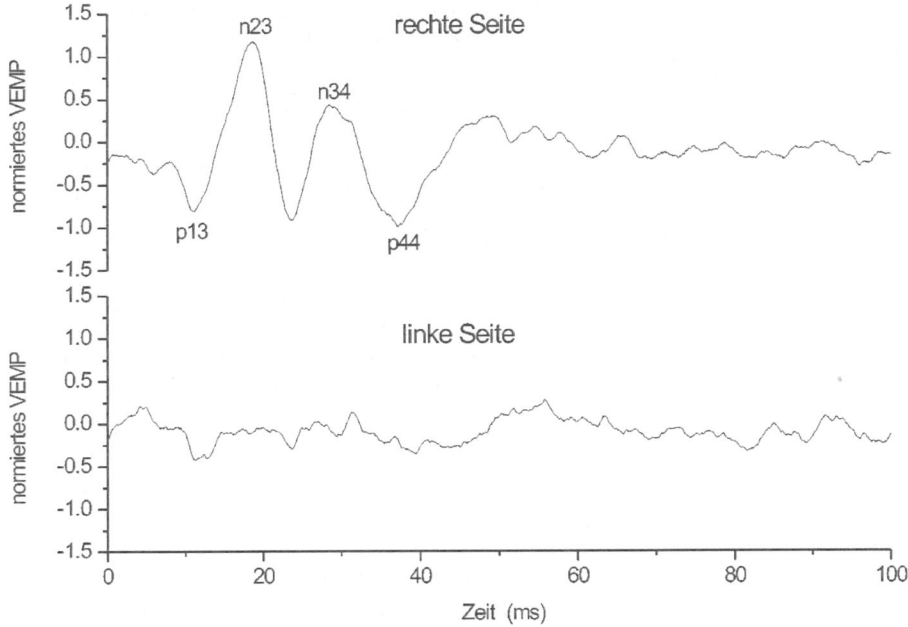

Abb. 4
VEMP Normalbefund

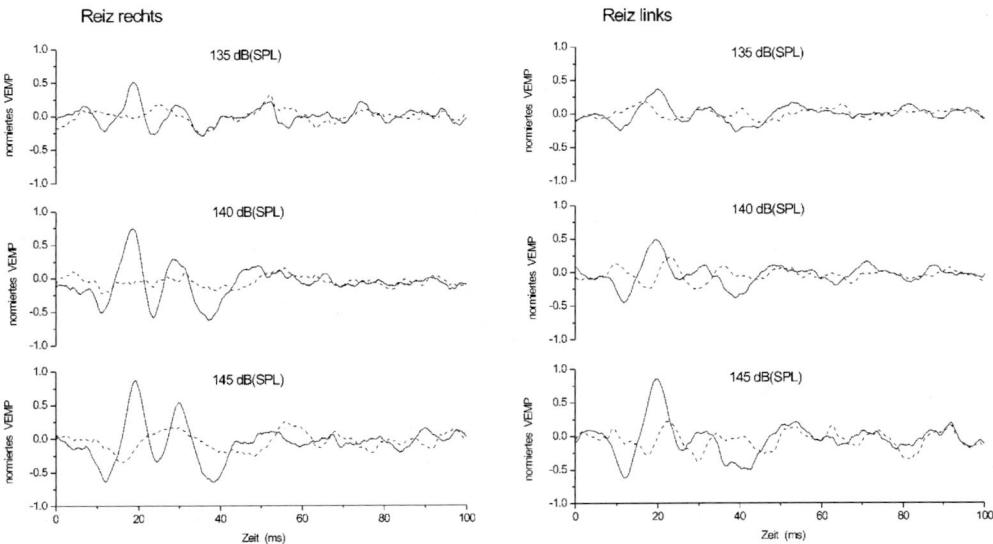

Abb. 5
VEMP Seitenvergleich Normalbefund

Auch eine inadäquate Kontraktion des Musculus sternocleidomastoideus führt zu Störungen, da geringere Amplituden der Reizantwort auftreten, was den Seitenvergleich als maßgebliches Kriterium stark erschweren kann. Die fehlende Kontrolle über die Muskelaktivität, wie sie beispielsweise bei Spastikern oder auch Menschen im fortgeschrittenen Alter auftritt, führt zu Störpotentialen, die eine Beurteilung unmöglich machen können.

VEMP – Charakteristik der Befunde bei vorliegenden Pathologien

Im Folgenden werden die nach derzeitiger Studienlage bekannten charakteristischen Befunde bei einzelnen Pathologien zusammengefasst.
Bei Tullio-Phänomen und Bogengangsfisteln findet sich eine große Amplitude (>500µV) bei niedriger Reizschwelle (100-115dB(SPL)).
Bei Akustikusneurinom zeigt sich eine geringe Amplitude oder fehlende Reizantworten. Dies ist bei nicht möglicher BERA und seitengleicher thermischer Erregbarkeit wegweisend

und sollte zur Durchführung einer kraniellen Magnetresonanztomographie Anlass geben.
Patienten mit Morbus Menière bieten im Spätstadium (Abb. 6) geringere oder fehlende Reizantworten in 35-54% der Fälle, was unmittelbar mit dem progredienten Tieftonverlust korreliert werden kann. Im Frühstadium zeigen viele Patienten verstärkte Reizantworten auf der betroffenen Seite.
Bei der so genannten Neuritis vestibularis beziehungsweise dem einseitigen peripher vestibulären Ausfall fehlen die Reizantworten bei 12-39% der Fälle. Dieses kann als prognostisches Kriterium heran gezogen werden, ob Patienten im Verlauf einen benignen paroxysmalen Lagerungsschwindel (BPPN) entwickeln werden, was bei etwa einem Drittel aller Patienten mit diesem Krankheitsbild der Fall ist. Bei ihnen sind die VEMPs in typischer Weise erhalten. In diesen Fällen ist offenbar der inferiore Anteil des Nerven nicht betroffen, welcher sowohl den posterioren Bogengang als auch den Sakkulus versorgt. Die Abbildung 7 zeigt deutlich die linksseitig fehlende Reizantwort acht Monate nach peripher vestibulärem Ausfall.

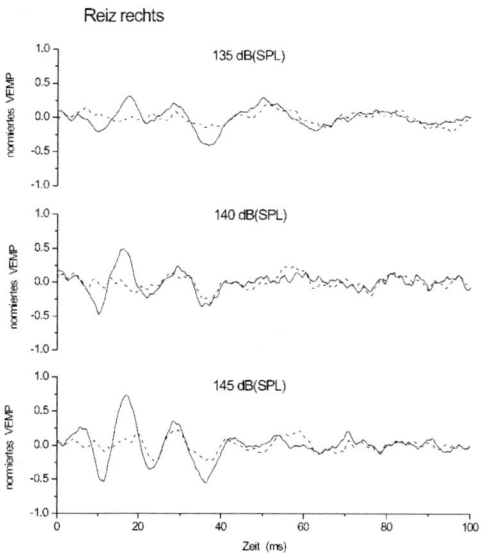
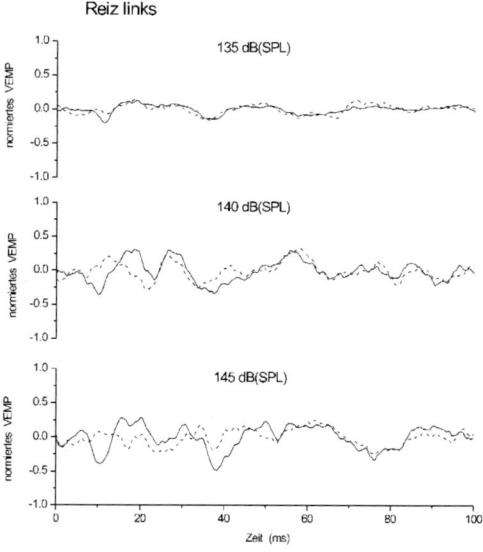

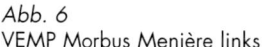

Abb. 6
VEMP Morbus Menière links

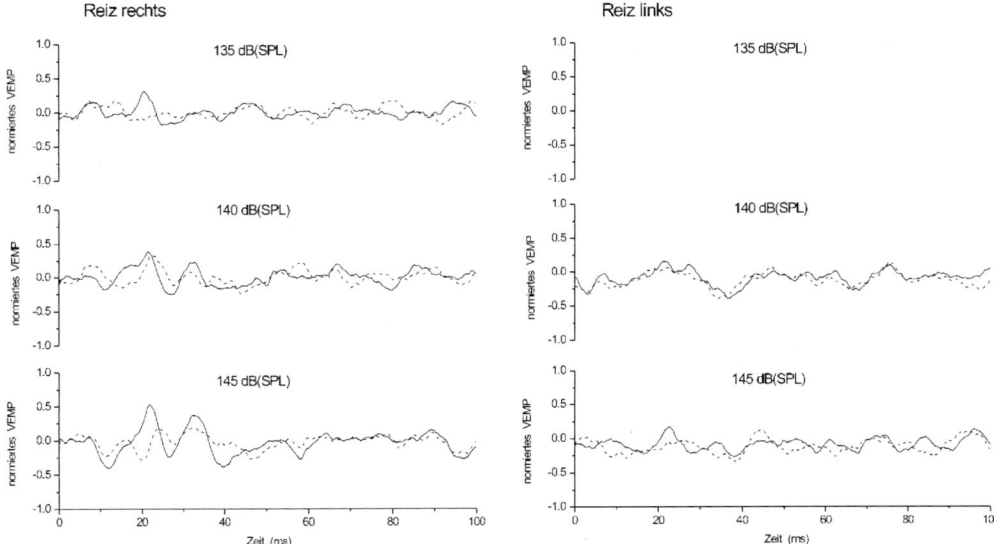

Abb. 7
VEMP Vestibularisausfall links (8 Monate post occasio)

oVEMP – okuläre vestibular evozierte Potentiale/ Augenbewegungen

Wie eingangs bereits erwähnt wurde 2004 von Wu Zhou et al. erstmals von einer Studie über das systematische Auslösen von Augenbewegungen durch akustische Reize berichtet. Jüngere Studien haben gezeigt, dass auch über das Mastoid applizierter, also knochengeleiteter Schall (short tone bursts von 7ms bei 500Hz) zu ableitbaren VEMP führt (Welgampola et al. 2005, Rosengren et al. 2005, Jombik und Bahyl 2005). So konnten Rosengren et al. zeigen, dass vestibulär evozierte Potentiale auch in extraokulären Muskeln abgeleitet werden können. Die Arbeitsgruppe untersuchte neben Normalpersonen auch Patienten mit Pathologien an Augen und Ohren. So konnten die extraokulären Potentiale beispielsweise bei Patienten mit hochgradiger Schwerhörigkeit in normaler Stärke abgeleitet werden und bei Patienten mit Bogengangsfisteln waren sie bei verminderter Reizschwelle

verstärkt. Bei Patienten mit Vestibularisausfall nach Operation eines Akustikusneurinoms jedoch konnten keine oder nur geringe Reizantworten gemessen werden.

Auch in unserem Vestibularis-Forschungslabor wurde dieser Ansatz weiter verfolgt und es konnten mittels eines Eyetracking-Systems durch luftgeleitete Klicks ausgelöste vestibulär evozierte Augenbewegungen aufgezeichnet werden. Hierbei werden dem Patienten über einen Kopfhörer Klickstimuli von 4Hz über 4ms angeboten und gleichzeitig mit einer Bildfrequenz von 400 Bildern pro Sekunde die Augenbewegungen digital erfasst. Durch die vollständige Abdunklung des Untersuchungsraumes ist eine Fixation während der Untersuchung nicht möglich. Die Abbildung 8 zeigt die Untersuchungsergebnisse einer gesunden Normalperson.

Mit den genannten Methoden sind einige Ansätze gefunden, die Funktion der Otolithenorgane weiter zu erforschen und die Erkenntnisse in Zukunft auch therapeutisch nutzbar zu machen.

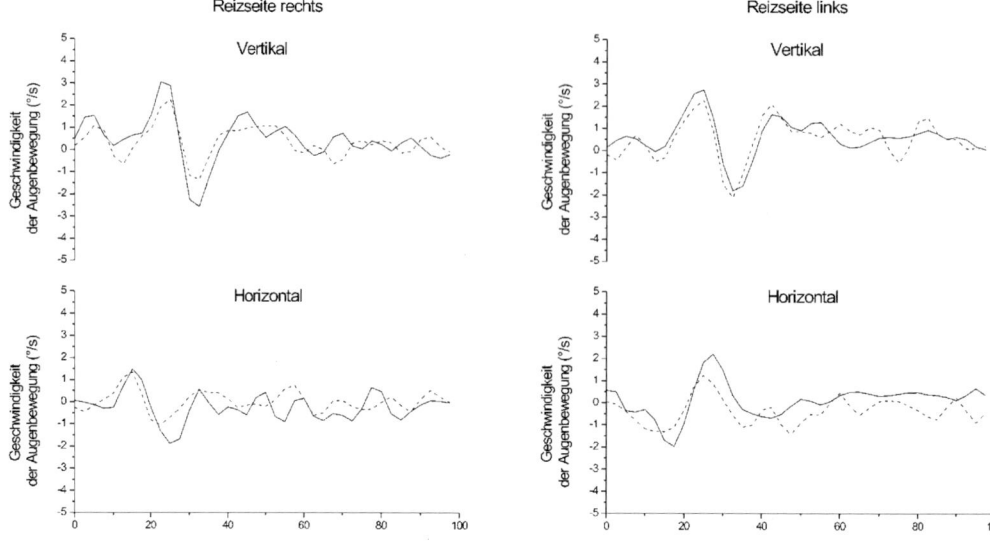

Abb. 8
Klick-stimulierte vestibulär evozierte Augenbewegungen

Literatur

Baird RA, Desmadryl G, Fernandez C, Goldberg JM (1988) The vestibular nerve of the chinchilla. II. Relation between afferent response properties and peripheral innervation patterns in the semicircular canals. J Neurophysiol 60: 182–203

Bronstein AM, Faldon M, Rothwell J, Gresty MA, Colebatch J, Ludman H (1995) Clinical and electrophysiological findings in the Tullio phenomenon. Acta Otolaryngol Suppl 520(1): 209-11

Carey JP, Hirvonen TP, Hullar TE, Minor LB (2004) Acoustic responses of vestibular afferents in a model of superior canal dehiscence. Otol Neurotol 25: 345–352

Colebatch JG, Halmagyi GM (1992) Vestibular evoked potentials in human neck muscles before and after unilateral vestibular deafferentation. Neurology 42: 1635–1636

Goldberg JM (2000) Afferent diversity and the organization of central vestibular pathways. Exp Brain Res 130: 277–297

Jombik P, Bahyl V (2005) Short latency responses in the averaged electro-oculogram elicited by vibrational impulse stimuli applied to the skull: could they reflect vestibulo-ocular reflex function. J Neurol Neurosurg Psychiatry 76: 222–228

McCue MP, Guinan JJ (1994a) Acoustically responsive fibers in the vestibular nerve of the cat. J Neurosci 14: 6058–6070

McCue MP, Guinan JJ (1994b) Influence of efferent stimulation on acoustically responsive vestibular afferents in the cat. J Neurosci 14: 6071–6083

McCue MP, Guinan JJ (1995) Spontaneous activity and frequency selectivity of acoustically responsive vestibular afferents in the cat. J Neurophysiol 74: 1563–1572

McCue MP, Guinan JJ (1997) Sound-evoked activity in primary afferent neurons of a mammalian vestibular system. Am J Otol 18: 355–360

Mikalelian D (1964) Vestibular response to sound: single unit recording from the vestibular nervein fenestrated deaf mice (Df/Df). Acta Otolaryngol 58: 409-422

Murofushi T, Curthoys IS, Topple AN, Colebatch JG, Halmagyi GM (1995) Responses of guinea pig primary vestibular neurons to clicks. Exp Brain Res 103: 174–178

Murofushi T, Curthoys IS (1997) Physiological and anatomical study of click-sensitive primary vestibular afferents in the guinea pig. Acta Otolaryngol 117: 66–72

Rosengren SM, McAngus Todd NP, Colebatch JG (2005) Vestibular-evoked extraocular potentials produced by stimulation with bone-conducted sound. Clin Neurophysiol 116(8): 1938-48

Schellart N, Wubbels R (1998) The auditory and mechanosensory lateral line system. In: Evans DH (Ed) The Physiology of Fishes. CRC Press, Boca Raton, pp. 283–312

Todd NP, Cody FW, Banks JR (2000) A saccular origin of frequency tuning in myogenic vestibular evoked potentials? Implications for human responses to loud sounds. Hear Res 141 (1-2): 180-8

Todd NP, Rosengren SM, Aw ST, Colebatch JG (2007) Ocular vestibular evoked myogenic potentials (OVEMPs) produced by air- and bone-conducted sound. Clin Neurophysiol. 118(2): 381-90

Uchino Y, Sasaki M, Sato H, Imagawa M, Suwa H, Isu N (1996) Utriculoocular reflex arc of the cat. J. Neurophysiol. 76(3): 1896-903

Uchino Y, Sato H, Sasaki M, Imagawa M, Ikegami H, Isu N, Graf W (1997) Sacculocollic reflex arcs in cats. J Neurophysiol. 77: 3003-3012

Welgampola MS, Rosengren SM, Halmagyi GM, Colebatch JG (2003) Vestibular activation by bone conducted sound. J Neurol Neurosurg Psychiatry 74: 771–778

Zhou W, Mustain W, Simpson I (2004) Sound-evoked vestibulo-ocular reflexes (VOR) in trained monkeys. Exp Brain Res 156(2): 129-34

Young ED, Fernandez C, Goldberg JM (1977) Responses of squirrel monkey vestibular neurons to audio-frequency sound and head vibration. Acta Otolaryngol 84: 352–360

Traumatische Otolithenläsionen:
Diagnostik, Differenzialdiagnostik und ihre Bewertung bei Gutachten

Moderation: H. Scherer

Erstellung des Berichtes: H. Scherer

Vorbemerkung

Es war ursprünglich geplant gewesen, über die Rundtischdiskussion eine Zusammenfassung zu erstellen. Nach dem die Diskussion aber außerordentlich interessant verlief und von ihr eine Filmaufnahme existiert, haben wir uns entschlossen, die Diskussionen nahezu wörtlich wiederzugeben mit den vielen spontanen Äußerungen der Teilnehmer.
Geringe redaktionelle Änderungen sind erfolgt zum Zweck der besseren Lesbarkeit.

Teilnehmer

Prof. Dr. A. Ernst, Chefarzt im Unfallkrankenhaus Berlin. Er untersucht und behandelt viele Patienten mit Schädelhirn- und HWS-Schleudertraumen.
PD Dr. K. Helling, Oberarzt an der Universitätsklinik Mainz, zuvor OA an der HNO-Klinik der Charité. Er interessiert sich u.a. speziell für Erkrankungen der Otolithenogane.
Prof. Dr. Th. Lempert, Chefarzt für Neurologie, Schlossparkklinik Berlin. Er ist bekannt für seine Kenntnisse beim benignen paroxysmalen Lagerungsschwindel
PD Dr. F. Schmäl, Oberarzt der HNO-Klinik Münster. Er hat u.a. über die Wirkung von Alkohol auf gutachterliche Untersuchungsbefunde gearbeitet.
Prof. Dr. W. Stoll, Direktor der Univ.-HNO-Klinik Münster. Er ist bekannt für seine Arbeiten über Gutachten

Prof. Dr. M. Westhofen, Direktor der Univ.-HNO-Klinik Aachen. Seit Jahren am vestibulären System tätig. Beschäftigt sich u.a. mit der Otolithendiagnostik.

Einleitung
Scherer:

Seit wir die Otolithenorgane spezifisch und seitengetrennt untersuchen können, kennen wir deren Läsionen und in gewissem Maße auch deren Symptome. Für die Untersuchung des Sakkulus steht eine standardisierte Untersuchungsmethode (VEMP's) zur Verfügung. Für die Untersuchung des Utrikulus gibt es aufwendige Methoden (unilaterale minimale Zentrifugation) sowie Screening-Tests, die aber noch nicht genügend evaluiert sind. Dies bereitet Probleme, insbesondere beim Gutachten, denn Fehlbeurteilungen haben langfristige finanzielle Folgen.
Herr Allum hat bei der Diskussion der Vorträge bereits darauf hingewiesen, dass Screeningteste mit Trefferquoten von nur 50% nicht zu gebrauchen sind. Dem steht die geringe Zahl von Zentren gegenüber, in denen aufwändige Untersuchungen der Funktion des Utrikulus durchgeführt werden können. Wir kommen also ohne Screeningteste nicht aus, wollen wir weiterhin Utrikulusläsionen in Gutachten berücksichtigen, was m.E. unbedingt erforderlich ist.

Herr Westhofen, ich bitte Sie, anhand der vorangegangenen Präsentationen festzustellen, welche Untersuchungen Ihrer Meinung nach bei Gutachten eingesetzt werden sollten:

Westhofen:

Alle genannten Untersuchungen können verwendet werden, wenn sie folgende Kriterien erfüllen:

Es muss eine statistisch nachvollziehbare Datenanalysebasis vorliegen zur Beurteilung der jeweils eingespielten Ergebnisse. Eine Messung muss zu einem zahlenmäßig oder morphologisch in einer Grafik fassbaren Befund führen und für diesen Befund muss es einen Zollstock geben. Dieser Zollstock muss hinterlegt sein, z.B. in einer Studie, in einer Normierungsstudie oder etwas Vergleichbarem. Eine ohne Normierung arbeitende Untersuchungstechnik, mag sie auch noch so eindrucksvoll für den klinischen Betrieb als Leitschiene dienen, ist sicherlich nicht geeignet. Zusätzlich ist es auch notwendig, dass gegebenenfalls solche Befunde sich für die Verlaufskontrolle eignen müssen.

Ich glaube, mit den Untersuchungen und Kriterien, die ich genannt habe, kann man ein Grundgerüst bauen, um zunächst einmal eine Diagnose zu erstellen. Um aber zu einer gutachterlichen Beurteilung zu kommen, reicht es nicht aus, eine gutachterliche Diagnose zu haben. Um eine Einschätzung im Rahmen eines Gutachtens zu machen, braucht man gegebenenfalls auch Untersuchungen, die ich in den o.g. Kriterien nicht genannt haben.

Scherer:

Herr Westhofen, die Frage war gezielter gestellt. Sie haben in ihrem Vortrag erwähnt, dass man den Wendetest überall durchführen kann. Lässt sich damit folgende Feststellung treffen: Wenn man im Wendetest etwas Pathologisches findet, dann kann man dies auch gutachterlich verwerten.

Ist dies ihre Meinung? Denn im Prinzip ist der Wendetest die einzige Untersuchung des Utrikulus, die jeder machen kann. Man braucht dazu nur eine Liege und ein kalorisches Gerät.

Westhofen:

Bleiben wir bei diesem Beispiel. Ich bin dafür sehr dankbar. Ich habe in meinem Vortrag eine Grafik gezeigt, mit der man quantitativ den Befund in normal und nicht normal einteilen kann. Diese Grafik ist an 40 Gesunden erhoben worden, erfüllt also die vorgenannten Kriterien. Wenn sie aber jetzt aus diesem Befund heraus die gutachterliche Beurteilung machen wollen, ob eine Person in der Lage ist, einen Omnibus zu fahren oder nicht, dann können sie dies nicht so machen. Diese Einschränkung habe ich vorhin gemeint. Sie brauchen diese Daten um sagen zu können, dass es eine Beeinflussung des vestibulookulären Reflexes bei der gezeigten Stimulation bei einer Person gibt, die diese Antwort nach sich zieht – gesund oder nicht gesund. Für die Wertung dieses Befundes bei der gutachterlichen Beurteilung brauchen wir dann weitere Befunde. Deshalb bitte ich für die weitere Diskussion zu berücksichtigen, dass die Frage heißt, welche quantitative Datenbasis hat mein Gutachten und die andere Frage heißt, wie komme ich zu einer gutachterlichen Aussage. Das sind zwei völlig verschiedene Problemfelder. Sie müssen deshalb die Frage etwas präzisieren.

Scherer:

Herr Helling, Sie haben in der Zeit, in der sie an der Berliner Klinik arbeiteten, die meisten Gutachten gemacht oder Gutachten überwacht. Was würden Sie dem Auditorium raten? Wie soll man jetzt verfahren mit Kenntnis der vorangegangenen Vorträge?

Helling:

Es gibt zwei Aspekte. Fangen wir mit dem ersten an. In Mainz haben wir vor einer Woche einen Gutachtenauftrag bekommen, in dem explizit eine Otolithenfunktionsprüfung von der Berufsgenossenschaft gefordert wurde und es wurden Verfahren sogar benannt, u.a. die unilaterale Zentrifugation, um einen dezidierten einseitigen Utrikulusschaden ausschließen zu können. Es ging um ein Schädeltrauma. Dies zeigt, dass es Gutachtenaufforderungen gibt, in denen dezidiert gefragt wird nach den Schäden am Labyrinth. Beim Gutachten gibt es ja zwei Dinge, einerseits die Bewertung, wie man das Ganze sieht auf eine bestimmte Tätigkeit bezogen, aber es geht natürlich auch darum, überhaupt einmal das Ausmaß eines Schadens zu dokumentieren, der möglicherweise auf ein Unfallereignis oder sonstiges Geschehen zurückzuführen ist. Da würde ich definitiv sagen, dass sowohl der kalorische Wendetest als auch andere Tests, die heute vorgestellt wurden, weiterhelfen, eine Findung dieses Problems herbeizuführen. Es gibt natürlich auch eine ganze Reihe von Gutachten, bei denen man Dritt-, Viert- oder Fünftgutachter ist und alle sehen, dass der Patient etwas hat. Er zeigt Abweichungen im vestibulospinalen Test, er hat zwar kalorisch nichts und auch keinen richtigen Spontannystagmus, aber einen Lagenystagmus. Alle sagen, der Patient hat etwas. Wir konnten dies bisher nur nicht fassen [Erst mit Otolithenfunktionstests wurden Schäden gefunden – Anmerkung des Berichterstatters]. Unter unseren Patienten findet man solche. Dies ist gerade jetzt bei einem Fall aus Brandenburg geschehen, der bei uns in Mainz vorgestellt wurde. Dieser Patient hatte eine deutliche pathologische, subjektive visuelle Vertikale bei exzentrischer Reizung als Zeichen eines Utrikulusdefektes. Die statische Kippung war soweit in Ordnung. Der Patient hatte eine lange Krankengeschichte und 4 Vorgutachten, die alle nicht in der Lage waren, einen pathologischen Befund zu erheben trotz der Tatsache, dass er ein Schädel-Hirn-Trauma erlitten hatte, verursacht von einem Eisenträger, der ihm aufs linke Felsenbein geschlagen war. Er hatte eine Phase eines benignen paroxysmalen Lagerungsschwindels, der zum Zeitpunkt unserer Untersuchung weg war. Man kann abschließend sagen, dass die Otolithenuntersuchung möglicherweise weiterhilft in der Ursachenfindung und der Kausalität. Dass der Utrikulusschaden bei dem beschriebenen Patienten mit seinem Trauma in Zusammenhang steht, ist durchaus naheliegend.

Stoll:

Wir können etwas Öl ins Feuer gießen. Ich kann zwar einen Utrikulusschaden feststellen, aber ist er gutachterlich überhaupt relevant. Wir haben doch keinen Utrikulusschaden, der mich zeitlebens außer Kraft setzt. Ich schildere einen Fall mitten aus dem Leben. Schwindel nach Überfall. Ein 37-jähriger Mann wurde mit einer Eisenstange niedergeschlagen und hatte ein schweres Schädel-Hirn-Trauma, Kontusionsblutungen links temporal und auch eine Ohrmuschelablederung erlitten und so war die HNO von Anfang an mit dabei. Wir selbst haben ihn aber erst zur Begutachtung gesehen. Das war im April des Jahres 2001. Seither nicht mehr arbeitsfähig, Schwindel bei der Reklination und Bewegung des Kopfes. Im Tonaudiogramm gab es ein bisschen Innenohrschaden an bei dem SHT durchaus glaubhaft. Das Sprachaudiogramm ist nicht wesentlich verdeutlichend. In der Lagerungs- und Lageprüfung (etwa 2 Jahre später) müssen wir die Diagnose Otolithenstörung in Erwägung ziehen. Dann kommen wir zu der Auswertung der kalorischen Prüfung, warm-rechts, kalt-links mit sehr deutlicher Reaktion, schönen Amplituden und warm-links und kalt-rechts mit kleinen Amplituden. Wenn wir das auswerten, kommen wir zu einer seitengleichen Erregbarkeit, man kann sagen, lebhafte Reaktion. Wenn man die Parameter Kulminationsphase und die Gesamtamplitude betrachtet, dann bekommen wir bei den Rechtsnystagmen ganz deutlich ein Richtungsüberwiegen. Nach links und rechts sind perrotatorisch die Reaktionen gleich. Macht denn eine Otolithenstörung ein Richtungsüberwiegen? Und wenn sie nun den Perrotatorius auswerten und auch noch einmal den Postrotatorius nach dem rotatorischen Intensitätsdämpfungstest ansehen, dann bekommen sie bds. auch eine regelrechte Reaktion. Es ist vielleicht eine gewisse Seitendifferenz da, die sich natürlich rein mathematisch hier aufzeichnet. Und jetzt addieren sich schon die vestibulären Befunde: wir haben den Otolithenverdacht, den positiven Dix-Hallpike-Test, das Richtungsüberwie-

gen, die Seitendifferenz. Die Stapediusreflexe sind o.k. – also normales Hören. Beim Stehen im Rombergtest mit geöffneten Augen bestehen nur geringe Amplituden. Bei geschlossenen Augen schwankt er nach vorne und nach hinten, ist aber da kontrolliert. Der Patient hatte permanent Schwankschwindel und war nicht belastbar. Diese Brückensymptomatik zum Ereignis hat dazu geführt, dass wir unter Addition aller Befunde gesagt haben, der Mann ist im Alltag nicht zu gebrauchen, oder hat zumindestens durch den Unfall einen Schaden erlitten, den wir mit einer MDE von 10% bewerteten. Damit ist der Patient zunächst nach Hause gegangen und dann kam er zur Nachbegutachtung wieder. Das war 2 Jahre später, jetzt im September 2006. Wir haben dann noch einmal alle Untersuchungen gemacht, das Hören ist ungefähr gleichgeblieben, die Stapediusreflexe wieder o.k. Dann haben wir unter der Leuchtbrille kein Spontannystagmus, kein Lagerungsnystagmus – nichts mehr – nachweisen können. Wo war die Otolithenstörung? Kalorische Prüfung o.k., seitengleich erregbar, keine Seitendifferenz, kein Richtungsüberwiegen. Die Optokinetik zeigt eine gute Reaktion, das Auge folgt der Animation. Der Patient ist vollkommen o.k. Die rotatorische Auswertung des Per- und Postrotatorius – auch hier gute Reaktionen des Patienten. Beim Stehen im Rombergtest mit geschlossenen Augen sind allerdings die Amplituden schlecht. Mit diesem Aggravationsverhalten demonstriert uns der Patient, wie er auch in extremer Schräglage postwendend wieder zurückkommt, ohne zu fallen und dass er mit regelmäßigem Training seine Gleichgewichtsfunktion wieder hergestellt hat. Wir haben in diesem Fall beschlossen, die MDE sei nicht mehr messbar.
Herr Professor Scherer, was machen wir mit dem Fall?

Scherer:
Spontan würde ich sagen, dass sie den Utrikulus gar nicht untersucht haben. Insofern brauchen wir über den Utrikulus gar nicht re-

den. Der Patient könnte etwas anderes gehabt haben, z.B. einen benignen paroxysmalen Lagerungsschwindel, auch von einem anderen Bogengang.

Herr Stoll:
Hätte ich den Utrikulus überhaupt untersuchen müssen aus gutachterlicher Sicht? Was hätten sie mir denn geboten, was ich bei dem Gutachten nicht berücksichtigt habe?

Westhofen:
Herr Stoll, haben Sie denn bei der Erstuntersuchung einen Blutalkoholpegel bestimmt? Alkohol könnte dies vielleicht erklären.

Stoll:
Diese Bemerkung ist nicht schlecht. Die Vorphase, in der die Patienten anreisen und wie sie den Vorabend verbringen, ist uns oftmals nicht bekannt. Wenn dann einer beim Drehen nach einem alkoholisierten Abend schön einschläft und sie haben eine beidseitige Null-Linie und machen daraus einen doppelseitigen Vestibularisausfall, dann ist das natürlich gutachterlich auch nicht so ganz akzeptabel.

Scherer:
Ich habe mich einmal getraut zu sagen: Wenn ein Befund für das Gutachten relevant ist, dann sollte man den Befund mit einer Blutalkoholuntersuchung korrelieren.
Aber grundsätzlich, Herr Stoll: Sie gehen davon aus, dass ein Utrikulusschaden vorhanden war - hier sind wir uns aber (wegen der fehlenden speziellen Untersuchung) gar nicht so sicher.

Lempert:
Ich gebe Herrn Stoll recht und meine, man hätte hier keinen Utrikulustest machen sollen. Wie immer in der Medizin, soll man Tests nur durchführen, wenn es einen hinreichenden klinischen Anfangsverdacht gibt. Sonst wird man von falsch positiven Befunden überschwemmt, die man klinisch nicht gut bewerten kann. Wir haben bisher überhaupt keine Kriterien,

einen pathologischen Otolithenbefund nach-zuweisen. Dies sage ich als jemand, der sich über Otolithenfunktionstests habilitiert hat und hinterher ratloser ist als vorher. Wir haben bisher keine klinischen Parameter, die uns sagen, was denn ein pathologischer Organ-befund bedeutet. Herr Helling hat die ersten Schritte auf diesem Weg gemacht, in dem er versucht hat, Patienten zu identifizieren, die nichts anderes hatten, außer einen auffäl-ligen Otolithenfunktionstest. Und der zweite Schritt wäre, diese Patienten jetzt klinisch zu charakterisieren. Was gibt es denn, was die-se Patienten auszeichnet und dann auch für den Kliniker erkennbar macht, so dass man umgekehrt bei einem solchen Patienten in der Zukunft dann gezielt einen Otolithenfunkti-onstest anordnen kann. Nur wenn Klinik und Zusatzbefunde zusammenpassen, hat man hinreichend Grund, eine relevante Störung anzunehmen. Ich denke auch, und wir wissen das aus Tierexperimenten, dass Utrikulusfunk-tionsstörungen rasch kompensiert werden. Wenn sie einen pathologischen Test sehen, dann kann das z.B. eine gut verheilte Fraktur sein, die kümmert auch keinen Gutachter.

Helling zu Stoll:

Der von Herrn Stoll geschilderte Fall ist na-türlich interessant. Er erklärt sich im Grunde genommen von selbst. Der Verlauf nimmt die Entscheidung, nach weiteren Schäden suchen zu müssen ab. Insofern trifft es natürlich nicht ganz den Kern der Sache, nämlich ob Utri-kulusschäden möglicherweise doch eine kli-nische Relevanz haben. Ich gebe Ihnen, Herr Stoll, völlig recht in der Beurteilung, wie das gelaufen ist und gerade die Aggravation am Schluss demonstriert ja, dass da ein echtes Rentenbegehren vorlag. Man sollte sich si-cherlich nicht darin beschränken so zu tun, als seien jetzt die pathologischen Befunde in der Lagerungsprüfung nicht möglicherweise durch andere Tests noch gegenzuprüfen. Sie haben Bogengangsprüfungen ad extenso gezeigt. Das Problem liegt darin, dass wir häufig keine doppelten Methoden haben. Wir

haben im Moment keinen Ersatz für die sei-tengetrennte Untersuchung der Bogengänge mit der Kalorik, eventuell nur die Ergänzung durch den Kopfimpulstest. Wir begeben uns natürlich mit der Utrikulusfunktionsprüfung in einen Bereich, in dem wir auch keine weiteren Methoden haben, um das Ergebnis gegenzu-prüfen. Es gibt meines Wissens keine Studien, bei denen Untersuchungen gegenseitig vali-diert wurden. Die Methode der Utrikulusfunk-tionsprüfung basiert ja auf einer Hypothese. Ich will damit sagen, aus diesem Gutachten würde ich nicht schließen, dass die Otolithen-funktionsstörung redundant ist. Man muss si-cherlich sehr vorsichtig sein in der Bewertung derselben. Trotzdem ist man m.E. als Gutach-ter gezwungen, einen Befund in seiner Ganz-heit zu erfassen und nicht nur Teilaspekte, um letztendlich nicht einer Fehlbeurteilung zu unterliegen.

Prof. Allum, Basel, aus dem Auditorium:

Der Befund der Posturographie ist mir sofort aufgefallen. Für mich war klar, dass der genannte Patient im Prinzip bei dieser Untersuchunge auf einer Schaum-stoffmatte hätte stehen sollen. Man hätte ge-sehen, dass wahrscheinlich auf normalen Boden mit geschlossenen Augen er mehr ge-schwankt hätte als auf der Schaumstoffmatte, was nicht normal ist. Die Schaumstoffunter-chung ist eine absolute Indikation bei jeder Aggravationsprüfung. Es wäre sicherlich auch notwenig gewesen, eine Sakkulusläsion auszuschließen.

Stoll:

Wenn Sie auf mich jetzt mit VEMP's schießen, dann hätte ich noch ein Beispiel.

Scherer:

Jetzt nicht.

Dr. Töpfer aus Hagen aus dem Auditorium:

Ich stelle eine Frage zum Rotationspendeltest. Ich mache seit vielen Jahren eine simultane Ableitung beider Augen beim Pendeltest und finde in einigen Fällen eine deutlich unterschiedliche Intensität auf beiden Augen. Ich konnte das bisher nicht richtig erklären. Kann das ein Utrikulusschaden sein, oder liegt dieses Phänomen in der zentralen Verarbeitung des Nystagmus?

Westhofen:

Ich scheide einen Utrikulusschaden aus. Was Sie da beschreiben, könnte verschiedene Ursachen haben. Es gibt im Rahmen von entzündlichen ZNS-Erkrankungen ähnliche Bilder, wie Sie sie beschrieben haben. Es gibt auch im Bereich der Parkinson'schen Erkrankung ähnliche Bilder. Ohne weitere Befunde kann man dies kaum einordnen.

Aber vielleicht kann ich noch etwas loswerden, was mir gegen den Strich läuft. Ich glaube, es gibt am runden Tisch diskrepante Meinungen zu der Frage, welche Untersuchung ist bei welchem Gutachten geeignet und welche ist ungeeignet. Es ist, so glaube ich, wichtig, zunächst einmal auszuloten, welche gutachterlichen Fragen denn zu beantworten sind. Die Antworten, die aus dem Rundtisch kommen, sind jede für sich genommen, ja nachvollziehbar, aber sie beantworten unterschiedliche Fragen. Das Beispiel, das Herr Stoll beschrieb, war dazu angetan herauszubekommen, ob dieser Mann belastbar ist und ob er beruflich eingesetzt werden könnte. Herr Stoll hat gezeigt, dass die entscheidende Frage, dies zu beantworten, die ist, ob der Patient eine stabile vestibulospinale Funktion hat. Kann der Patient stehen und kann er auf Schwankungen entsprechend reagieren. Und das dazu notwendige Verfahren, auch in der gutachterlichen Taktik, ist dann der von ihm gezeigte SOT (Sensory Organisation Test) oder etwas Vergleichbares. Dann hat man mit einer Sache alle Fragen beantwortet und braucht dazu auch keine Subtests. Da stimme ich ihm völlig zu. Wenn er aber gefragt worden wäre, unter der Voraussetzung, der Patient hätte eine Störungen gehabt, dann kommt ja sofort die nächste Frage, ob die beobachtete Läsion einer bestimmten Ursache zuzuord-

nen ist. Dann kommen die Fragen, die Herr Ernst beantwortet, ob ein Stoß geeignet ist, die Otolithen loszulösen, usw. Das sind dann wieder andere Fragen. Aber wir vermischen im Moment ständig die unterschiedlichen Fragen mit unterschiedlichen Antworten. Das macht Verwirrung.

Scherer:

Herr Stoll hat mit seinem Fallbeispiel provoziert. Jetzt will ich zurückprovozieren ebenfalls mit einem Fallbeispiel.

Wir haben einen Gutachtenpatienten. Er ist ein Baggerführer, der auf dem Weg nach Hause auf der Autobahn an einem Stau stehend von hinten von einem anderen Auto mit hoher Geschwindigkeit angefahren wurde. Was ist passiert? Bei dem Unfall ist der Sitz aus seinem Landrover herausgerissen worden. Der Patient ist mit dem Kopf an die linke A-Säule geflogen, d.h., das Trauma war am Kopf links. Er hatte einen Tinnitus links, eine geringe Hörstörung links im Tieftonbereich und er hatte vestibulär nicht viel. Kalorisch war er seitengleich. Es kam nun zu einem typischen „Ping-Pong-Gutachten", bei dem der Akt von einem Gutachter zum anderen geht. Der Patient hat gesagt, er könne als Baggerführer mit Schwindel nicht mehr arbeiten. Denn immer, wenn er mit dem Bagger vorwärts fahre an die Grube und wenn er sich dann aufrichte, dann bekomme er einen Ruck zur Seite. Er führe die Baggerschaufel mit den Händen und jedes Mal würde es ihm die Schaufel verreißen. Die Geschichte ging von einem Gutachter zum nächsten und jeder sagte, der Patient habe nichts. Und warum hat man gesagt, er habe nichts? Weil der Patient kalorisch in Ordnung war und auch sonst man nicht viel gefunden hat. Tinnitus hat er gehabt und eine Hörstörung, alles auf der linken Seite. Nur links kalorisch hatte er nichts. Dieses Gutachten hat mich sehr geärgert, weil die Akte immer mehr gewachsen ist. Sie kennen diese anwachsenden Dynamikakten. Dann kam er zu uns und wir haben einen eindeutigen Otolithenschaden links nachgewiesen. Das ist nun genau das Gegenteil von

Ihrem Patienten, Herr Stoll. Solche Patienten, so muss man wirklich sagen, gibt es. Es gibt Leute, die wir nicht diagnostizieren und die im Gutachten miserabel behandelt werden, weil man letztendlich sagt, „wir sehen nichts, also hat er nichts". Ich bin entschieden gegen eine solche Auffassung. Herr Lempert, das würden Sie doch auch sagen?

Stoll:
Wir kommen wieder zusammen, Herr Scherer, in dem Augenblick, in dem Sie sagen, der Patient muss in 2 Jahren noch einmal nachbegutachtet werden.

Scherer:
Das haben wir gemacht und die Befunde bei der unilateralen Utrikulusprüfung waren immer noch außerhalb der Norm.

Stoll:
Würden Sie behaupten, dass man lebenslang mit einem verlorengegangenen Otolithen nicht mehr arbeiten kann? Dann könnten Sie eine ganze Nation krankschreiben.

Scherer:
Herr Stoll, wir haben das Problem, dass ein Baggerführer mit einem Gleichgewichtsschaden gemeingefährlich ist. Er sagt ja, er habe in Ruhe kein Problem. Er war in Ruhe kompensiert. Nur bei Bewegungen mit starkem Otolithenreiz (nach vorne beugen und aufrichten) ist eine Störung aufgetreten. Der Utrikulusschaden bei dem Patienten ist letztendlich anerkannt worden. Der Tinnitus nicht, was ich schade fand.

Lempert:
Es gibt aber einen eindeutigen klinischen Unterschied bei diesen beiden Fällen. Herr Scherer, ihr Patient, bot einen klinischen Anfangsverdacht, hier ist irgendetwas nicht in Ordnung. Dieser Anfangsverdacht lag darin, dass er eben die Schwierigkeiten mit dem Hantieren des Baggers hatte. Deshalb würde ich aber immer noch sagen, man solle nicht flächendeckend Otolithentests machen.

Scherer:
Herr Lempert, aus diesem Anfangsverdacht, dass er bei schnellen Bewegungen eine Bewegung zur Seite macht, würden viele Gutachter nicht darauf kommen, dass dies ein Otolithenschaden sein könnte.

Lempert:
Dies ist ja richtig, trotzdem bleibe ich bei diesem Baggerfahrer skeptisch, weil das kompensiert sein kann und man muss genau hinschauen, ob er nicht ein phobisches Problem entwickelt hat am Rand des Abgrundes, wo er Angst hat, das Ding zu verreißen.

Scherer:
Dieser Patient hat angegeben, dass er mit seiner Baggerschaufel auch manchmal Gegenstände in den ersten Stock hinaufheben muss und da hätte er dasselbe Problem. Das ist ja der Unterschied zwischen Normalhaltung und Dynamik. Dynamisch sind die Leute manchmal anders.

Das war nur ein kleines Gegenbeispiel, mit dem ich behaupte, dass die Otolithenuntersuchung wichtig ist.

Ich habe noch ein weiteres kleines Beispiel dazu. Ein Patient wurde uns vom Flugmedizinischen Institut Köln zur Untersuchung geschickt. Der Patient ist Pilot. Der Co-Pilot hatte ihm gesagt, immer wenn du landest und du bist in Wolken, dann hängt deine rechte Tragfläche herunter. Immer, wenn das optische Bild weg ist, dann fliegst du schief und es hängt die rechte Seite. Wir haben den Piloten untersucht und er hatte ebenfalls ein Otolithenproblem. Es wurde zweimal getestet. Das nur zur Frage der Kompensation eines Otolithendefektes. Es wird zwar behauptet, dass Otolithen komplett kompensieren, aber wer sagt uns denn, dass dies beim Menschen wirklich so passiert, wie beim Tier. Dieser Pilot ist natürlich in der Zwischenzeit beim Bodenpersonal beschäftigt, das ist klar.

Jetzt kommen wir zu einem ganz wichtigen Thema und das soll uns Herr Ernst beantworten. Herr Ernst, Sie haben im Prinzip doch viele schwere Unfälle. Sie haben jetzt gehört, dass Herr Lempert sagt, Beschwerden müssten relevant sein, wir wollen einen Anfangsverdacht. Die Frage nun an Sie, wie sieht das Beschwerdebild von Patienten aus, bei denen Sie einen Otolithenschaden gesehen haben. Über was klagen die Leute eigentlich?

Ernst:

Auch wenn es polemisch klingt, es gibt eben kein anfängliches Beschwerdebild. Das ist die Tücke. Ob leicht oder schwer, ob z.B. Auffahrunfall. Patient wird üblicherweise in eine Rettungsstelle gebracht. Wird unfallchirurgisch untersucht, wird geröntgt, geht nach Hause. Er fühlt sich unsicher auf den Füßen und dann geht er zu seinem Hausarzt. Dieser sagt, ja das ist der Schreck gewesen, der ist ihm so in die Glieder gefahren. Dann geht er zum nächsten Arzt, der sagt, ja das war eine Comotio cerebri. Das macht so was immer. Dann ist normalerweise für den Patienten alles erledigt. Normalerweise kommen die Patienten mit Otolithenschäden, wenn es kein benigner paroxysmaler Lagerungsschwindel ist, also mit sakkulären und utrikulären Schäden, frühestens zu uns nach 3 Wochen, aber meistens erst nach 3 Monaten, weil sie nämlich in Ruhe nie Probleme haben, aber eben in Dynamik. Wenn sie z.B. Fahrradfahren auf sandigem Untergrund, dann fallen sie plötzlich vom Fahrrad. Wenn sie Autofahren und in den Tunnel fahren, es ist dunkel, es ist nass, dann merken sie plötzlich, wie sie verreißen. Wenn sie auf der Autobahn überholen wollen und schnell den Kopf drehen, merken sie plötzlich, dass sie unsicher werden. Eine klassische Situation ist: Der Patient hat am Anfang ein Gefühl, hurra ich lebe noch, was ihm dann noch stört, wird erst einmal unterdrückt. Er wird auch von jedem Organmediziner darin bestärkt, dass er sich und das was er empfindet nicht so wichtig nehmen soll, so dass also frühestens der Patient nach 3 Wochen, aber in der Regel nach 3 Monaten kommt.

Jetzt folgen Bilder mit Beispielen. Was die Patienten am Anfang merkten, ist eigentlich nur der benigne paroxysmale Lagerungsschwindel, wenn Sie das als Korrelat einer Otolithenfunktionsstörung meinen. Die sekundären Störungen, darüber reden wir noch, die zervikogenen Störungen lassen ja immer die Alarmanlagen losgehen bei einigen anderen benachbarten Fachdisziplinen. Ich meine damit die reine reaktive muskuläre Versteifung im Sinne eines Schmerzsyndroms, also das myofasziales Schmerzsyndrom, an der HWS nach einem Auffahrunfall. Die echte Otolithenstörung kommt eigentlich immer erst wesentlich später. Sehr interessant ist aber die Unterscheidung in die primären Störungen, die innerhalb der ersten 24 Stunden auftreten und die sekundären Störungen. Bei unseren 65 Patienten, die alle subjektiv Schwindel hatten, traten 2 der Entitäten (BPPN und Commotio labyrinthi) bei der knappen Hälfte der Patienten auf und 11 % der Patienten hatten mehr als 2 Erkrankungen. Es ist also nicht so, dass jemand nur eine Sache hat und das war's. Betrachtet man sie im follow up, und jetzt komme ich noch einmal auf die Kompensation, wären eigentlich alle Patienten gut bis auf die Patienten, mit der chronisch-entzündlichen Symptomatik in der Wirbelsäule, also in den Bändern und den Gelenken. Die Patienten vor allem mit den beidseitigen utrikulären Funktionsstörungen werden nicht gut. Das passt auch zu dem, was Herr Helling sagte. Ich meine wie er, dass die Utriculusfunktionsstörung deshalb so schwierig kompensiert, weil die Otolithen eben phylogenetisch so alt sind und einen Set point setzen im vestibulären System. Wer eine hohe körperliche Dynamik hat und entsprechend alt ist (über 50), der hat ein Problem. Wir machen als Screening immer einen Einbeinstand und ansonsten das, worüber wir bereits diskutiert haben. Ich möchte nur noch schnell zwei Fälle zeigen, die sehr eindrucksvoll sind.

Erster Fall: Auch ein Verkehrsunfall – eine nicht angeschnallte Taxifahrerin, Arbeitsunfall. Die gab bei uns an, dass sie nach 1 Jahr noch persistierenden Schwindel hatte. Die Diagnose war Polytrauma, nicht disloziierte Fraktur etc., Schädel-Hirn-Trauma 1. Grades, Galeahaematom. Sie kam zu uns mit einer diskreten Innenohrschwerhörigkeit, sie zeigte im Equitest relativ große Schwankungen. Sie lag deutlich außerhalb der Norm Auf den Abbildungen sehen sie eine kalorische Untererregbarkeit. Sie hat einen Sakkulusausfall auf einer Seite als pathognomonisches Substrat. Der Utrikulus war normal. Was lag dem zugrunde. Jetzt komme ich auf den Punkt. Eine bei der Erstversorgung nicht erkannte Promontorialwandfraktur, die wir mit einem Patch abgeklebt haben, und sehen hinterher wieder eine normale Knochenleitung.

Zweiter Fall: Ein Patient, der so einen klassischen Schleudermechanismus nach Auffahrunfall erlitten hat und der dann auch noch einen persistierenden Schwindel angab nach einem 3/4 Jahr. Mit dem Kopf hatte er die Kopfstütze abgebrochen. Er hat eine diskrete Diskrepanz in der Kalorik. Das Hören ist o.k. Bei der Posturographie fällt auch nicht sehr viel auf. Jedoch bei der subjektiven Vertikalen bei Kippung liegt er deutlich außerhalb der Perzentile.

Ich will noch einmal zusammenfassen: Unabhängig vom Unfallmechanismus kann alles Mögliche vorkommen. Man muss aber natürlich dem klinischen Erstverdacht folgen, also der Patient muss sagen, mir ist schwindlig und der Otolithenpatient sagt einem in der Regel, ich fühle mich wie „besoffen" und vor allem wenn ich die Augen zumache, dann verstärkt sich der Zustand. Im Dunkeln ist es ganz schlimm und wenn ich auf unsicherem Untergrund laufe, ist es eine Katastrophe. Deshalb stellen wir die Patienten auch gern auf eine Wasseroberfläche auf Pontons und lassen sie auf diesen Pontons auf Wasser üben – als Therapie.

Schmäl:

Bei traumatischen Otolithenläsionen (gemeint ist BPPS - zu beachten sind die unterschiedlichen Abkürzungen BPPS = benigner, paroxysmaler, positionaler Schwindel; BPPN = benigner paroxysmaler, positionaler Nystagmus; BPLS = ... Lagerungsschwindel - der Herausgeber) müssen wir uns gelegentlich an unsere eigene Nase fassen, denn wir lösen diese Erkrankung häufig selbst aus. Die Äthiologie ist klar, es kommen die Otolithen hauptsächlich vom Utrikulus. Sie kommen im hinteren vertikalen Bogengang am häufigsten vor. Die Canalolithiasis ist meist ideopathisch, aber die Krankheit kann auch nach Kopftraumen auftreten, oder auch postoperativ. Damit ist nicht gemeint, nach 10-wöchiger Bettlägrigkeit nach einer Hüft-TEP, sondern postoperativ im HNO-Bereich nach Innenohreingriffen, z.B. Steigbügel-Operationen, wenn Teile der Fußplatte abbrechen, oder wenn starke Manipulationen an der Fußplatte auftreten. Dann können sich Otolithen lösen und zu einem BPPS führen. Ebenfalls beschrieben ist die Erkrankung nach einer Cochleaimplantation, wenn man die Cochleostomie macht. Dabei ist es seltener der Fall, dass das Material vom Bohren in die Cochlea gelangt, sondern es passiert eher durch das Vorschieben der Elektroden. Hier noch ein Beispiel, bei dem eine Op-Schwester auf einer Nase herumhämmert, welche schon einige Schützenfeste hinter sich hatte. Durch die Erschütterung wird vom Utriculus das Material dann nach hinten abgeschert. Der Meißel (der Film zeigt eine Rhinoplastik) hat genau die Richtung auf den hinteren vertikalen Bogengang. Ebenfalls beschrieben ist der BPPS nach Osteom-Operationen oder Zahnextraktionen.

Scherer:

Wir fassen zusammen: Möglichkeiten für Otolithenläsionen gibt es viele und unsere Patienten versorgen uns auch damit durch die vielen Unfälle.

Helling:

Ich möchte jetzt noch einmal etwas deutlich sagen: Es wird so der Eindruck geweckt, als sei der benigne paroxysmale Lagerungsschwindel in die selbe Kiste zu tun, wie eine gestörte Sakkulusfunktion oder gestörte Utrikulusfunktion. Das ist völlig falsch. Es geht nicht darum, ob am Utrikulus selbst ein Schaden existiert beim BPPS oder persistiert, sondern es geht quasi beim BPPS um ein Durcheinander im Innenohr, das durch Lagerungsmanöver wieder aufgeräumt werden muss. Es geht nicht um neuronale Schäden oder um Schäden am sensorischen Organ. Insofern möchte ich nicht den Eindruck aufkommen lassen, dass der BPPS, wie jetzt hier vorgestellt und wie auch in der Vorgeschichte durch den Fall von Herrn Stoll dokumentiert, dasselbe ist, als das, was wir versuchen mit der Bestimmung der subjektiven visuellen Vertikalen oder mit VEMP's, oder mit sonst einer Untersuchung nachzuweisen. Das sind unterschiedliche Erkrankungsbilder. (Der primäre Otolithenschaden einerseits und der BPLS bei Cupulo- oder Canalolithiasis andererseits - Hinweis des Herausgebers).

Schmäl:

Der Eindruck sollte auch hier nicht erweckt werden. Aber wir haben hier kurz diskutiert. Man sollte nach Rhinoplastiken am nächsten Tag eine exzentrische Rotation durchführen oder die VEMP's bestimmen. Vielleicht findet man eine Läsion. Ich will nicht behaupten, dass der BPPS ein Utrikulusschaden ist.

Westhofen:

Ich möchte Herrn Helling beipflichten. Ein klassischer BPLS ist üblicherweise doch kein Grund zur Berentung. Wenn er so auftritt, dass er ständig rekurriert, dann stimmt die Diagnose nicht. Dann ist das offensichtlich ein sekundärer BPPS, der eben sekundär ist, weil es eine primäre Erkrankung gibt. So wird dann die Erkrankung gesucht. Dies ist dann die primäre Gutachtendiagnose. Aber wenn wir über Gutachten sprechen, dann ist der BPLS nicht die Erkrankung, die dazuführt, dass der Gutachter sagt, der Patient ist arbeitsunfähig oder muss berentet werden. Es gibt aber

eine Reihe von Erkrankungen, die im Bereich des Innenohres attackenweise auftreten und auch unauffällige Intervalle hinterlassen. Die sind für den Gutachter außerordentlich lästig, weil der Patient möglicherweise gerade dann kommt, wenn er gesund ist, so dass er zu gut begutachtet wird, obwohl er zwischenzeitlich starke Beschwerden hat, die aber zum Zeitpunkt der gutachterlichen Untersuchung nicht nachweisbar sind. Jeder Gutachter sollte nicht vergessen, wenn Innenohrerkrankungen zur Debatte stehen, dass es auch Innenohrerkrankungen gibt, deren Ursache primär im Mittelohr liegt. Es gehören die Impedanzaudiometrie und differenzierte Untersuchungen der Tubenfunktion dazu. Es gibt Krankheitsbilder, die allein da ihre Ursache haben und man kann erheblich gewinnen, auch in den Intervallen, wenn man am Gutachtentag mehrfach hintereinander diese Verfahren einsetzt.

Stoll:

So kann das nicht stehen bleiben. Die Aufgabe eines Gutachters ist nicht, irgendwelche Erkrankungen aufzuzeigen, die es eventuell gibt. Ihre neuronale Schädigung, was hat die denn für eine Symptomatik, was hat die für eine Auswirkung im Alltag. Was ich zu bewerten habe, ist das, was im Alltag passiert. Kann der Patient gehen, stehen, zeigen, zeichnen, kann er sein Flugzeug führen usw. Nur darum geht es. Es geht nicht darum, dass wir irgendeine versteckte Krankheit irgendwo haben, die wir mit irgendeinem Test aufbauen können. Da sind wir nämlich bei Ihrem Rundschreiben, Herr Moderator (einleitende Worte im Programmheft). Hirnstammtaumeligkeit. Es gab Gutachterstellen in Deutschland, da hatte der Patient kritiklos immer recht. Der konnte aufzählen, was er wollte, die ganze Symptom-Skala, vom Fußpilz bis zum Haarjucken hinter dem Ohr. Dies wurde alles mit eingebaut in eine MdE. Da wollen wir doch nicht hin, oder?

Scherer:

Natürlich nicht. Herr Stoll, ich will dies jetzt zum Schluss auch noch einmal ansprechen.

Was machen wir, wenn wir einen Patienten haben, dessen Anamnese verdächtig ist, wie Herr Lempert sagt. Also er hat eine hinweisende Anamnese. Wir untersuchen ihn. Es gibt ja in Deutschland nur 4 Stellen, wo man exzentrische Rotationen durchführen kann, der derzeitige Goldstandard, aber an anderen Stellen kann man zumindestens Screeningteste machen. Wir stellen uns einmal vor, dass wir bei einem solchen Test etwas sehen. Wenn wir uns – wie Herr Stoll sagt – nur nach der Symptomatologie richten, dann müssen wir eigentlich auch darüber sprechen, wie wir das jetzt in einem Gutachten bewerten. Wir können ja Niemandem eine Rente für sein Leben geben, sondern wir müssen bei einer Untersuchungstechnik, die so problematisch ist, doch wenigstens einbauen, dass spätestens nach 1/2 Jahr Kontrollen sein müssten. Ist das akzeptiert. Wir würden sagen, wir sehen etwas, aber bitte in einem halben Jahr kontrollieren. Sollen wir uns darauf einigen, dass Otolithenfunktionsstörungen eigentlich nur dann gutachterlich relevant werden, wenn man sie auch in mehreren Nachuntersuchungen findet. Würde das Konsens finden?

Lempert:

Ich würde mit dem Wort Goldstandard vorsichtig sein. Dies sind so Rogatparameter im Sinne der Gutachtenfragen.

Scherer:

Neurologen benutzen meistens den Begriff „Goldstandard".

Lempert:

Ja, aber nur für die Dinge, die wirklich aus Gold sind.

Scherer:

Dies ist etwas unfair.
Noch einmal die Frage, ob Konsens besteht zu o.g. Vorgehen (gutachterliche Bewertung erst nach Kontrolluntersuchungen).

Stoll:

Wir können als Mediziner denken was wir wollen, wir sind eigentlich nur die Handlanger vom Gesetzgeber. Wir müssten auch mal abwägen, was der Gesetzgeber dazu denkt. Es ist nicht so, dass in diesem Land alle völlig 100% beschwerdefrei laufen müssen. Jeder hat ein bisschen Rückenschmerzen, Schwindel, dies und jenes. Wenn sie das alles gutachterlich abklären wollen, dann kriegen sie Probleme. Also der Gesetzgeber gibt uns vor, was wirklich gutachterlich relevant ist. Und aus dieser Vorgabe beantworten wir die Frage. Und so läuft es eigentlich bei jedem Gutachten. Jetzt könnte es sein, dass der Aktenberg aufgearbeitet wird und sie stellen 1000 Diskrepanzen fest und kommen mit einer neuen Untersuchungstechnik und sagen, der Pat. hat tatsächlich eine Utrikulusstörung. Jetzt würde ich sagen, bevor sie das als ihren Goldstandard einbringen, dann lassen sie uns lieber nach 1 oder 2 Jahren die Untersuchung überprüfen. Da könnte ich besser damit leben.

Scherer:

Das haben wir gemacht.
Nun noch einmal die Frage an den Neurologen, Herrn Lempert. Was machen wir mit einer Person, die einen Unfall hatte und Beschwerden hinterher hat. Bei allen Untersuchungen finden wir nichts besonderes und dann machen wir eine exzentrische Rotation und finden bei dem Patienten eine Utrikulusstörung – wie bei dem Baggerfahrer.

Lempert:

Es gehört immer mehr dazu, als nur ein pathologischer Test. Diese Brandenburger Geschichte, von der Herr Helling erzählte, mit dem Eisenpfeiler ist plausibel und ging in die richtige Region. Es hat typischen Beschwerden gegeben – aus meiner Sicht. Aber nur ein pathologischer Befund lässt mich kalt.

Scherer:

Kommen wir zurück auf den Baggerfahrer. Der hatte ja einen Unfall, der relevant war für eine

Störung der linearen Rezeptoren. Was stört uns zu sagen, dass er tatsächlich etwas hat?

Lempert:

Beim Baggerfahrer würde ich mitgehen.

Ernst:

Ich möchte sagen, dass auch Otolithenfunktionsstörungen sich unserer Erfahrung nach, MDE-technisch und in der absolutern Bewertung wunderbar mit der Stoll-Tabelle bewerten lassen. Zweitens, dass eine zeitliche Begrenzung der MDE gut ist, das ist o.k., wobei ich allerdings Schwierigkeiten vor allem bei älteren Patienten sehe, ob sich da noch sehr viel tut. Aber, das ändert ja nichts daran, dass wir den Patienten trotzdem mit Einschränkungen für den Arbeitsmarkt wieder freigeben können. Wenn sie jetzt klassisch den Bereich der Gesetzlichen Unfallversicherung heranziehen, gibt es eigentlich nur ein Problem, das ist die Höhentauglichkeit. Ansonsten gibt es kein Problem in meinen Augen.

Stoll:

Wir haben auf der einen Seite natürlich die Sozialgerichte, die uns zu Dauerschäden und Berentungen fragen. Wir haben aber auf der anderen Seite die Unfallversicherung. Und ihre ganzen Untersuchungen, die sie machen, die sind im Bereich der Unfallversicherung wichtig, weil es da um irgendeine Summe geht. Hat einer seinen Utrikulus verloren und hat dadurch auch Lebensqualitätseinbußen auch nur über 5 Jahre, da gibt es dafür einen Obolus. Da würde ich sagen, da kann man wieder einsteigen und sagen, wenn sich das nachweisen lässt, er hatte einen Unfall gehabt, konnte nicht Skifahren usw., dafür hat er sich ja versichert. Das ist ein ganz anderer Ansatzpunkt auch für den Gutachter.

Diskussion aus dem Publikum:

Letztendlich geht es ja immer um die Frage: Aggravation oder nachweisbarer Schaden. Wie die Bewertung dann ausfällt, ist ein ganz anderes Thema. Sie ist dann streng nach Regeln vorzunehmen. Unsere neuen Untersuchungen zur Suche nach der Quelle eines Schadens sollten aber eingesetzt werden. Wir würden doch unsere neue Bildgebung bei der Begutachtung nicht deshalb ablehnen, weil sie neu ist, sondern wir würden sie einsetzen. Deshalb bin ich dafür, die neuen vestibulären Untersuchungsmethoden auch einzusetzen.

Lempert:

Die Antwort ist: Wir sollten es deshalb nicht machen, weil wir die Verfahren vielfach noch nicht so gut bewerten können, z.B. weil wir keine alterskorrigierten Normwerte haben und weil wir durch multiples Testen, wie in der Klinik auch, in Teufels Küche kommen. Also nur indizierte Tests, die spezifische Fragen, die hier relevant sind, beantworten können.

Stoll:

Ich möchte Ihnen noch eine Überlegung mit auf den Weg geben, worüber wir morgen weiterdiskutieren können.

Ich hatte eine Patientin (Gutachten) nach Auffahrunfall, langer Anamnese etc.. Die kam und sagte, Drehstuhluntersuchung mache ich nicht, kalorische Untersuchung auch nicht, da wird es mir immer schwindlig, das ist unzumutbar. Was hätten Sie an meiner Stelle gemacht? Darüber wollen wir morgen diskutieren.

Herr Scherer beendet das Rundtischgespräch und dankt allen Diskutanten.

Attackenschwindel und Kopfschmerz –
Eine diagnostische Herausforderung

Attackenschwindel und Kopfschmerz bei Migräne

T. Lempert

Die Migräne gehört zu den häufigsten Ursachen rezidivierender Schwindelattacken (Dieterich und Brandt 1999; Neuhauser et al. 2001). Erst in den letzten Jahren wurde der Migränschwindel (MiS) anhand von Fallserien großer Schwindelambulanzen detailliert beschrieben. Mittlerweile wird er zunehmend auch von den erstversorgenden Neurologen, HNO-Ärzten und Allgemeinmedizinern diagnostiziert (Neuhauser und Lempert 2004).

Epidemiologie

Neben Fallberichten waren es insbesondere epidemiologische Zusammenhänge, die auf eine kausale Verbindung zwischen Schwindel und Migräne aufmerksam gemacht haben. Sowohl Schwindel als auch Migräne sind häufig in der Allgemeinbevölkerung: Die Lebenszeit-Prävalenz von Migräne-Kopfschmerzen beträgt in Deutschland 11% (Goebel et al. 1994), die Prävalenz von mäßigem oder starkem Schwindel fast 30% (Neuhauser et al. 2005), so dass ein Zusammentreffen dieser Beschwerden bei einem Patienten wenig über eine kausale Beziehung aussagt. Allerdings ist die Komorbidität von Schwindel und Migräne deutlich häufiger, als rein statistisch zu erwarten wäre. Dies konnte sogar in beiden Richtungen gezeigt werden: Migränepatienten haben mehr Drehschwindelattacken als Kontrollkollektive (Kayan und Hood 1984; Kuritzky et al. 1981), Schwin-

delpatienten weisen eine erhöhte Migräneprävalenz gegenüber gematchten Kontrollen auf (Neuhauser et al. 2001). Darüber hinaus war in Fallserien von Patienten mit vestibulärem Schwindel unklarer Genese die Migräneprävalenz mit 30–60% deutlich höher als in der Allgemeinbevölkerung (Aragones et al. 1993; Savundra et al. 1997; Lee et al. 2002).

MiS macht in spezialisierten Schwindel-Ambulanzen mindestens 6%–7% der Diagnosen aus (Brandt und Dieterich, 1999; Neuhauser et al. 2001) und ist die dritthäufigste Diagnose nach dem benignem paroxysmalen Lagerungsschwindel und dem psychogenem Schwindel (Neuahauser et al. 2001). In Migränekollektiven gibt fast jeder 10. Patient einen MiS an (Neuhauser et al. 2001). Eine erste bevölkerungsbezogene Studie zeigte, dass die Lebenszeitprävalenz des MiS im Erwachsenenalter bei 1% liegt (Neuhauser et al. 2006).

Diagnostische Kriterien

Der MiS wurde als eigenständiges Syndrom erst seit den 80iger Jahren in Fallserien mit bis zu 100 Patienten beschrieben (Kayan und Hood 1984; Cutrer und Baloh 1992, Cass et al. 1997; Dieterich und Brandt 1999; Neuhauser et al. 2001). Dabei wurde deutlich, dass vestibuläre Schwindelattacken eine Manifestationsform der Migräne sein können, deren Dauer meist nicht einer typischen Migräneaura (5–60 Minuten) entspricht und oft auch nicht in engem zeitlichen Zusammenhang zu Migräne-Kopfschmerzen auftritt. Insbesondere bei fehlenden Kopfschmerzen ist das Auftreten anderer migränetypischer Symptome (Photophobie, Phonophobie oder visuelle Migräneauren) während der Schwindelattacke der Schlüssel zur Diagnose. Auch migränetypische Auslöser oder ein Ansprechen auf Migräne-Medikamente können als diagnostische Hinweise genutzt werden. Ein pathognomonisches klinisches Zeichen oder einen biologischen Marker für MiS gibt es ebenso wenig wie für die Migräne selbst. Nach dem Vorbild der Migräne-Klassifikation der International Headache Society (IHS)(2004), entwickelte unsere Arbeitsgruppe diagnostische Kriterien für den MiS (Tabelle 1). Dabei wird, ähnlich wie bei der Migräne selbst, zwischen sicherem und wahrscheinlichem MiS unterschieden, um dem weiten Spektrum individueller Befundkonstellationen gerecht zu werden (Neuhauser 2001).

A. Sicherer Migräne-Schwindel (Kriterien A–D müssen erfüllt sein)

A. Episodischer vestibulärer Schwindel mäßiger bis heftiger Intensität[1] (Drehschwindel oder andere Bewegungsillusion, Lageschwindel, Kopfbewegungsintoleranz, d.h. Auftreten oder Verstärkung des Schwindels durch Kopfbewegungen)

B. Migränesyndrom entsprechend den Kriterien der International Headache Society (Migräne ohne Aura, Migräne mit Aura) [2]

C. Migränesymptome während der Schwindelattacke:
(mindestens ein Migränesymptom während mindestens zwei Schwindelattacken[3])
- Migränetypische Kopfschmerzen[4]
- Photophobie
- Phonophobie
- Flimmerskotome oder andere Aurasymptome

D. Ausschluss anderer Ursachen

Anmerkungen:
[1] Ein Schwindel mäßiger Intensität erschwert die Arbeit und andere tägliche Verrichtungen des Patienten, ein Schwindel heftiger Intensität verhindert sie.
[2] Die Migräne muss nicht „aktiv" sein
[3] Neben Attacken mit Migränesymptomen können auch isolierte Schwindelattacken auftreten
[4] Die Kopfschmerzen entsprechen in ihrer Art den individuellen Migränekopfschmerzen, können jedoch geringer ausgeprägt sein.

B. Wahrscheinlicher Migräne-Schwindel (Kriterien A-C müssen erfüllt sein)

A. Episodischer vestibulärer Schwindel mäßiger bis heftiger Intensität

B. Mindestens *eines* der folgenden Merkmale oder Symptome, die auf eine Migräne als Ursache hinweisen:
- Migränesyndrom entsprechend den Kriterien der International Headache Society (2004)
- Migränesymptome während ≥ 2 Schwindelattacken (s.o.)
- Migränetypische Auslöser bei mehr als der Hälfte der Schwindelattacken: spezifische Nahrungsmittel, unregelmäßiger Schlaf, Menstruation
- Besserung des Schwindels auf Migräne-Medikamente

C. Ausschluss anderer Ursachen

Tabelle 1
Kriterien des Migräneschwindels (Neuhauser et al. 2001)

Alters- und Geschlechtsverteilung

MiS kann in jedem Lebensalter beginnen (Dieterich und Brandt 1999; Cass et al. 1997; Johnson 1998), wobei Frauen je nach Studie anderthalb bis fünf Mal häufiger betroffen sind (Dieterich und Brandt 1999; Cass et al. 1997; Johnson 1998; Neuhauser et al. 2001). Bei den meisten Patienten treten Migräne-Kopfschmerzen etliche Jahre vor dem MiS auf und einige haben bereits seit Jahren keine Kopfschmerzen mehr. Eine oft schon im Kleinkindalter einsetzende Variante des MiS ist der benigne paroxysmale Schwindel der Kindheit, der durch kurze Schwindelattacken bei ansonsten gesunden Kindern charakterisiert ist und der sich nach Monaten bis Jahren oft spontan zurückbildet. Dieses häufige Syndrom hat Eingang in die IHS-Klassifikation gefunden als eines der periodischen Syndrome der Kindheit, die Vorläufer einer Migräne sein können (International Headache Society, 2004).

Schwindeltyp

Patienten mit MiS klagen über Drehschwindel, lageabhängigen Schwindel oder eine Kopfbewegungsintoleranz, damit wird ein Gefühl ähnlich einer Seekrankheit bezeichnet mit Schwindelzunahme bei Kopfbewegungen (Cass et al. 1997). Manche Patienten berichten über eine visuelle Schwindelverstärkung oder -auslösung beim Anblick bewegter Muster, beispielsweise im Strassenverkehr oder im Kino (Cass et al. 1997). All diese Varianten des vestibulären Schwindels können isoliert, kombiniert oder sequentiell während einer Attacke auftreten. Gelegentlich geht ein episodischer MiS in einen Dauerschwindel über (Cass et al. 1997; Johnson 1998).

Attackendauer

Die Dauer der ist extrem variabel und reicht von Sekunden bis zu Wochen. Nur etwa 20% der Patienten haben Attacken, die zwischen 5 und 60 Minuten anhalten und damit einer Aura entsprechen könnten, während mindestens die Hälfte der Patienten ihren Schwindel über Stunden bis Tage behalten (Cutrer und Baloh 1992; Johnson 1998; Dieterich und Brandt 1999, Neuhauser et al. 2001). Daher kann der Migräneschwindel auch meist nicht als Basilarismigräne eingeordnet werden, weil dabei der Schwindel als Aurasymptom (< 1h) definiert ist. Zudem wird für die Basilarismigräne mindestens ein weiteres Aurasymptom aus dem hinteren Stromgebiet gefordert ist, während der Migräneschwindel in der Regel isoliert auftritt (Dieterich und Brandt 1999).

Auch die zeitliche Beziehung von Schwindel und Kopfschmerzen ist variabel. Nur eine Minderheit der Patienten hat regelmäßig Kopfschmerzen während des Schwindels, während eine Mehrheit Schwindelattacken auch ohne Kopfschmerzen kennt und etliche Patienten nie beide Symptome in enger zeitlicher Kopplung haben (Cutrer und Balih 2002; Neuhauser et al. 2002).

Begleitsymptome

Am häufigsten sind die typischen Begleitsymptome eines vestibulären Schwindels: Oszillopsien (Scheinbewegungen der Umwelt), Übelkeit, Erbrechen und Gangunsicherheit. Hinzu kommen oft Migränesymptome, wie Kopfschmerzen, Photophobie, Phonophobie, Osmophobie und Polyurie, die den entscheidenden diagnostischen Hinweis geben können. Auditive Symptome wie Hörminderung, Tinnitus und Ohrdruck können ebenfalls während der Attacke auftreten (Kayan und Hood 1984; Johnson 1998), sind bislang jedoch nicht systematisch untersucht worden. Anders als beim Morbus Menière sind diese Symptome eher gering ausgeprägt und führen im Verlauf der Erkrankung nicht zu einem progredienten Hörverlust (Johnson 1998).

Auslöser

Alle bekannten Auslöser von Migräneattacken können auch MiS hervorrufen: Stress, gestörte Schlafrhythmen, spezifische Lebensmittel (Rotwein, Käse, Glutamat) und menstruelle Hormonschwankungen, gelegentlich auch anhaltende Bewegungsreize.

Untersuchungsbefunde

Die klinische Untersuchung ist im Intervall meist unauffällig. Die Sensitivität und Spezifität der vestibulären Zusatzdiagnostik ist bekanntermaßen gering und trägt auch beim Migräneschwindel nicht viel zur Diagnose bei. In der Elektronystagmographie oder Videookulographie finden sich außerhalb der Attacken oft (kleinere) Normabweichungen beispielsweise eine einseitige kalorische Untererregbarkeit (Cutrer und Baloh 1992) und leichtgradige zentrale Augenbewegungsstörungen (Brandt und Dieterich, 1999) als Hinweis auf persistierende Störungen im peripheren oder im zentralen vestibulären System. Videookulographisch konnte unsere Arbeitsgruppe während der akuten Attacke ausgeprägte zentral-vestibuläre Störungen mit vertikalem oder torsionalem Spontannystagmus oder mit anhaltendem Lagenystagmus nachweisen, in einigen Fällen auch ein peripher-vestibuläres Ausfallsmuster (von Brevern et al. 2005). Diese Störungen waren im Intervall nicht mehr oder nur noch geringfügig nachweisbar. In der Routinediagnostik ist ein Audiogramm zur Abgrenzung gegenüber dem Morbus Menière sinnvoll. Ähnlich wie bei der Migräne ist eine kraniales CT oder MRT bei typischer Anamnese nicht erforderlich.

Differentialdiagnose

Die relevanten Differentialdiagnosen lassen sich meist anhand der Anamnese und der klinischen Untersuchung abgrenzen (Neuhauser und Lempert 2004). Dazu gehören:

- **Morbus Menière:** in der Attacke Hörverlust, Tinnitus, Ohrdruck, anfangs reversibel, im Krankheitsverlauf dann persistierend und progredient, Achtung: oft positive Migräneanamnese (>50%) (Radtke et al. 2002),
- **Vertebrobasiläre TIAs:** meist zusätzliche Symptome aus dem vertebrobasilären Versorgungsgebiet, Dauer Minuten bis Stunden, in der Regel geht es um ältere Patienten mit vaskulären Risikofaktoren. Ein mehrjähriger Verlauf mit zahlreichen Attacken spricht gegen TIAs,
- **Vestibularisparoxysmie durch eine vaskuläre Nervenkompression:** häufige, kurze Attacken (Sekunden bis Minuten), Ansprechen auf Carbamazepin,
- **Benigner paroxysmaler Lagerungsschwindel:** kurze Schwindelattacken, meist im Bett beim Hinlegen, Umdrehen, Aufrichten, überwiegend rotatorischer Nystagmus in der Lagerungsprobe mit Umkehr nach dem Aufsetzen,
- **Psychogener Schwindel:** spezifisch vestibuläre Symptome fehlen, dafür finden sich oft Merkmale einer Angststörung: situative Auslösung, katastrophisierende Kognitionen, exzessive Angst, Herzrasen, Luftnot, Tremor, konsekutives Vermeidungsverhalten.

In Zweifelsfällen empfiehlt sich ein Schwindel-Tagebuch, um Auslöser, Begleitsymptome und Attackendauer prospektiv zu erfassen

Pathophysiologie

Die Pathophysiologie des Migräneschwindels ist ungeklärt, Tiermodelle wurden bislang nicht entwickelt. Zu den diskutierten Mechanismen gehören (Furman et al. 2003; Neuhauser und Lempert 2004):

- Eine „Spreading depression" in kortikalen Arealen, die vestibuläre Information verarbeiten,
- Vasospasmus der Labyrintharterie,

- Freisetzung von Neurotransmittern, die vestibuläre Aktivität modulieren können, z.B. Noradrenalin, Serotonin, Dopamin und das Neuropeptid CGRP,
- Mutationen von Ionenkanal-Genen, wie sie bei zahlreichen anderen paroxysmalen Erkrankungen gefunden wurden. Besonders interessant ist dabei das Gen der Calciumkanal-Untereinheit CACNA1A, in der mehrere Mutationen als Ursache der Episodischen Ataxie Typ 2 und der familiären hemiplegischen Migräne gefunden wurden (Ophoff et al. 1996). Beide Erkrankungen ähneln dem MiS in vieler Hinsicht: familiäres Vorkommen (Oh et al. 2001), häufig Schwindel und Kopfschmerzen als Attackensymptom sowie Ansprechen auf Acetalozamid. Bisher konnten solche Gendefekte jedoch nicht beim MIS identifiziert werden (von Brevern et al. 2006).

A. Attackenbehandlung:

1. Antiverteginosa, z.B.
   Dimenhydrinat 80-150 mg oral/rektal

2. Triptane, z.B.
   Sumatriptan 25 mg rektal
   Zolmitriptan 5 mg nasal
   Rizatriptan 10 mg lingual
   Antivertiginosa, z.B. Dimenhydrinat
   80-150 mg oral/rektal

B. Prophylaxe

1. Auslöser identifizieren und meiden

2. Stressbewältigung, Ausdauersport

3. Medikamentös, z.B.
   Propranolol 40-240 mg
   Metoprolol 50-200 mg
   Flunarizin 5-10mg
   Acetazolamid 250-500 mg
   Diclofenamid 25-100 mg

Tabelle 2
Therapie des Migräneschwindels

Therapie

Empfehlungen zur Behandlung des Migräneschwindels fußen auf unkontrollierten Fallserien, während ausreichend große Plazebokontrollierte Studien noch fehlen. Sinnvoll behandelbar sind akute Attacken, wenn sie länger als 30 min dauern, damit ein Medikament überhaupt seinen Wirkort erreichen kann (Tabelle 2). Solche Attacken können unspezifisch durch ein Antivertiginosum gelindert werden, beispielsweise Dimenhydrinat, am besten in rektaler Applikation. Alternativ kann ein Versuch mit Triptanen gemacht werden. Eine kleine placebo-kontrollierte Studie zeigte einen Trend zugunsten von Zolmitriptan (Neuhauser et al. 2003). Bei Übelkeit sollte statt einer oralen Applikation z.B. Sumatriptan rektal, Zolmitriptan nasal oder Rizatriptan lingual bevorzugt werden.

Zur Prävention häufiger MiS-Attacken sind nach zahlreichen Fallberichten die in der Migräneprophylaxe üblichen Substanzen oft wirksam (Bikhazi et al. 1997) (Tabelle 2). Erfolge wurden auch mit den Carboanhydrasehemmern Acetazolamid und Diclofenamid erzielt. Valproat zeigte in einer kleinen Studie dagegen keine Wirkung (Gordon et al. 1993). Es gelten die in der Migräneprophylaxe üblichen Regeln: Realistische Erwartungen vermitteln (Ziel: 50% Reduktion), langsam eindosieren, mindestens 3 Monate durchhalten, Auswahl des Präparats nach dem individuell günstigsten Nebenwirkungsprofil, Kalender führen lassen, regelmäßiges Therapiemonitoring. Gleichzeitig sollten die nicht-medikamentösen Wege der Migräneprophylaxe nicht vergessen werden, deren Effizienz in der Migränetherapie gesichert ist: Ausdauersport sowie progressive Muskelrelaxation und verhaltenstherapeutische Verfahren zur Stressbewältigung.

Literatur

Aragones JM, Fortes-Rego J, Fuste J, Cardozo C (1993) Migraine: An alternative in the diagnosis of unclassified vertigo. Headache 33: 125-128

Bikhazi P, Jackson C, Ruckenstein MJ (1997) Efficacy of antimigrainous therapy in the treatment of migraine-associated dizziness Am J Otol 18: 350-4

Cass SP, Ankerstjerne JKP, Yetiser S, Furman J, Balaban C, Aydogan B (1997) Migraine-related vestibulopathy. Ann Otol Rhinol Laryngol 106: 182-189

Cutrer FM, Baloh RW (1992) Migraine-associated dizziness. Headache 32: 300-304

Dieterich M, Brandt T (1999) Episodic vertigo related to migraine (90 cases): vestibular migraine? J Neurol 246: 883-92

Furman JM, Marcus DA, Balaban CD (2003) Migrainous vertigo: development of a pathogenetic model and structured diagnostic interview. Curr Opin Neurol 16: 5-13

Göbel H, Petersen-Braun M, Soyka D (1994) The epidemiology of headache in Germany: a nationwide survey of a representative sample on the basis of the headache classification of the International Headache Society. Cephalalgia 14: 97-106

Gordon CR, Kuritzky A, Doweck I, Spitzer O, Shupak A, Hering R (1993) Vestibulo-ocular reflex in migraine patients: the effect of sodium valproate. Headache 33: 129-32

International Headache Society (2004) International Classification of Headache Disorders, 2nd Edition. Cephalalgia 24 (Suppl 1): 8-160

Johnson GD. Medical management of Migraine-related dizziness and vertigo (1998) Laryngoscope 108 (Suppl 85): 1-28

Kayan A, Hood JD (1984) Neuro-otological manifestations of migraine. Brain 107: 1123-1142

Kuritzky A, Ziegler DK, Hassanein R (1981) Vertigo, motion sickness and migraine. Headache 21: 227-231

Lee H, Sohn SI, Jung DK, Cho YW, Lim JG, Yi SD, Yi Ha (2002) Migraine and isolated recurrent vertigo of unknown cause. Neurol Res 24: 663-665

Neuhauser H, Leopold M, v Brevern M, Arnold G, Lempert T (2001) The interrelations of migraine, vertigo and and migainous vertigo. Neurology 56: 684-686

Neuhauser H, Radtke A, von Brevern M, Lempert T (2003) Zolmitriptan for treatment of migrainous vertigo: a pilot randomized placebo-controlled trial. Neurology 60: 882-883

Neuhauser H, Lempert T (2004) Vertigo and dizziness related to migraine: a diagnostic challenge. Cephalalgia 24: 83-91

Neuhauser H, Radtke A, von Brevern M, Lezius F, Feldmann M, Ziese T, Lempert T (2005). Epidemiology of vestibular vertigo. A neurotologic survey of the general population. Neurology 65: 898-904

Neuhauser H, Radtke A, von Brevern M, Feldmann M, Lezius F, , Ziese T, Lempert T. (2006) Migrainous vertigo. Prevalence and impact on quality of life. Neurology 67: 1028-1033

Oh AK, Lee H, Jen JC, Corona S, Jacobson KM, Baloh RW (2001) Familial benign recurrent vertigo. Am J Med Genet 100: 287-291

Ophoff RA, Terwindt GM, Vergouwe MN, van Eijk R, Oefner PJ, Hoffman SMG, Lamerdin JE, Mohrenweiser HW, Bulman DE, Ferrari M, Haan J, Lindhout D, van Ommen GB, Hofker MH, Ferrari MD, Frants RR (1996) Familial hemiplegic migraine and episodic ataxia type-2 are caused by mutations in the CA2+ channel gene CACNL1A4. Cell 87: 543-552

Radtke A, Lempert T, Gresty MA, Brookes GB, Bronstein AM, Neuhauser H (2002) Migraine and Meniere's disease. Is there a link. Neurology 59: 1700-1704

Savundra PA, Carroll JD, Davies RA, Luxon LM (1997) Migraine-associated vertigo. Cephalalgia 17: 505-510

von Brevern M, Zeise D, Clarke AH, Lempert T (2005) Acute migrainous vertigo: clinical and oculographic findings. Brain 128: 365-374

von Brevern M, Ta N, Shankar A, Wiste A, Siegel A, Radtke A, Sander T, Escayg A (2006) Migrainous vertigo: mutation analysis of the candidate genes CACNA1A, ATP1A2, SCN1A, and CACNB4. Headache 46: 1136-1141

Waterston J (2004) Chronic migrainous vertigo J Clin Neurosci 11: 384-388

Attackenschwindel – Der zervikale Faktor

M. Hölzl, S. Weikert, P. Rogalla, P. Gabel und H. Scherer

Einführung in die Problematik

Zervikogene Gleichgewichtsstörungen sind in der Fachwelt umstritten, wobei zwei Lager, die Befürworter und die Gegner in der Regel unvereinbar differente Ansichten vertreten. Hülse und Hölzl konnten in einer Follow-up Studie die klinische Bedeutung von Diagnostik und Therapie zervikal bedingter Störung im HNO-Gebiet erneut hervorheben (Hülse und Hölzl 2004).

Übersichtsarbeiten von Neuhuber belegen zweifelsfrei in Tierversuchen, dass Sensoren (Propriozeptoren) im Bereich der Kopfgelenke eine neuroanatomische Verbindung zu den Vestibulariskernen haben (Neuhuber und Bankoul 1994). Klinische Forschungsergebnisse zu Grundlagen der komplexen Interaktion von Propriozeptoren mit den anderen Sinnesrezeptoren der räumlichen Wahrnehmung liegen ebenfalls vor (Übersicht: Mergner et al. 2001). Bei der klinischen Beurteilung der Kopf-Körper-Koordination kann der zervikale Faktor entscheidend sein. Aus der Sicht der „Befürworter" argumentieren wir, dass für die menschliche Bewegung im Raum, z.B. an der schiefen Ebene, die zielgerichtete Reflexsteuerung von Kopf-, Augen- und Körperbewegung von nicht zu vernachlässigender Bedeutung ist (Scherer 1997). Neben der vestibulären Funktion bedarf es für die Gewährleistung der Kopf-Körper-Koordination spinaler wie okulärer Reflexe. Deren Objektivierung erfolgt über die Posturographie (PUG), die Cranio-Corpo-Graphie (CCG) und die Videooku-lographie (VOG). Neben der Betrachtung dieser reflektorischen Systeme scheint auch die zervikale kinästhetische Sensibilität in die Kopfkörperkoordination involviert zu sein. (Tjell und Rosenhall 1998).

Allerdings muss eingeräumt werden, dass die Beurteilbarkeit dieses Reflexsystems schwierig ist. Faktoren wie Alter, muskulärer Trainingsstatus, Vorerkrankungen, Medikamentennebenwirkungen und nicht zu letzt psychische Faktoren führen zu einer enormen intraindividuellen Schwankungsbreite der Parameter.

Der Vertikalnystagmus im Halsdrehtest

Der zervikookuläre Reflex (engl.: cervico-ocular reflex = COR) wurde bislang im sog. Halsdrehtest (HDT) untersucht (Holtmann et al. 1993; Norre 1987). Nach unserer Auffassung bildet der traditionelle Halsdrehtest (tHDT) die komplexen und hochleistungsfähigen Freiheitsgrade der Kopfgelenke im Alltagsgebrauch überhaupt nicht ab.

Wir stellen deshalb unseren modifizierten HDT (mHDT) vor. Als Untersuchungsinstrument benutzen wir ein dreidimensionales Videookulographie System (3D-VOG) der Firma SMI.

Im Untersuchungsgang des tHDT wird nur der Rumpf unter dem fixierten Kopf durchrotiert. Nach dieser Provokation wird nach einem Horizontalnystagmus gesucht. Die Kopfgelenke werden also nur in einer von drei möglichen Bewegungsdimension auf ein Defizit hin geprüft.

Hingegen sieht der mHDT vor, dass alle möglichen Freiheitsgrade der Kopfgelenke standardisiert geprüft werden sollen. Hierzu gehören die folgenden paarigen Provokationen der suboccipitalen Muskulatur:

1. Kopfseitneigung rechts und links
2. Kopf Ante- und Retroflexion
3. Kopfrotation rechts und links

Hierbei soll der Untersucher nicht innerhalb einer definierten Norm die Kopfhaltung begrenzen. Vielmehr ist vorgesehen, dass der Untersucher die jeweilige Kopfbewegung bis an die individuelle Grenze des Bewegungssegmentes heranführt. An der Untersuchungsbrille sind elektronische Winkelmesser angebracht, die die Endpositionen erfassen (Abb. 1). Durch diese definierte Provokati-

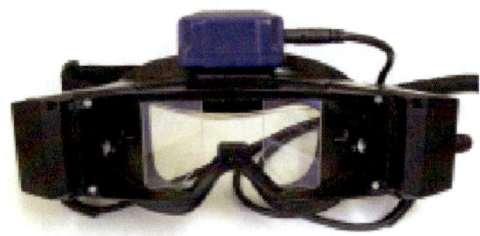

Abb. 1
Videookulographie Brille mit angebrachtem 3D-Schwerkraftmesser (blaue Box).

onshaltung suchen wir nach Zielparametern. Der Wechsel innerhalb einer paarigen Kopfhaltung erzeugt natürlich eine *phasische* Nystagmusreaktion, die wir als physiologische Reaktion kennen. Innerhalb von wenigen Sekunden nach Einnahme der neuen Position muss sie aber abgeklungen sein. Dann erst, in der *tonischen* Phase nach eingenommener Provokationsstellung wird eine Periode von ca. 30 Sekunden ein

1. Horizontalnystagmus
2. Vertikalnystagmus
3. Rotationsnystagmus

abgeleitet. Dabei sind die Nystagmusparameter von entscheidender Bedeutung. Zervikale Nystagmusreaktionen sind in ihrer Erschei-

nungsform grundsätzlich nur sehr schwach und zart, deshalb bedarf es bei der Auswertung auch besondere Berücksichtigungen und Interpretationen. Es muss sichergestellt sein, dass kleinste Amplituden erfasst werden können. Identifiziert und erfasst werden Nystagmussequenzen ab 5 aufeinander folgenden Schläge auf einer Amplitudenskalierung von +/– 10 Grad.

Der Vertikalnystagmus

Der Vertikalnystagmus (VN) ist im HDT bisher nicht systematisch untersucht und generell in der HNO-Diagnostik unterrepräsentiert. In erster Linie wird der VN von HNO-Ärzten nicht beachtet, weil er in seiner Differentialdiagnose hauptsächlich zentralneurologischen, medikamentösen und stoffwechselbedingten Ursachen zuzuordnen ist. Nach gängiger Lehrbuchmeinung entsteht ein VN, wenn eine mittelliniennahe oder bilaterale Läsion (oder Stimulation) eines paarigen Wegs im Hirnstamm oder Flocculus des Kleinhirns zugrunde liegt (Helmchen 2007). Bei einem VN muss grundsätzlich zwischen einem Upbeat-Nystagmus (UBN) und einem Downbeat-Nystagmus (DBN) unterschieden werden. Sie sind in ihrer Bedeutung unterschiedlich.

Die Neurobiologie eines UBN ist weitestgehend unklar. Im Gegensatz zu dem DBN finden sich zum UBN wenig Publikationen. Die bisherigen Modellvorstellungen beruhen lediglich aufgrund von Rückschlüssen weniger klinischer Untersuchungsbefunde. Als mögliche Ursachen für eine Störung kommen neben einer pontinen Läsion vor allem Läsionen in der kaudalen Medulla oblongta in Betracht (Marti el al. 2002; Halmagyi und Leigh 2004; Pierrot-Deseilligny und Milea 2005).

Auch wenn der VN vorwiegend ein zentralvestibuläres Phänomen bleibt, so stellen wir uns aufgrund unserer klinischen Beobachtungen die Frage, ob ein VN auch von zervikal her ausgelöst oder moduliert werden kann. Im Tiermodell weisen zwei Arbeiten auf neuronale Konvergenzen der zervikalen Afferenzen in den Nucleus präpositus hypoglossi hin (Gdowski et al. 2001; Wiksten 1987).

Nach den Vorstellungen am Tiermodell erfüllt die zervikale Afferenz zumindest die theoretische Voraussetzung für das Auftreten eines UBN, denn sie ist bilateral, mittelliniennah und macht aus neurophysiologischer Sichtweise nachvollziehbar, dass eine als „Läsion" verstandene Störung in dem Kerngebiet auch als Ausdruck eines „funktionellen" Informationsmissmatch auf Hirnstammebene verstanden werden kann. Hervorhebenswert erscheint, dass alle Modellvorstellungen auf eine strukturelle und bildmorphologisch nachweisbare Läsion abzielen.

Es ist auffallend, dass keine neurologische Arbeit in ihren Erwägungen einen möglichen Einfluss der Propriozeption auf die schwerkraftabhängige (Kopfposition im Raum) als Ursache eines VN untersucht hat.

Mögliche Einwände gegen die Untersuchungsgänge des mHDT, dass eine Ante- bzw. Retroflexion unterschiedliche Einflüsse der Schwerkraft auf das vestibuläre System ausüben könnten, sind prinzipiell richtig. Experimentelle Untersuchungsergebnisse, die auf eine schwerkraftabhängige Ursache (Kopfposition im Raum) für den UBN hinweisen, finden sich weit weniger als für den DBN. Die bislang beschriebenen Schwerkraftseinflüsse auf den UBN müssen massiver Natur sein und werden einer Störung der zentralen Signalverarbeitung der Otolithenorgane zugeschrieben (Übersicht Pierrot-Deseilligny und Milea 2005)

Zusammenfassend kann gesagt werden, dass in ca. 30% der Fälle die Ursache eines VN bisher nicht geklärt werden kann und der UBN viel weniger von der Schwerkraft abzuhängen scheint als

der DBN (Marti et al. 2002; Pierrot-Deseilligny und Milea 2005).

Der Vertikalnystagmus als Zielparameter

Sollten unsere klinischen Überlegungen und Beobachtungen richtig sein, so müsste der VN von zervikal provozierbar und auslöschbar sein. Wir suchen einen experimentellen „HWS-Stressors", der bei gesunden Studenten ohne Schwindelbeschwerden und ohne Gangunsicherheit einen Provokationsnystagmus (PN) auslösen kann.

Erste Ergebnisse: Der Vertikalnystagmus nach zervikaler Provokation

Der Untersuchungsgang wurde so gestaltet, dass dabei immer eine horizontale Kopfposition beibehalten wurde (Abb. 2). Wir konnten bei 42 von 50 Probanden in Bauchlage bei maximaler Kopfreklination und in Rückenlage bei maximaler Kopfanteflexion einen Provokationsnystagmus auslösen (Tabelle 1). Der Vertikalnystagmus spielt hierbei eine dominante Rolle. Abbildung 3 demonstriert ein exemplarisches Untersuchungsergebnis.

	Rückenlage	Bauchlage
Horizontalnystagmus	11 von 48	11 von 50
Vertikalnystagmus	20 von 47	21 von 49
Rotationsnystagmus	02 von 35	03 von 48

Tabelle 1
Prozentualen Anteile des Provokationsnystagmus in den Stressorpositionen. Der Vertikalnystagmus spielt hierbei eine dominante Rolle.

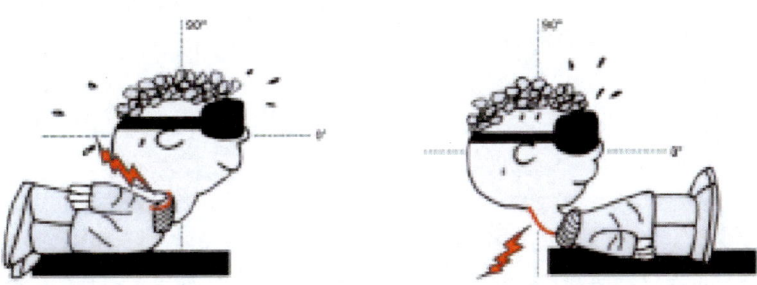

Abb. 2
Aufzeichnung des COR mittels der 3D-VOG während des HWS-Stressors (Bauch- und Rückenlage)

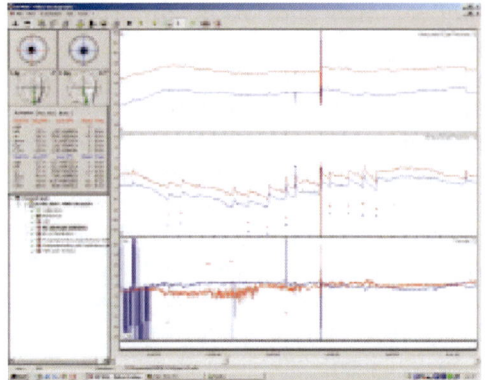

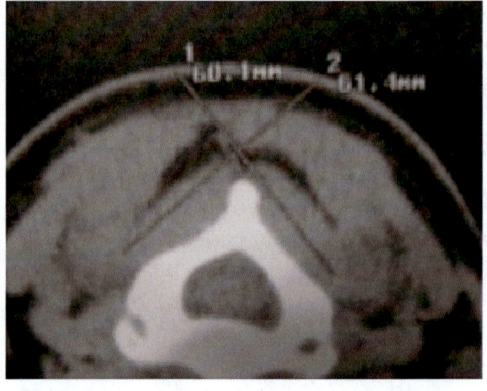

Abb. 3
Exemplarisches Untersuchungsergebnis eines durch maximale Kopfanteflexion in Rückenlage provozierten Vertikalnystagmus.

Abb. 4
Therapeutische Lokalanästhesie in die kurze Suboccipitalmuskulatur; hier M. obliquus capitis inferior beidseits.

Erste Ergebnisse: Der Vertikalnystagmus nach zervikaler Intervention
Im Zeitraum von Juni 2005 bis April 2006 konnten 19 Patienten (8 Frauen, 11 Männer) in eine randomisierte, einfachblinde, kontrollierte sowie prospektive Pilotstudie eingeschlossen werden. Es wurden drei Gruppen gebildet. In die propriozeptiv verantwortlichen kurzen Nackenmuskeln wurde bei 8 Patienten das kurz wirksame Bupivacain 2%, bei 6 Patienten das langanhaltende Botulinumtoxin A und bei 5

Patienten eine physiologische Kochsalzlösung (Placebosubstanz) injiziert (Abb. 4). Als subjektive Bewertung des Therapieverlaufs haben wir eine visuelle Analogskala (VAS) durch den Patienten ausfüllen lassen.
Vier Wochen nach Therapiebeginn hat sich bei den beiden medikamentös behandelten Patientengruppen die subjektive Therapiezufriedenheit gegenüber der Placebotherapie signifikant (T-Test; $p<0{,}05$) verbessert (Abb. 5b).

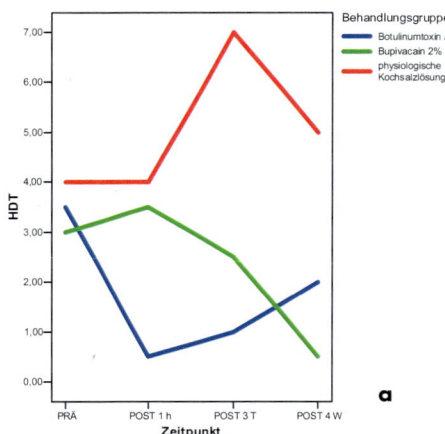

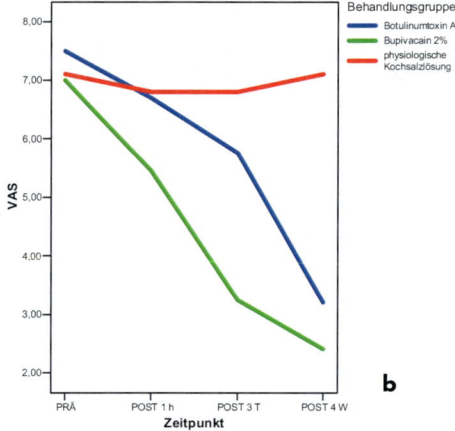

Abb. 5a,b
4-wöchiger Verlauf der therapeutischen Lokalanästhesie der suboccipitalen Muskulatur. **a** Die Nystagmusreduktion verfehlt das statistische Signifikanzniveau von $p<0{,}05$ und ist als statistischer Trend einzustufen. **b** Die Verringerung der visuellen Analogskala (VAS) hingegen ist hoch signifikant.

Der modifizierte HDT zeigt im therapeutischen Verlauf im Vergleich zur Kontrollgruppe eine Reduktion der provozierbaren Nystagmen (Abb. 5a). Diese Reduktion verfehlt im T-Test das statistische Signifikanzniveau von p< 0,05 und ist als statistische Tendenz interpretierbar (T-Test; p=0,1).

Die pathologischen Ereignisse des herkömmlichen und dem von uns modifizierten HDT vor Therapiebeginn wurden im Vierfeldervergleich mit dem Mc Nemar Test geprüft. Es zeigt sich ein systematischer Unterschied in den Testergebnissen, der hochsignifikant ist (p< 0,01). Kein einziger Test zeigt bei Rumpfdrehung einen pathologischen Horizontalnystagmus (Tabelle 2). In einem weiteren Vierfeldervergleich mittels des Mc Nemar Tests zwischen der Anzahl pathologischer Horizontal- und Vertikalnystagmen zeigt sich *kein* systematischer Unterschied. Die Bedeutung des VN wird durch diese Ergebnis hervorgehoben, denn mit 4 pathologischen Vertikalnystag-

musereignissen gegenüber 6 pathologischen Horizontalnystagmusereignissen demonstriert der VN ebenfalls seinen diagnostischen Aussagewert (Tabelle 3).

Testung der Kopf-Körper-Koordination

Eine weitere Möglichkeit zur der Erfassung zur Kopf-Körper-Koordination ist die Registrierung der zervikalen kinästhetischen Sensibilität. Hierfür wurden von uns zwei Tests entwickelt, die sich gerade in der Pilotphase befinden. Die vorläufigen Befunde ermutigen uns zu prospektiven Untersuchungen.

„Subjektiver Nulldurchgang der Kopfgelenke"

Bei diesem Test sitzt der Patient auf einem Drehstuhl mit fixiertem Kopf und verschlossenen Augen. Seine Arbeitsanweisung lautet per Knopfdruck anzuzeigen, wenn er den Eindruck hat, dass sein unter dem Kopf durchrotierender Rumpf die Nullposition zum Kopf durchläuft. Als Nullposition wird die Linie zwischen Kinn und Knie definiert. Die Rotation wird in einer Auslenkung von je 45° zu jeder Seite mit einer Geschwindigkeit von 5°/sec durchgeführt und 10-mal wiederholt (Abb. 6a-d).

Wir haben bei je 10 Patienten mit funktioneller Kopfgelenksstörung und Gesunden diesen Test durchgeführt. Die ersten Ergebnisse zeigen einen fast doppelt so

tHDT		mHDT		
		Nicht pathologisch	pathologisch	gesamt
	Nicht pathologisch	1	9	10
	pathologisch	0	2	2
	Gesamt	1	11	12

Tabelle 2
Gegenüberstellung von mHDT und tHDT in Mc Nemar Test. Umrandet sind die als pathologisch/nicht-pathologisch identifizierten Testungen.

Vertikal nystagmus		Horizontal Nystagmus		
		Nicht pathologisch	pathologisch	gesamt
	Nicht pathologisch	3	6	9
	pathologisch	4	5	9
	Gesamt	7	11	18

Tabelle 3
Gegenüberstellung von Vertikalnystagmus (VN) und Horizontalnystagmus (HN) im Mc Nemar Test. Umrandet sind die als pathologisch identifizierten Nystagmen. Zu sehen ist, dass der VN sich von dem HN nicht signifikant unterscheidet.

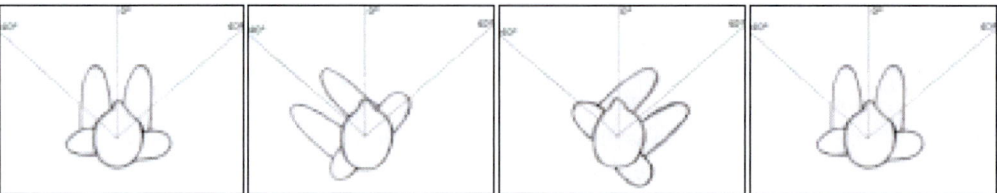

Abb. 6
Schematische Abbildung des Untersuchungsgangs des subjektiven Nulldurchgangs.

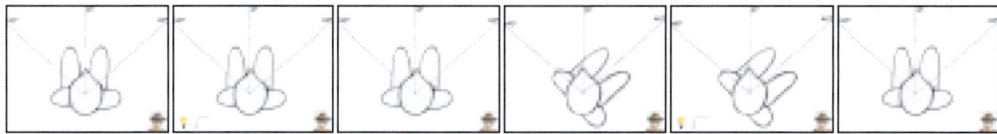

Abb. 7
Verdeutlichung des Untersuchungsgangs „Augenrückstell-Test bei Rumpfdrehung". Die Symbole in der linken unteren Bildecke signalisieren, wann durch das Einschalten der Positionsdiode die Rückstellbewegung der Augen gemessen wird.

große Abweichung zwischen der subjektiven und tatsächlichen Nullposition in den Kopfgelenken zwischen den beiden Gruppen (Tabelle 4).

Patienten	Gesunde
12°	6°

Tabelle 4
Abweichung in Grad von der tatsächlichen Nullposition im Untersuchungsgang: „Subjektiver Nulldurchgang"

Der „Augenrückstell-Test bei Rumpfdrehung"

Wir haben diesen Untersuchungsgang für eine dreidimensionale Videookulographie (3D-VOG) konzipiert. Dem Patient wird in der Nullposition eine Diode angeboten. Dann wird das Licht ausgeschaltet und der Rumpf bei fixierter Kopfposition um 45° in eine Richtung gedreht. In der tonischen Haltephase bei 45° Rumpfauslenkung wird dann die Positionsdiode wieder eingeschaltet. Die Messung wird dann in der 0-Position und auf der kontralateralen Seite wiederholt (Abb. 7a-f). Sollte der Patient beim erneuten Einschalten der

Positionsdiode nicht mehr die ursprüngliche Nullposition eingestellt haben, so wird durch die 3D VOG die Rückstellbewegung erfasst (Abb. 8).

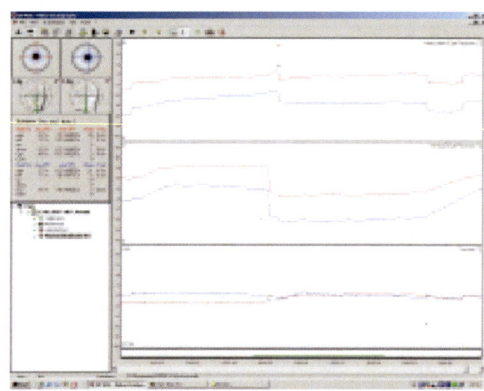

Abb. 8
Beispiel einer vertikalen Rückstellbewegung (Pfeil) nach Rumpfdrehung und wieder eingeschalteter Positionsdiode (grüner Strich).

Die Hypothese ist, dass Patienten mit einer gestörten zervikalen kinästhetischen Sensibilität eine wesentlich größere Rückstellbewegung benötigen als „Halsgesunde". Die

Anforderung an das propriozeptiv gestützte kinästhetische Messsystem zur „Kopf-Rumpf-Koordination" ist, dass die rotatorische Rumpfauslenkung im gleichen Maß okulär gegengesteuert werden muss, um die nicht mehr sichtbare Diodennullposition zu halten. Wir gehen davon aus, dass die exakte Diodenposition während der Rumpfdrehung ohne okuläre Fixation nur bei intakter zervikaler Propriozeption möglich ist.

Bei den ersten 10 Messungen von je 10 Patienten mit und ohne Störung der HWS fanden wird die Hypothese bestätigt (Tabelle 5).

Patienten	Gesunde
7°–6°–7°	2°–2°–3°

Tabelle 5
Augenrückstell-Bewegung bei Rumpfdrehung in Grad der links-Null-rechts Rumpfposition

„Existenz des zervikalen Schwindels"

Wir benötigen dringend einen *objektiven* Nachweis des zervikogen bedingten Schwindels, da es im neurologischen Schrifttum funktionale zervikale Störungen „nicht" gibt.

Aus unserer Sicht könnte der modifizierte HDT und die Erfassung der zervikalen kinästhetischen Sensibilität eine verbesserte Möglichkeit der Diagnostik bieten.

Die Betrachtung der reflektorischen Subsysteme, welche in die Kopf-Körper Koordination involviert sind, erbrachte bisher nur eine divergente Datenlage.

Unser diagnostischer Ansatz ist nun, in einem multimodalen diagnostischen Konzept aus mehreren Einzelparametern ein statistisch gewichtetes, lineares Strukturgleichungsmodell aufzubauen mit dem Ziel, die diagnostische Aussagekraft zu verbessern. Unser vorläufiger Definitionsversuch zum zervikalen Faktor in der Differentialdiagnose „Attackenschwindel" lautet:

1. pathologischer Palpationsbefund der Kopfgelenke
plus
2. pathologischer modifizierter HDT
plus
3. zwei pathologische Befunde
a. subjektiver Nulldurchgang der Kopfgelenke
b. Augenrückstell-Test bei Rumpfdrehung
c. vestibulospinale Reaktionen

Literatur

Gdowski GT, Belton T, McCrea RA (2001) The neurophysiological substrate for the cervico-ocular reflex in the squirrel monkey. Exp Brain Res 140: 253-64

Halmagyi GM, Leigh RJ (2004) Upbeat about downbeat nystagmus. Neurology 63: 606-7

Helmchen C (2007) Zentraler Schwindel. Med Welt 58: 180-5

Holtmann S, Reiman V, Schops P (1993) Clinical significance of cervico-ocular reactions. Laryngorhinootologie 72: 306-10

Hülse M, Hölzl M (2004) The efficiency of spinal manipulation in otorhinolaryngology. A retrospective long-term study. HNO 52: 227-34

Marti S, Palla A, Straumann D (2002) Gravity dependence of ocular drift in patients with cerebellar downbeat nystagmus. Ann Neurol 52: 712-21

Mergner T, Nasios G, Maurer C, Becker W (2001) Visual object localisation in space. Interaction of retinal, eye position, vestibular and neck proprioceptive information. Exp Brain Res 141: 33-51

Neuhuber WL, Bankoul S (1994) Specifics of innervation of the cranio-cervical transition. Orthopade 23: 256-61

Neuhuber WL (1998) Characteristics of the innervation of the head and neck. Orthopade 27: 794-801

Norre ME (1987) Cervical vertigo. Diagnostic and semiological problem with special emphasis upon "cervical nystagmus". Acta Otorhinolaryngol Belg 41: 436-52

Pierrot-Deseilligny C, Milea D (2005) Vertical nystagmus: clinical facts and hypotheses. Brain 128: 1237-46

Scherer H (1997) Das Gleichgewicht. Springer, Berlin Heidelberg New York

Tjell C, Rosenhall U (1998) Smooth pursuit neck torsion test: a specific test for cervical dizziness. Am J Otol 19: 76-81

Attackenschwindel und Kopfschmerz – Eine diagnostische Herausforderung

Streitgespräch

Moderation: H. Scherer

Teilnehmer:
Prof. Lempert (Neurologe), Dr. Hölzl (HNO-Arzt und Manualmediziner)

Scherer:

Meine sehr verehrten Damen und Herren. Wir haben zwei hochinteressante Vorträge gehört, die sich mit den Symptomen „Anfalls-schwindel und Kopfschmerzen" befassen. Es gibt dazu zwei differente Meinungen. Jetzt müssen wir aber die Schnittmenge und das Trennende finden.

Jeder der Teilnehmer hat jetzt die Möglichkeit, den Anderen im Sinne einer Attacke anzugreifen.

Lempert:

Keine Attacke, eine Nachfrage:

Ich finde es ganz toll, was Sie machen, Herr Hölzl. Sie versuchen mit wissenschaftlichen Methoden, ein unübersichtliches Gebiet auf-zuräumen, reproduzierbare Test zu finden. Am Ende muss ein klar definiertes Syndrom stehen, das jetzt sicher noch auf der Weg-strecke der Entstehung ist.

Erste Rückfrage zu den Cartoons mit den Männchen, die den Kopf verrenken müssen. Es ist bekannt, dass vertikale Nystagmen bei Messung im Dunkeln auch dann entstehen können, wenn man Jemanden auf eine Liege legt und anterior/posterior um 360° kippt, dabei aber den Kopf nicht verrenkt. Dazu die Frage: gibt es auch eine Kontrolluntersu-chung für die gleiche Kopfposition, ohne dass der Nacken stimuliert wird? Also, wenn der Kopf gerade auf dem Rumpf sitzt, so das man

sehen kann, ob es vielleicht die vestibulär gemessene Position im Raum ist, die hier zu einem kleinen Drift führt und am Ende zum Vertikalnystagmus.

Hölzl:

Vielen Dank für die Nachfrage. Ihre Frage ist von zentraler Bedeutung. Unsere Untersu-chung verläuft so, dass der Proband mit den Füßen zur Wand auf der Liege sitzt. Er hat in dieser Position keine Nystagmen. Er rollt dann unter horizontal gehaltenem Kopf sei-nen Rücken ab und kommt in die Messposi-tion hinein. Nach einer Latenz von mehreren Sekunden entwickelt er dann den Vertikalnys-tagmus, der in dem Moment, in dem ich den Patienten aus dieser Stresssituation wieder ins Sitzen zurückführe, noch eine Weile bleibt und dann verschwindet.

Lempert:

Das überzeugt, weil dieser Untersuchungs-gang die Kontrollbedingung enthält.

Hölzl:

Darf ich jetzt zur Attacke übergehen?

Scherer und Lempert: Selbstverständlich

Hölzl:

Herr Lempert, das was ich für meine Attacke vorbereitet habe, wurde von Ihnen in Ihrem

Vortrag schon gesagt. Wir sollten uns aber doch noch einmal über die Schnittmenge zwischen Hals und Migräne unterhalten.

Ich habe mich bei der Vorbereitung mit der Migräne beschäftigt, um auch den Gegner zu verstehen. Dabei habe ich festgestellt, dass die Pathophysiologe das Gemeinsame ist. Sie liegt in beiden Fällen als eine reine Hypothese vor. Aber die Hypothese der Migräne sagt, dass eine Störung des trigemino-vaskulären Systems besteht. Es ist aber bei halsbedingtem Schwindel ein klarer funktionell neuroanatomischer Fakt, dass die Konvergenz von zervikalen und trigeminalen Afferenzen auf der oberen Ebene der Halswirbelsäule stattfindet. Dies haben Sie, Herr Lempert in ihrem Vortrag auch schon angesprochen. (Abb. 1). Ich habe dazu 4 Literaturstellen angegeben. Meines Erachtens fehlt ein Vergleich zwischen der Wirkung eines Migränemedikaments und einer peripher-zervikalen Behandlung, d.h. ein wissenschaftlicher Gruppenvergleich zwischen diesen Krankheitsbildern (Abb. 2). Aber es ist festzuhalten, dass diese zervikalen Afferenzen, wie sie in Abb. 1 abgebildet sind, auf Höhe der Segmente C1-C3 Attackenschwindel machen. Hier überschneiden sich eine Brise Hölzl und eine Brise Lempert.

Zervikale Störungen sind als Co-Element zu werten. Ich behaupte nicht, dass die zervikalen Patienten keine Migränepatienten sind. Aber ich sage, dass die in diesen Arbeiten beschriebenen Patienten vermutlich mehr zervikale Anteile enthalten. Es wurde ihnen Botox in die zervikalen Muskeln eingespritzt und es entstand eine signifikante Reduzierung der Attackenintensität und -frequenz. Der Gutachter dieser Arbeit sagt dazu aber, man könne diese Behauptung nicht aufstellen aufgrund des evidence based-levels. Die Werte müssten mit einer Gruppe verglichen werden, die Tryptane (zur Behandlung einer Migräne – der Berichterstatter) erhalten bei diesen Symptomen. Eine solche Arbeit stünde an.

Ich möchte nun Herrn Lempert fragen: Sie haben in Ihrer Definition des Migräneschwindels unterschiedliche Symptome angegeben (Abb. 3). Dies sind aber alles Symptome, die auch der Hals auslösen kann. Sie fordern für eine vestibuläre Migräne, dass ein spontaner Drehschwindel mäßiger bis heftiger Intensität besteht mit Attackendauer von Sekunden bis Wochen. Er kann lageabhängig sein, er darf lagerungsabhängig sein und er darf sogar eine Kopfbewegungsintoleranz aufweisen. Diese ganzen Kriterien helfen uns nicht, die Patienten, die ein Problem in den Segmenten C2/3 haben, auseinander zu dividieren und ich sehe in den von Ihnen aufgeführten begleitenden Symptomen, außer der Phonophobie, eigentlich auch all die Symptome, welche Patienten mit segmental-funktionellen Störungen bringen. Die Phonophobie kommt bei zervikalen Störungen nicht vor. Meine Bitte ist nun, dass Sie bei Ihren Patienten beim Ausschluss anderer Ursachen des Schwindels, den Hals untersuchen und behandeln lassen.

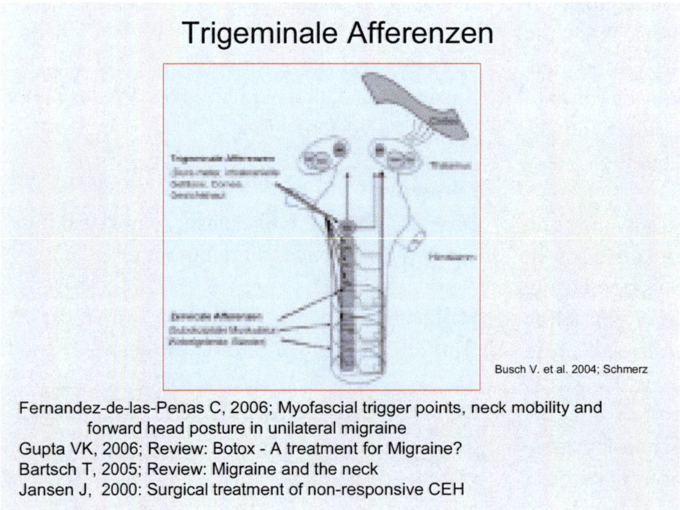

Trigeminale Afferenzen

Busch V. et al. 2004; Schmerz

Fernandez-de-las-Penas C, 2006; Myofascial trigger points, neck mobility and forward head posture in unilateral migraine
Gupta VK, 2006; Review: Botox - A treatment for Migraine?
Bartsch T, 2005; Review: Migraine and the neck
Jansen J, 2000: Surgical treatment of non-responsive CEH

Abb. 1

Lempert:

Ich danke für die Anregung. Dies können wir machen. Wir wohnen ja in der gleichen Stadt und arbeiten am gleichen Thema. Umgekehrt würde ich Herrn Hölzl bitten, Patienten, bei denen Sie die Diagnose eines zervikalen Schwindels gestellt haben und bei denen auch ein ganz heterogenes Beschwerdespektrum zur Anfangskonsultation geführt hat, bei uns vorstellen. Wir Neurologen können dann schauen, ob wir aus dem neurologischen Spektrum Migräne oder andere Diagnosen finden können, die das gleiche erklären. Das Ziel muss es, dass wir operationalisierte Kriterien haben, die eben nicht mehr überlappen zwischen den unterschiedlichen Diagnosen und operationalisiert heißt, der Patient hat dies oder eine andere Erkrankung. Bisher haben sie Ihre Diagnose an apparativen Kriterien festgemacht. Es ist aber besser, einen Schritt zurückzugehen und Kriterien auch am klinischen Bild festmachen zu können. Was sind denn tatsächlich die spezifischen Kriterien, die den Verdacht auf einen zervikalen Schwindel lenken.

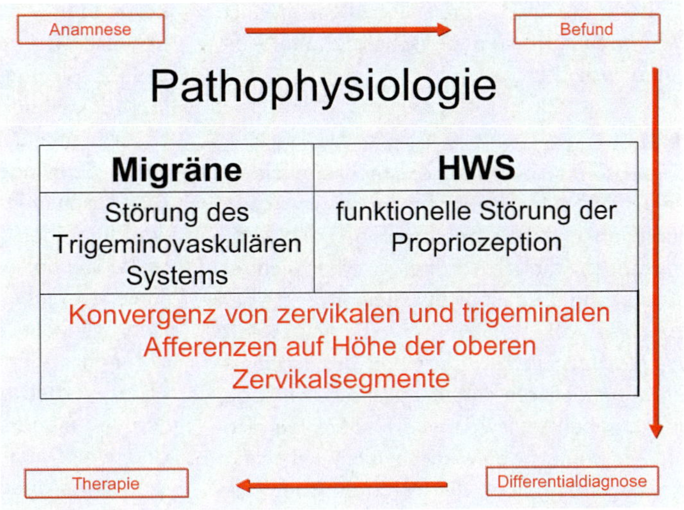

Ich darf im Übrigen gestehen, dass innerhalb der Neurologie auch eine Kontroverse existiert, ob es den zervikalen Kopfschmerz gibt. Die Kopfschmerzklassifikation hat sich das nicht zu eigen gemacht, aber es gibt eine substanzielle Minderheit von Neurologen und die Minderheit hat ja nicht automatisch immer Unrecht, die sagt, es gibt den zervi-

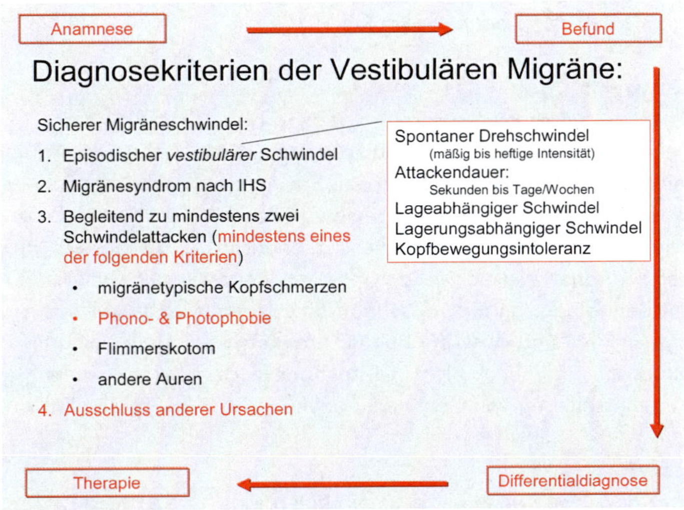

Abb. 2

Abb. 3

kogenen Kopfschmerz dann, wenn ein Kopfschmerz reproduzierbar durch bestimmte Reize am Nacken ausgelöst wird. Das ist bei uns auch noch offen. Es ist sicher klar, dass eine Interaktion zwischen Dingen die am Nacken geschehen, unter Migräne gibt, aber das sind wahrscheinlich unterschiedliche Ebenen. Die Migräne ist mehr im Kern der Pathophysiologie nach meiner Auffassung und die Trigger, die eine Migräne auslösen können, die sind durchaus unterschiedlich und dazu zählen auch schmerzhafte Afferenzen vom Nacken.

Hölzl:

Ich gebe Ihnen hier durchaus recht und ich will Ihnen nicht widersprechen. In der von Ihnen publizierten Arbeit beschreiben Sie Nystagmusformen, die ich von zervikal her nicht erklären kann. Nur ist es aus meiner Sicht eben so, dass von zervikal her eine vestibuläre Symptomatik nachweisbar und auslösbar ist. Sie argumentieren mir zu statistisch. Ich sage, dass bei den Leuten, die vestibuläre (zervikale) Symptome haben, diese nicht unbedingt ein Begleitsymptom der Migräne sind. Die Symptome sind nicht Ausdruck des „spreading depression" oder des „Serotoninmismatches", sondern, dass die ausgelöst sind durch eine fehlerhafte Kopf-Rumpf-Rotation.

Lempert:

Aber es wäre interessant als Gegenprobe, bei diesen Patienten eine Migräneanamnese mit der Kriterienliste der Headache Society zu machen und zu schauen, wie viele von denen erfüllen auch die diagnostischen Kriterien einer Migräne. Vielleicht endet man am Ende mit dem Eingeständnis, dass man eine Überlappung hat und dass die beiden Krankheitsbilder im Augenblick nicht gut trennbar sind. Wir müssen weg vom „entweder-oder".

Hölzl:

Hier haben wir den Fall, dass ein Neurologe und ein HNO-Arzt gleicher Meinung sind.

Scherer:

Ich habe eine Frage an Herrn Lempert. Das erste Bild, das Sie gezeigt haben, zeigt eine Statistik aus dem Robert-Koch-Institut. Und da stand, dass sie bei Migräneschwindel von 1% der Allgemeinbevölkerung reden. Ich habe so den Eindruck, dass die Patienten mit zervikalen Problemen häufiger sind. Ich würde bitten, dass uns die Daten dieser Befragung zur Verfügung gestellt werden.

Lempert:

Es ist schwer zu schätzen, was in der Allgemeinbevölkerung los ist, weil wir unser Leben im Krankenhaus verbringen.

Es ist meine Sorge beim Konzept des zervikalen Schwindels, dass andere spezifische Diagnosen verpasst werden. Beispielsweise ein gutartiger Lagerungsschwindel. Es gibt Leute, die halten jeden Nystagmus, der beim Hinlegen auftritt, für ein zervikales Phänomen. Manche heftige Nystagmusvarianten, die man nie und nimmer vom Hals auslösen kann, werden als zervikal ausgelöst angesehen und man schickt sie zur Manualtherapie. Und wenn man Glück hat, dann macht der Manualtherapeut mit seinen vorsichtigen Manipulationen so etwas wie ein Epley-Manöver, ohne es zu wissen, und hat dem Patienten am Ende auch geholfen. Aber dieses Glück hat man nicht immer.

Hölzl:

Aber, Herr Lempert, es sind ja auch viele niedergelassene Kollegen hier im Raum. Ich habe den Eindruck, dass in meine Sprechstunde ein sehr großes neurologisches Patientengut kommt mit der Diagnose eines benignen paroxysmalen Lagerungsschwindels und mit dieser Diagnose wird der Patient innerhalb von Minuten wieder aus der neurologischen Praxis entlassen.

Lempert:

Das gibt es auch. Nachdem Jahre lang Ärzte den benignen Lagerungsschwindel zu wenig erkannt haben – das gibt es auch heute noch – gibt es andere, die auf diesen Zug aufspringen und immer schnell den Patienten ein Etikett geben, weil der Lagerungsschwindel gerade eine Modediagnose ist. Ich kenne auch Leute, die jetzt einfach Migräneschwindel sagen, weil es ihnen einfacher vorkommt. Man muss mit jedem Schwindelpatienten viel Zeit verbringen, um am Ende zu wissen, was er tatsächlich hat.

Diskussion aus dem Publikum:

Schöpfer (aus Hagen):
Herr Lempert und Herr Hölzl, sie widersprechen sich nicht. Sie haben gesagt, der Migränepatient ist übersensibel und ich habe aus vielen Prüfungen die Erfahrung gemacht, der Migränepatient hat eine deutliche Enthemmung des kalorischen Nystagmus, während der HWS-Patient vielmehr bei der Lagerungsprüfung, bei den Lagerungen Nystagmen zeigt, die wir bei den Migränepatienten nicht sehen.

Lempert:
Im Intervall haben die Migräne-Schwindel-Patienten in der Regel keinen Nystagmus, weder spontan, noch bei der Lagerung, da stimme ich ihnen zu.
Wenn sie bei der Lagerung einen deutlichen Nystagmus sehen, sage ich dem HNO-Arzt: bleib bei deinem Organ, es ist das Vestibularorgan, das kräftige Nystagmen hervorruft, nicht der Hals. Können Sie Herr Hölzl, die Größenordnung der Vertikalnystagmen, die sie durch eine Nackenstimulation auslösen können, beziffern, wie schnell sind die in der Geschwindigkeit der langsamen Phase.

Hölzl:
Wir haben die Nystagmusschläge im Einzelnen noch nicht ausgemessen. Ich kann nur ein Gefühl äußern und hier muss ich sagen, dass der Nystagmus sehr heterogen ist. Es sind langsame Phasen bis 2°/sec. denkbar, aber auch schnellere.

Lempert:
Damit hat Ihr Nystagmus aber eine andere Größenordnung. Wenn sie einen Patienten mit gutartigem Lagerungsschwindel lagern, dann hat er Nystagmen mit 20, 30, 40 – 50°/sec.

Hölzl:
Der zervikale Nystagmus ist sicher ein ganz schwaches Phänomen, ganz langsame Nystagmen und die haben auch kein Cresendo-Decresendo-Charakter.

Lempert – zu Herrn Schöpfer:
Machen Sie die Probe aufs Exempel beim Lagern. Stellen sie den Kopf ein bisschen zur Seite ein und gehen sie dann nach hinten, ohne in die Reklination zu gehen. Sie werden den gleichen Nystagmus provozieren, ohne am Nacken manipuliert zu haben, weil sie den Patienten ja en block lagern. Wenn sie dann einen Nystagmus sehen, dann gehört er in ihr Fachgebiet – Labyrinth.

Schöpfer:
Nein, Sie haben meine Frage nicht verstanden. Die Kalorisation ist bei Migränepatienten wesentlich anders, als beim HWS-Patienten. Denn bei der Kalorisation hat der HWS-Patient überhaupt keine Reaktion, während der Migränepatient eine deutliche Enthemmung hat.

Lempert:
Meinen Sie, dass ein Patient mit HWS-Problemen einen bilateralen Vestibularisausfall hat?

Schöpfer:
Nein. Aber es gibt Patienten, die haben eine normale Kalorisation, andere aber haben eine Enthemmung. Ich rede nicht von Ausfall, oder Depression, sondern von einer Enthemmung.

Lempert:
Das kann durchaus sein, dass Migränepatienten stärker reagieren. Aber ob das trennscharf ist, um dies diagnostizieren zu können, da habe ich meine Zweifel.

Schöpfer:
Also bei diesen Symptomen mit einer Enthemmung im Schmetterling, müssen Sie auf jeden Fall an Migräne denken. Die Enthemmung bringt sie diagnostisch darauf, auch wenn Sie vorher anamnestisch nicht daran gedacht haben.

Lempert:
Ja, aber denken Sie auch an Kleinhirnerkrankungen. Es ist die Aufgabe des Kleinhirns, die

vestibulären Kerne zu hemmen und denken sie an Angsterkrankungen, die Vigilanz beeinflusst die Stärke der Nystagmusreaktion. Deshalb können sie mit dem Sedativum den Nystagmus wegdrücken, aber ängstliche Patienten liefern ihnen heftige Reaktionen.

Hauser, *Berlin:*
Ich habe noch einmal eine Frage zur zervikalen Migräne. Ich habe den Eindruck, dass ein Teil der Phänomene erklärbar sind über die Rolle des N. occipitalis, der ja teilweise anatomische Verbindungen mit dem Trigeminus-System hat. Es gibt auch Leute mit Trigeminusneuralgie, die gleichzeitig einen neuralgischen Schmerz occipital haben. Ich habe den Eindruck, dass das Konzept ein wenig zu muskellastig ist und zu wenig den N. occipitalis mit einbezieht.

Lempert:
Ich glaube das ist nicht so strittig. Dieses Phänomen war bei uns beiden drin, dass die Nerven, die in die oberen zervikalen Segmente Afferenzen liefern in den spinalen Trigeminuskern ziehen. Auf neuronaler Ebene ist auch tatsächlich das Substrat vorhanden, warum es wechselseitige Beeinflussungen und auch Projektionen der Schmerzen geben kann.

Ernst, *Berlin:*
Eine Frage an Herrn Lempert zur Botox-Behandlung und Migräne. Sie hatten ein Review zitiert, Botox-Behandlung und Migräne-assoziierter Schwindel, ist das was? und zweite Frage: Gibt es Dispositionen für die Migränepersönlichkeit, also z.B. A. vertebralis-Hypoplasie auf einer Seite. Würden sie sagen, dass es strukturelle Dispositionen gibt und auch das gleiche Prinzip für den migräne-assoziierten Schwindel?

Lempert:
Die Dispositionen, die für die Migräne körperlich fassbar sind, die gibt es noch nicht. Das wäre ja so etwas, wie ein biologischer Marker für die Migräne. Danach suchen noch

alle, dass man die Migräne einmal durch einen Bluttest oder eine radiologische Untersuchung dingfest machen kann. Nein, strukturelle Dispositionen gibt es noch nicht.
Botox bei Migräne ist noch umstritten. Es gibt Hinweise dafür, aber die Evidenz ist noch nicht hoch und natürlich wäre das ein Ansatz zu schauen, ob wir eine Untergruppe von Patienten finden, die sowohl Merkmale eines zervikalen Schwindels, als auch eines Migräneschwindels erfüllen und bei denen man Botoxinjektionen in die Nackenmuskulatur ausprobieren könnte.

Ernst:
Ich frage deshalb, weil es zwei Fallberichte in der Zeitschrift „Neurosurgery" gibt, in denen beschrieben wird, dass Patienten nach Unfällen eine Zervikalmigräne haben und auch ein Schwindeläquivalent, das bei chirurgischer Exzision der Triggerpunkte – also Hautschnitt, Anheben der Haut und subcutane Exzision der vorher extern markierten Triggerpunkte – beschwerdefrei werden.

Lempert:
Interessant.

Hamann:
Also damals, als Frau Professor Kruse den Satz prägte, „Dass das (Anmerkung: zervikaler Schwindel) nur eine Verlegenheitsdiagnose war", war ich dabei und habe vielleicht auch dazu mit beigetragen, dass dieser Satz entstanden ist, damals in Köln. Man sieht es gibt Fortschritte. Ich habe das mit einem gewissen Schmunzeln verfolgt, denn meine Meinung ist seit 20 Jahren aktenkundig in der Zeitschrift „Laryngologie". Ich muss aber trotzdem mit ein bisschen Bedauern feststellen, dass mit ihren (Hölzl) Argumenten meine Gegenargumente nicht ausgeräumt sind.
Ich möchte sie doch noch einmal wiederholen. Es gibt so einige Gesichtspunkte, die da mit hineinspielen. Die Qualität des Schwindels, damit haben sie gleich begonnen Herr Hölzl, sei nicht spezifisch und das war ja

mein Hauptargument. Ich will dies mit ihren Argumenten noch ein bisschen untermauern. Auf der einen Seite argumentieren sie und sagen, wir haben ein muskuläres Gewebe, das wohl wenig Muskelfunktionen im Sinne von Kontraktion und Relaxation hat, aber eine hohe Quantität an Rezeptoren hat. Das ist sehr spezifisch. Auf der anderen Seite, warum soll dann ein unspezifisches Beschwerdebild entstehen. Also diese Frage ist noch nicht geklärt.

Das zweite: Ihr Patient mit der beidseitigen Blockierung. den sie uns demonstriert haben, den haben sie einseitig injiziert und er hat dann die heftige Symptomatik aufgewiesen. Es wundert mich, warum sie auch nicht gleich die andere Seite injiziert haben, dann hätten die Symptome ja weg sein müssen. Außerdem muss man sagen, dass man dasselbe Beschwerdebild durch einseitige Injektion auch bei einem Gesunden erzeugen kann. Sie kennen sicher die Arbeit von De Jong, dass durch einseitige Injektion eines Lokalanästhetikums man auch eine gerichtete Abweichung erzeugen kann.

Ein anderer Einwurf noch, was die VEMP's angeht. In der VEMP-Diagnostik gibt es ja nur eine Möglichkeit. Wir persönlich benutzen bei der Untersuchung eine andere Technik, nämlich den Kopf gegen einen Widerstand pressen zu lassen. Es geht ja nur darum, einen hohen Muskeltonus zu erzeugen, das ist ja auch gestern ganz klar gesagt worden. Denn der eigentliche Reflex, den wir messen, ist ja ein Relaxationsreflex. In dem Schema von Uchino kommt das Wort HWS auch nicht vor. Wir sind ja auf der effektorischen Seite. Das muss man von vornherein trennen.

Die Beschwerdeproblematik passt nicht zu dem, was wir erwarten beim Halswirbelsäulenschwindel. Und das zweite Argument, was auch noch nicht gefallen ist, ist das Wort Quantität. Beim Zusammenspiel vieler Faktoren, die letztendlich zum Gleichgewicht und zur Orientierung im Raum führen, muss das Symptom auch quantitativ gesehen werden und nicht nur qualitativ. Dieser Gesichtspunkt

ist auch von ihnen heute überhaupt nicht angeschnitten worden. Wenn sie die neurophysiologischen Daten nehmen, dann ist es nun mal so, dass bestenfalls 50% der vestibulären Neurone erregt werden von zervikalen Afferenzen, aber 100% von optokinetischen und vestibulären.

Das andere, was die Schmerzauslösung angeht, Herr Lempert, wollte ich auch sie fragen. Wenn sie die Triggerpunkte nehmen, dann meine ich doch wohl, dass sie nicht die tiefen Muskeln erreichen, die nun eigentlich übervoll sind an Propriozeptoren. Ich glaube kaum, dass sie die erreichen, wenn sie auf eine Migräne hin untersuchen.

Lempert:

Da habe ich keine Erfahrungen, denn ich drücke den Leuten nicht auf den Hals, das macht kein Neurologe. Das muss ein Manualtherapeut sagen.

Auch bei Migränepatienten fange ich nicht damit an, denn ich will keine Attacken auslösen.

Hölzl:

Herr Hamann, ich denke, dass ihr Statement gegen mich gerichtet war.

Ich möchte auf einige Punkte nun eingehen. Sie haben gesagt, dass ein spezifischer Muskel unspezifische Symptome macht. Dieses Argument ist nicht ohne weiteres zu entkräften. Wenn ich versuche den Patienten zu verstehen, der mir diese Befunde liefert, so sehe ich das ganz im Rahmen eines hierarchischen Spiels. Es ist natürlich so wie Sie angeben, dass der visuelle und der vestibuläre Imput in den Nucleus vestibularis in der Hierarchie zusammen mit dem Sacculus und Utriculus die größte Geige spielen. Das ist richtig. Aber in einem high performance- Bereich, wo die letzte Stelljustierung, z.B. beim Motorradfahrer in der Kurve, gemacht werden muss, kommt die zervikale Komponente mit ins Spiel. Sie kann ihre Bedeutung von dem untersten Punkt in dieser Hierarchie plötzlich nach oben schnellen und es ist übrigens natürlich über den N. trigemius ein weit spreizendes Innervationsgebiet, so dass es aus meiner Sicht nicht zu einem klaren, spezifischen Symptom kommen muss.

Scherer:

Herr Hamann, sie haben gehört, dass wir uns im Moment sehr intensiv mit dem Vertikalnystagmus beschäftigen. Dieser Vertikalnystagmus macht einen Sinn. Er ist oft nach oben gerichtet. Wenn sie einmal sehen, welche Patienten mit zervikalen Beschwerden zu uns kommen, dann sind das oft die Leute, die den Kopf vor dem Körper tragen. Normalerweise würde der Kopf vorne herunterfallen, wegen seines Gewichtes, klar. Also die gesamte Muskulatur ist bei diesen Leuten damit beschäftigt, den Kopf zu halten. Und was passiert jetzt, wenn die Muskulatur ziehen muss, um den Kopf hochzubekommen, dann ist das gleichbedeutend mit einer Kopfrotation nach oben. Das Auge geht kompensatorisch nach unten und springt als Nystagmusschlag wieder hoch. D.h., also die Tatsache, dass wir uns jetzt weniger mit dem horizontalen Nystagmus beschäftigen, sondern mit dem vertikalen Nystagmus, macht Sinn. Wir sind jetzt endlich bei ihren Forderungen, dass etwas richtungsspezifisch sein soll. Nun haben wir es endlich.

Lempert:

Neben der quantitativen Komponente, die sie angesprochen haben, Herr Hamann, geht es ja auch um die zeitliche Dynamik. Was bedeutet es denn, wenn hier eine Inbalance im Nacken entstanden ist. Wie adjustiert sich das System an diese neuen Verhältnisse. Wir wissen, wie plastisch das Gehirn ist, wie gut es sogar umgehen kann mit einem vollständig fehlenden Input eines Vestibularorgans. Da gibt es z.B. Leute mit einer bilateralen Vestibulopathie, die besonders, wenn sie jung sind, nach einer Weile zurecht kommen können und kaum noch Oszilopsien haben. Warum soll dies beim Nacken nicht gelingen. An Herrn Hölzl habe ich die Frage, wie viel chronische

Patienten denn in seinem Kollektiv sind. Warum kann der Nacken diese Anpassung nicht leisten, wenn er ohnehin nur einen geringen Beitrag leistet zur Gleichgewichtsregulation und zur Raumorientierung, warum chronifizieren diese Patienten, wenn das eben nur so ein untergeordnetes System ist und andere, viel wichtigere Systeme auch kompensiert werden können im Schadensfall.

Hölzl:

Also, ich bin mir nicht ganz sicher, ob ich die Frage richtig verstanden habe, aber die Patienten chronifizieren, weil diese Muskeln an einem Gelenk angebunden sind, welches, wenn dieser Muskel einmal in Dysbalance gekommen ist, sich auch in einem Circulus vitiosus befinden. Das Gelenk muss erst wieder befreit werden, bevor eine freie Mechanik dann mit einem freien Muskel arbeiten kann. Dies ist innerhalb eines Reflexbogens eines motoneuralen Apparates zu sehen. Wenn die Propriorezeption auch aus der Gelenkkapsel heraus segmental eingeschränkt ist, dann hilft nur, das Gelenk zu befreien.

Lempert:

Das mag so sein, auf dieser lokalen Ebene. Aber das Gehirn hat die Fähigkeit, wenn ein sensorisches System ihm widersprüchliche Signale oder unzureichende Signale gibt, andere Inputs stärker zu gewichten. Wenn die Halssensoren ohnehin ein untergeordnetes Sinnesorgan sind, in diesem ganzen System, sollte es ein leichtes sein, Störungen visuell und vestibulär zu kompensieren und einfach zu ignorieren und dieses ständige Gefühl des Schwindels sollte damit auch zu eliminieren sein.

Hölzl:

Da kann ich ihnen nicht Recht geben. Das kann ich bei mir auch nach meiner medizinischen Vorstellung nicht einordnen. Als Beispiel: Wenn Sie in der Oper sitzen und für 5 Minuten raschelt hinter Ihnen jemand mit Papier, dann sagen sie na gut, das ist gleich vorbei. Aber wenn sie bei 5 Stunden Oper 4

Stunden von raschelndem Papier hinter sich belästigt werden, dann drücken sie das irgend wann auch nicht mehr weg. Ich glaube das ist ein pathophysiologisches Modell, das über die Zeit immer wieder gebraucht wird, auch wenn es ein untergeordnetes Prinzip ist. Wenn es doch beim Motorradfahren immer wieder gebraucht wird oder wenn ein anderes Sinnesorgan in seiner Funktion nachlässt und die Propriorezeption in der Hierarchie heraufgeholt wird, dann bekommt es eine hohe Wichtigkeit, soll aber keine Leistung haben. Ich denke, diese Konfliktsituation ist auf Dauer nicht zu kompensieren.

Scherer, Schlusswort:

Ich fand diese Diskussion hochinteressant. Wir haben gesehen, es gibt eine Schnittmenge und ich glaube, dass man an dieser Schnittmengendefinition noch untersuchungstechnisch weiter arbeiten kann. Aus meiner Sicht würde ich sagen, es müssen sich mehr Hals-Nasen-Ohrenärzte mit der dorsalen Seite des Halses beschäftigen. Das gilt auch für Neurologen. Herr Lempert, ich würde dorsal einmal hindrücken bei Ihren Patienten.

Was ist dran am Schwindel nach Schleuder- und Kontakttrauma?

Zusammenfassung eines Rundtischgespräch anlässlich des Hennig-Symposiums in Berlin

Teilnehmer (alphabetisch):
KARST (Schmerztherapie/Hannover), LEMPERT (Neurologie/Berlin),
MUTZE (Radiologie/Berlin), NIEDEGGEN (Querschnittverletzungen/
Neurochirurgie/Berlin), RÜTHER (Neuroophthalmologie/Berlin), STOLL (HNO/Münster) und
ERNST (Moderator/Berlin).

Zuerst wurde durch ERNST eine kurze Übersicht über mögliche Verletzungsmechanismen gegeben, bevor die Teilnehmer anhand von sieben Einzelthesen diskutierten.

These 1

Schleuder- und Kontaktraumen können in ähnlicher Weise das Gleichgewichtssystem schädigen, es kommt nur darauf an, durch geeignete Untersuchungsmethoden den Schädigungsort aufzudecken.

STOLL betont, dass die Aufdeckung des Schädigungsortes im Hör- und Gleichgewichtssystem von vorrangiger Bedeutung ist. Dies wird zumeist um so problematischer, je später nach dem Unfall sich der Patient zur Begutachtung vorstellt, sodass eine Abgrenzung zu Vorschäden schwierig ist bzw. dass eine Abgrenzung zu anderen, begleitenden Hör- und Gleichgewichtsstörungen problematisch sein kann. Er betont außerdem, dass der Schädigungsort hinsichtlich einer strikten Kausalität häufig nicht mehr sicher zuzuordnen ist. Herr LEMPERT hebt hervor, dass am Labyrinth verschiedene Schädigungsmechanismen möglich sind, wie z.B. Felsenbeinfraktur, Otolithenschädigung, benigner paroxysmaler Lagerungsschwindel, Fistelbildung. Er betont, dass daneben am Hirnstamm Mikroeinblutun-

gen entstehen können mit axonalem Schaden (axonal injury), im Bereich der HWS kann die A. vertebralis dissezieren, das Halsmark kann geschädigt werden sowie isoliert die Nackenmuskulatur. Diese Schäden können sekundär im vestibulären Kortex zu einer Verarbeitungsstörung, also zu einem psychosomatisch induzierten, psychogenen Schwindel führen. Herr MUTZE führt aus, dass für den kausalen Nachweis von bildmorphologischen Schäden der Einsatz der adäquaten Nachweistechnik essentiell ist. Hier sollte vor allem auch unterschieden werden, ob ein akuter oder ein chronischer Schäden nachgewiesen werden soll. Im Bereich der Diagnostik des Großhirns müssen Hirnkontusionen von diffusen axonalen Schaden unterschieden werden (MRT / T2-Wichtung). Er empfiehlt, möglichst unfallnah zu diagnostizieren, da es später schwierig ist, einen exakten zeitlichen und damit auch ursächlichen Verlauf herzustellen. Zudem lassen sich Blutabbauprodukte in dieser T2 bzw. Flairsequenz gut sichtbar machen, auch noch nach Jahren. Der Ausschluss von Gefäßverletzungen im Bereich der HWS bzw. der A. vertebralis mit einer Ultraschalldoppleruntersuchung gelingt in der Regel nur im Bereich der unteren HWS, so dass eine MR-angiographische Darstellung vorzuziehen ist.

These 2

Bei unzureichender Anfangsdiagnostik fällt eine Zuordnung der geschilderten, oft komplexen Beschwerden zum Akutereignis gelegentlich schwer.

Bei der Erstdiagnostik im Akutstadium muss eine Differenzierung nach Schädigung der unteren HWS (Schulter-Nackenschmerzen/Muskelschmerzen) von einem Beschwerdebild der oberen HWS unterschieden werden (Schwindel, Kopfschmerzen, nuchale Cephalgien), meint NIEDEGGEN. Eine Dokumentation der Akutbeschwerden ist wichtig für die spätere Aufarbeitung des Behandlungsverlaufs. Wenn Patienten 4 Tage nach dem Akutereignis noch über Beschwerden klagen, sollte eine Vorstellung in einem spezialisierten Zentrum oder bei einem spezialisierten Facharzt erfolgen (NIEDEGGEN).

Herr RÜTHER weist darauf hin, dass die Vorstellung von Patienten nach vielen Jahren mit subjektiv angegebenen Sehbeschwerden keine wesentlichen pathologischen neuroophthalmologischen Befunde zutage fördert. Vielmehr handelt es sich meist um presbyope Patienten, die zusätzlich eine Beschwerdeverstärkung bemerken. Optimal wäre eine frühzeitige Vorstellung, kurz nach dem Unfall, bei einem spezialisierten Neuroophthalmologen, sobald die Patienten Beschwerden angeben.

Herr LEMPERT hebt hervor, dass Anprallverletzungen des kraniozervikalen Übergangs, insbesondere im sehr fragilen Mittelhirn, zu neuronalen Schäden führen können, da die Mittelhirnstrukturen beim Durchtritt durch den Tentoriumsschlitz auch bei gering einwirkenden Kräften geschädigt werden können. Dies korrespondiere z.B. auch gut mit den von Herrn RÜTHER angesprochenen komplexen Strukturen, die an der Koordination der Okulomotorik beteiligt sind.

These 3

Nach HWS-Verletzungen reicht eine konventionelle Bildgebung zumeist aus, bei starken Schmerzen und hochgradiger Bewegungseinschränkung muss eine erweiterte Bildgebung erfolgen.

Herr MUTZE weist darauf hin, dass nur 50% der knöchernen und diskoligamentären Verletzungen bei konventionellen Röntgenaufnahmen erkennbar sind, deshalb ist eine erweiterte Diagnostik (CT, MRT) bei anhaltenden Beschwerden unerlässlich. Das gilt insbesondere für Gefäßverletzungen, die frühzeitig angiographisch untersucht werden sollten (vgl. These 1). Die Darstellung der Ligg. alaria ist vor allem wichtig bei Patienten mit lang anhaltenden, starken Schmerzen (nuchale Cephalgien und migränoider Kopfschmerz) und hochgradiger Bewegungseinschränkung in der oberen HWS/dem Kopfgelenksbereich, um hier Strukturveränderungen im Kopfgelenk (knöchern / ligamentär) auszuschließen. Wenn sich knöchern-ligamentäre Verletzungsfolgen im MRT nachweisen lassen, bedarf es einer speziellen MRT-Sequenz und eines abgestuften Diagnostikschemas, da häufig begleitende Verletzungen aus dem Bereich des Hirnstamms (kognitiv-neuropsychologische Diagnostik, neuroophthalmologische Diagnostik, neurootologische Diagnostik) dann zu entsprechenden Therapiemaßnahmen führen.

Herr NIEDEGGEN erläutert, dass man nicht aus dem Unfallmechanismus auf die Schwere der Verletzung schlussfolgern darf, dass gilt umso mehr bei Patienten, die keine bildmorphologisch fassbaren Veränderungen im Bereich des kraniozervikalen Übergangs aufweisen nach einer Verletzung.

These 4

Der unzureichend behandelte Schmerz verstärkt andere Beschwerden (Schwankschwindel, Störung der Neurokognition) kann in eine subdepressive Stimmungslage führen und bedarf einer vorrangigen Behandlung, um im Bereich des Rückenmarks den Schmerzspeicher zu löschen und den Weg für andere Therapien frei zu machen.

Herr KARST zeigt auf, dass funktionelle Beschwerden, insbesondere Schmerzen (auch stärkste Schmerzen), natürlich ohne bildgebenden Befund möglich sind. Es ist grundsätzlich problematisch, wenn man Patienten, die über Schmerzen klagen, nicht ernst nimmt und ihnen damit die Schmerzen abspricht. Die unterschiedliche Rezeption von Schmerzen erklärt die breite Variabilität der Patientenangaben. Chronische Schmerzen, sofern sie unbehandelt bleiben, führen bekanntermaßen zu Depressionen und können auch andere körperliche Beschwerden verstärken (KARST). Insbesondere somatoforme Störungen treten dann gehäuft auf. Die initiale Schmerzintensität nach einem Schleudertrauma sagt die Dauer und die Intensität der späteren Chronifizierung deutlich voraus. Deshalb muss der primär behandelnde Arzt Patienten, die über starken oder stärksten Schmerz klagen, sofort behandeln oder einer spezialisierten Schmerztherapie zuführen, um das Risiko einer Chronifizierung zu reduzieren. Schmerzempfänglichkeit kann organisch determiniert sein, indem z. B. der Endorphinstoffwechsel ein unterschiedliches Regulationsvermögen aufweist. Damit ist auch die hohe individuelle Variabilität bei scheinbar identischem Traumamechanismus erklärbar. Herr LEMPERT betont, dass der erstbehandelnde Arzt möglichst dem Patienten ein Modell anbieten sollte, was eine positive Prognose impliziert, sodass der Patient zügig in seinen Alltag wieder zurück finden kann. Herr NIEDEGGEN macht deutlich, dass Patienten nach solchen Unfällen konsequent geführt werden müssen, um sie mit einem Therapiekonzept entsprechend zu versorgen. Es käme darauf an, in welchem psychischen bzw. psychosozialen Zustand sich der Patient zum Zeitpunkt des Unfalls befindet und wie er lernt, mit den Unfallfolgen umzugehen.

These 5

Eine posttraumatische Belastungsstörung, die nicht erkannt und behandelt wird, bahnt die Psychogenität weiterer Beschwerden und erschwert den therapeutischen Zugang. Im Falle der Begutachtung ist damit eine Bewertung erschwert.

Die Rationalisierung von Beschwerdebildern spielt eine wichtige Rolle, um den Patienten eine positive Prognose zu vermitteln (LEMPERT).

Herr STOLL bemerkt, dass häufig der Unfall auf eine Persönlichkeit trifft, die prädisponiert ist, sodass die Psyche eines Patienten eine wichtige Rolle bei der Ausprägung der Erkrankung spielt.

Herr LEMPERT merkt hierzu kritisch an, dass es prämorbide Angststörungen gibt, die seien jedoch nicht entscheidend bei der Ausprägung der Störung, die der Unfall hinterlassen hat.

Herr KARST weist auf die Bedeutung von Coping-Strategien hin, die es dem Einzelnen ermöglichen sollen, schneller in den Normalzustand nach dem Trauma wieder zurückzufinden.

These 6

Die gutachterliche Bewertung von Schwindelbeschwerden sollte sich an den geltenden Richtlinien für jedes Fachgebiet orientieren. Eine Begutachtung durch benachbarte Fachgebiete ist wünschenswert, um komplexen Zusammenhängen Rechnung zu tragen.

STOLL zeigt auf, dass die Intensität der Störung und die Belastbarkeit im Alltag linear korreliert sind. Dieses Paradigma liegt den sogenannten Tabellen nach STOLL (Feldmann 2006) zugrunde, so dass die Intensität von Schwindel und Gleichgewichtsstörungen abgestuft bewertet werden kann.

Eine neuroophthalmologische Zusatzbegutachtung erscheint sinnvoll, wenn die Patienten entsprechende Sehstörungen angeben (z. B. Unscharfsehen, wechselhaftes Sehen) (RÜTHER). Insbesondere ist die Sehschärfeprüfung, die Prüfung des Gesichtsfeldes und die Optokinetikprüfung hier von Bedeutung. Außerdem sollte die Akkomodation immer untersucht werden. Im Bedarfsfall muss ebenfalls eine Okulomotoriusprüfung zum Ausschluss einer Trochlearisparese durchgeführt werden. Herr KARST rät zu einer gezielten Begutachtung bei Schmerzpatienten durch einen Schmerztherapeuten und/oder einem Psychosomatiker. Dabei ist vorrangig Wert auf Plausibilität der Angaben, insbesondere bei der Schilderung des täglichen Alltagsablaufs unter Berücksichtigung der zugrunde liegenden Störungen, zu legen. Es empfiehlt sich, hier auch mit Hilfe von Fragebögen (z. B. SCL-90) vorzugehen. In der Zukunft wird hier auch das funktionelle MRT (zum Nachweis des Funktionszustandes der Schmerzmatrix) durchgeführt werden.

Herr LEMPERT empfiehlt eine psychiatisch-psychosomatische Zusatzbegutachtung im Bedarfsfall.

These 7

Es gibt häufig eine Diskrepanz zwischen geschilderter Unfallschwere und nachfolgenden Gesundheitsstörungen, die auch durch biomechanische Untersuchungen nicht immer aufgeklärt werden kann, sodass diese keine Conditio sine qua non in der Gutachtenpraxis darstellen können.

NIEDEGGEN empfiehlt bei unklaren Unfallmechanismen die Durchführung eines biomechanischen Gutachtens. STOLL weist auf Simulationsversuche von Schimmelpfennig und Becke aus Münster hin, die den Ablauf eines HWS-whiplash-Traumas simulierten.

Herr LEMPERT sagt, dass biomechanische Gutachten von begrenzter Bedeutung sind, da sie nur einen Teilaspekt des Komplexes der aktuellen Gesundheitsstörungen des Patienten abbilden.

Abschließend wurde eine Diskussion mit dem Auditorium geführt, die die Thesen noch einmal anhand von Kasuistiken und von Detailproblemen exemplarisch auf den Prüfstand stellte. Wesentlich neue Aspekte im Vergleich zur vorher geführten Diskussion anhand der Thesen ergaben sich dabei nicht.

Langfristige Wirkung peripher- und zentral-vestibulärer Ausfälle

Chronische Bilaterale Vestibulopathie führt zu Störungen des räumlichen Gedächtnisses und einer beidseitigen Atrophie des Hippocampus

M. Strupp, F. Schautzer, D. A. Hamilton, R. Brüning, H. J. Markowitsch, R. Kalla, C. Darlington, P. Smith und Thomas Brandt

Zusammenfassung

In tierexperimentellen Studien konnte die Bedeutung des vestibulären Systems für die Navigation und räumliche Orientierung bereits nachgewiesen werden: Vestibuläre Signale sind z.B. wichtig für die sog. place cells im Hippocampus, die ein neuronales Substrat der räumlichen Repräsentation darstellen. Um die Bedeutung des vestibulären Systems für Navigation und räumliche Orientierung beim Menschen zu untersuchen, haben wir bei 10 Patienten mit kompletter bilateraler Vestibulopathie (beidseitige Neurektomie aufgrund bilateraler Akustikusneurinome bei Neurofibromatose Typ II) a) das räumliche Gedächtnis mittels eines PC adaptieren virtuellen „Morris water task" (d.h. die Messung erfolgt im Sitzen ohne zusätzliche vestibuläre oder somatosensorische Informationen) getestet, b) andere kognitive und mnestische Funktionen untersucht und c) das Hippocampusvolumen mittels MRT Volumetrie bestimmt; diese Daten wurden mit einer alters-, geschlechts- und IQ-adaptierten Kontrollgruppe verglichen. Die Patienten mit bilateraler Vestibulopathie zeigten sowohl signifikante Defizite des räumlichen Gedächtnisses und der Navigation (ohne weitere zusätzliche neuropsychologische Störungen) als auch eine signifikante Atrophie des Hippocampus (−16.9%). Diese Studie belegt zum einen, dass der Hippocampus eine zentrale Rolle für die räumliche Orientierung und Navigation spielt; dies wird durch andere Studien gestützt, die eine positive Korrelation zwischen der Größe des Hippocampus, Navigationsvermögen und räumlichem Gedächtnis gezeigt haben. Zum anderen lässt sich aus den Befunden schließen, dass ein intaktes vestibuläres System eine Voraussetzung für diese wichtigen Funktionen darstellt.

Einleitung

Informationen aus dem vestibulären System sind für wichtig für die räumliche Navigation und das räumliche Gedächtnis. Welche Rolle der Hippocampus dabei spielt, wird kontrovers diskutiert. Seit den 50er Jahren ist gut belegt, dass der Hippocampus für verschiedene Gedächtnisfunktionen wie Enkodierung, Konsolidierung und Abrufen von Gedächtnisinhalten von entscheidender Bedeutung ist (Scoville und Milner 1957; Manns et al. 2003); dies gilt auch für das räumliche Gedächtnis (McNaughton et al. 1996; Mumby 2001). Frühe Arbeiten an Nagern betonen die Rolle des Hippocampus (Becker und Olton 1981; Jarrard 1993), in neueren Publikationen wird diese jedoch bezweifelt (Bunsey und Eichenbaum 1995; Eichenbaum, 2003; McEchron und Disterhoft 1999). Beim Menschen wurde eine Korrelation zwischen dem Hippocampusvolumen und dem räumlichen Gedächtnis und dem Navigations-vermögen nachgewiesen (Biegler et al. 2001; Maguire et al. 2000). Elektrophysiologische Untersuchungen zeigten, dass die Stimulation des vestibulären Systems die Aktivität der sog. „place cells" im Hippocampus (O'Mara et al. 1994; Wiener et al. 1995; Gavrilov et al. 1995) und der „head direction cells" im Thalamus (Blair und Sharp 1996; Taube et al. 1996) modulieren. Mittels funktionellem MRI konnten Vitte et al. (1996) beim Menschen nachweisen, dass kalorische Stimulation selektiv den Hippocampus stimuliert. Ziel der hier vorgestellten Studien (Schautzer et al. 2003; Brandt et al. 2005) war es zu untersuchen, ob Patienten mit kompletter chronischer bilateraler Vestibulopathie Defizite des räumlichen Gedächtnisses haben und ob bei diesen eine Hippocampusatrophie vorliegt.

Patienten und Methoden

Es wurden 10 Patienten (4 Frauen; mittleres Alter 38.0 ± 6.7 Jahre) mit chronischer kompletter bilateraler Vestibulopathie aufgrund einer Neurofibromatose Typ 2 und 10 Kontrollpersonen gleichen Alters und Geschlechts untersucht. Es erfolgten eine MR-Volumetrie

(1.5-T scanner, T2-weighted images, matched FLAIR images (T1) und 3D gradient echo sequence in coronarer Schichtung, senkrecht zur Längsachse des Hippocampus, eine manuell verblindete Vermessung des Hippocampus sowie ein „Sienax protocol" zur Bestimmung des gesamten Hirnvolumens und des Volumens der grauen und weißen Substanz auf der Basis des 3D Datensatzes). Ferner wurde eine differenzierte neuropsychologische Testung mit Bestimmung des IQ und der Gedächtnisfunktionen durchgeführt: Der IQ wurde mit einer adaptierten Version des „National adult reading test of Nelson" evaluiert. Der „Wechsler memory test" wurde zur Messung des allgemeinen Gedächtnisses, der Aufmerksamkeit und Konzentrationsfähigkeit, dem visuellen und verbalen Gedächtnisses sowie verzögerter Erinnerung eingesetzt. „Doors and people test" wurden zur Messung des visuellen Erinnerungsvermögens verwendet. Die Testung des räumlichen Gedächtnisses erfolgte mit dem sog. Virtuellen Water Morris Water Task (Morris 1982; Hamilton et al. 2002; Abb.1). Dieser Test bietet den Vorteil, dass sich das räumliche Gedächtnis am PC-Bildschirm und damit ohne vestibuläre Informationen testen lässt; eine Testung unter natürlichen Bedingungen könnte nicht zwischen Störungen des

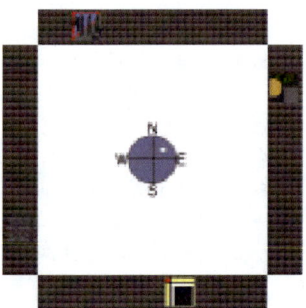

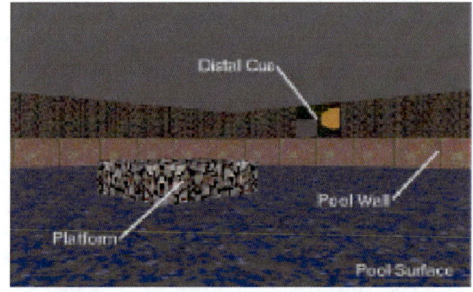

Abb. 1
Virtueller Water Morris Task. Links: Aufsicht des virtuellen Raumes. Am Rand finden sich verschiedene Orientierungspunkte. Die Plattform (weißes Quadrat) ist in diesem Fall im Nordöstlichen (N/E) Quadranten des Pools. Die vier Startpunkte sind mit „N", „E", „S" und „W" bezeichnet. Rechts: Darstellung des virtuellen Raumes so wie ihn die Versuchsperson, die vor einem Bildschirm sitzt, sieht: sichtbare Plattform, Orientierungspunkt, Wand des Pools und Pooloberfläche. Im Versuch muss der Proband zu der nicht sichtbaren Plattform navigieren. Gemessen werden die Zeit und der Weg bis zum Erreichen der Plattform sowie die Aufenthaltsdauer in dem Quadranten, in dem sich die Plattform befindet. Wichtig: beim Virtuellen Water Morris Task ist ein vestibulärer Input nicht notwendig.

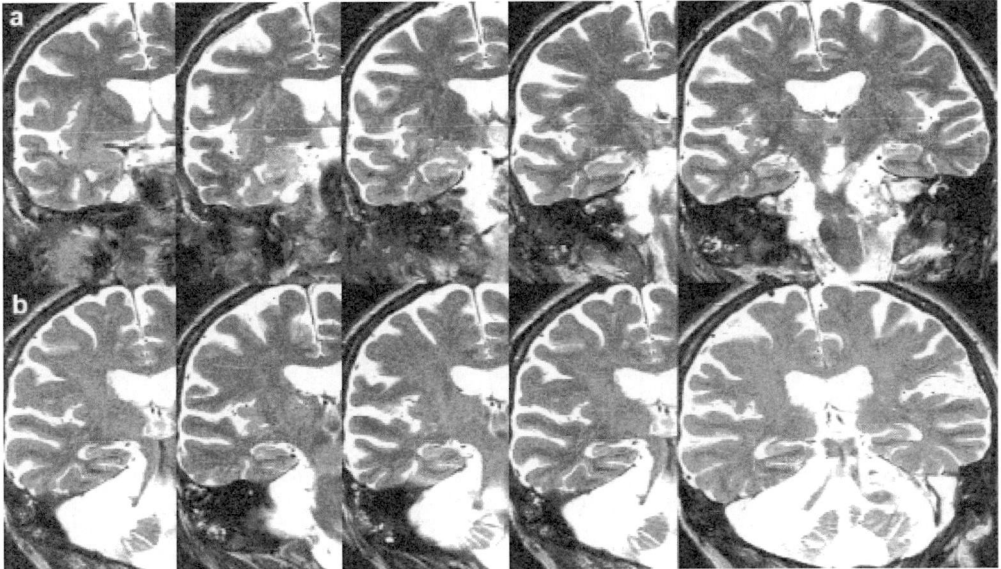

Abb. 2
Bei den Patienten mit chronischer bilateraler Vestibulopathie zeigte sich eine signifikante Volumenreduktion des Hippocampus um 16.91% im Vergleich zu gesunden Kontrollpersonen. Die Volumenreduktion betraf gleichermaßen den rechten und linken Hippocampus. Die Abbildung zeigt koronare 3 mm MRT T2-gewichtete Schichten mit einem Abstand von 6 mm. **a** 39jährige gesunde Kontrollperson. **b** 40jährige Patientin mit Bilateraler Vestibulpathie. Bei der Patientin betrug das Volumen des Hippocampus 3.9 ml (linker Hippocampus 1939.18 mm³, rechter Hippocampus 2002.82 mm³) (aus Brandt et al. 2005).

vestibulo-okulären Reflexes und denen des räumlichen Gedächtnisses unterscheiden.

Ergebnisse

MRI Volumetrie
Die MRI Volumetrie zeigte, dass das Hippocampusvolumen bei den Patienten um 16.91% im Vergleich zu den Kontrollpersonen ($p < 0.01$) reduziert war (Abb. 2). Dabei fand sich eine stärkere Atrophie des rechten Hippocampus. Bei der Bestimmung der übrigen Hirnvolumina bestand kein Unterschied zwischen den beiden Gruppen.

Allgemeine neuropsychologische Testung
Zwischen den beiden Gruppen bestand kein Unterschied im Bezug auf IQ, Aufmerksamkeit und visuelles Gedächtnis.

Räumliches Gedächtnis
Die Testung des räumliches Gedächtnisses zeigte bei den Patienten mit bilateraler Vestibulopathie signifikant schlechtere Werte: Sie brauchten signifikant mehr Zeit und eine längere Wegstrecke, um zu der versteckten Plattform zu gelangen (Abb. 3).

Diskussion

Die beiden wesentlichen Befunde dieser Studie sind: 1. die Patienten mit chronischer bilateraler Vestibulopathie erzielten bei der allgemeinen neuropsychologischen Testung normale Werte, hatten aber ein signifikant schlechteres räumliches Gedächtnis und somit in diesem Bereich eine isoliertes Defizit. 2. das Volumen des Hippocampus war bei den Patienten beiderseits im Vergleich zu einer gesunden Kontrollgruppe signifikant reduziert. Die Diskrepanz zwischen

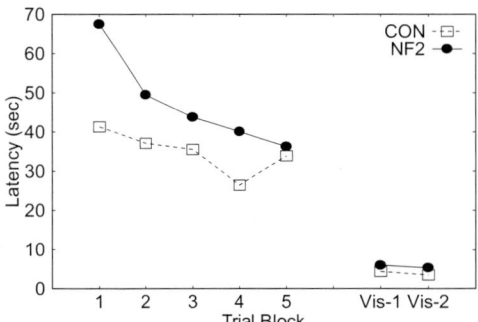

Abb. 3
Mittlere Zeit für die Patienten (NF 2) und Kontrollpersonen (CON) bis zum Erreichen der Plattform
bei 20 Versuchen mit verdeckter (Trial Block) and
8 Versuchen mit sichtbarer Plattform (Vis-1, Vis-2).
Es zeigt sich ein signifikanter Unterschied zwischen
Kontrollen und Patienten (aus Schautzer et al.
2003).

einer Atrophie des Hippocampus und dem isolierten Defizit des räumlichen Gedächtnisses
legt nahe, dass dem Hippocampus eine besondere Rolle für das räumliche Gedächtnis
zukommt, wie in früheren Studien ebenfalls
gezeigt werden konnte (Maguire et al. 2003;
McNaughton et al. 1996; Bohbot et al. 1998;
Mumby 2001; Biegler et al. 2001; Whishaw
et al. 2001; Etienne and Jeffery, 2004). Defizite der räumlichen Orientierung und des
räumlichen Gedächtnisses konnten sowohl bei
rechts- als auch bei linksseitiger Schädigung
des Hippocampus nachgewiesen werden (Kessels et al. 2001, 2004).
Wie einleitend dargestellt, haben vestibuläre Informationen, die über verschiedene
Bahnen zum Hippocampus gelangen, wichtige Funktion für das räumliche Gedächtnis
(Smith 1997). Russell et al. (2003) konnten im
Tierversuch demonstrieren, dass chronische
bilaterale vestibuläre Defizite zu einer Funktionsstörung der „place cells" führen. Neuere
funktionelle MRI Studien zeigen, dass bereits
„imaginierte Lokomotion" den Hippocampus
aktiviert (Jahn et al. 2004). Dies gilt auch für
Navigationsexperimente im virtuellen Raum
(Maguire et al. 1997; Grön et al. 2000;
Hartley et al. 2003). Ursache der Atrophie

des Hippocampus bei chronischer bilateraler
Vestibulopathie können der fehlende tonische
Input des vestibulären Systems (schon unter
Ruhebedingungen ist die Aktionspotential-
frequenz vestibulärer Nerven bei etwa 100
Hz) und dessen fehlende Modulation sein (Ris
and Godaux 1998; Zheng et al. 2003).

Literatur

Becker JT, Olton DS (1981) Cognitive mapping and
hippocampal system function. Neuropsychologia
19: 733-744
Biegler R, McGregor A, Krebs JR, Healy SD (2001)
A larger hippocampus is associated with longer-
lasting spatial memory. Proc Nat Acad Sci 98:
6941-6944
Blair HT, Sharp PE 1996 Visual and vestibular influences on head-direction cells in the anterior thalamus of the rat. Behav Neurosci 110: 643-660
Bohbot VD, Kalina M, Stepankova K, Spackova N,
Petrides M, Nadel L (1998) Spatial memory deficits
in patients with lesions to the right hippocampus
and to the right parahippocampal cortex. Neuropsychologia 36: 1217-1238
Brandt T, Schautzer F, Hamilton, DA, Brüning R,
Markowitsch HJ, Kalla R, Darlington C, Smith P,
Strupp M (2005) Vestibular loss causes hippocampal atrophy and impaired spatial memory in humans. Brain 128: 2732-2741
Bunsey M, Eichenbaum H (1995) Selective damage
to the hippocampal region blocks long-term reten-
tion of a natural and nonspatial stimulus-stimulus
association. Hippocampus 5: 546-556
Curthoys IS, Halmagyi GM (1995) Vestibular com-
pensation: a review of the oculomotor, neural, and
clinical consequences of unilateral vestibular loss. J
Vestib Res 5: 67-107
Eichenbaum H (2003) How does the hippocampus contribute to memory? Trends Cog Sci 10:
427-429
Etienne AS, Jeffery K (2004) Path integration in
mammals. Hippocampus. 14: 180-192
Feigenbaum JD, Morris RG (2004) Allocentric versus egocentric spatial memory after unilateral temporal lobectomy in humans. Neuropsychology 18:
462-472
Gavrilov VV, Wiener SI, Berthoz A (1995) En-
hanced hippocampal theta EEG during whole body
rotations in awake restrained rats. Neurosci Lett
197: 239-241
Grön G, Wunderlich AP, Spitzer M, Tomczak R,
Riepe MW (2000) Brain activation during human
navigation: gender-different neural networks as substrate of performance. Nat Neurosci 3: 404-8

Hamilton DA, Driscoll I, Sutherland RJ (2002) Human place learning in a virtual Morris water task: some important constraints on the flexibility of place navigation. Behav Brain Res 129: 159-170

Hartley T, Maguire EA, Spiers HJ, Burgess N (2003) The well-worn route and the path less traveled: distinct neural bases of route following and wayfinding in humans. Neuron 37: 877-88

Jahn K, Deutschlander A, Stephan T, Strupp M, Wiesmann M, Brandt T (2004) Brain activation patterns during imagined stance and locomotion in functional magnetic resonance imaging. NeuroImage 22: 1722-1731

Jarrard LE (1993) On the role of the hippocampus in learning and memory in the rat. Behav Neural Biol 60: 9-26

Kessels RP, de Haan EH, Kappelle LJ, Postma A (2001) Varieties of human spatial memory: a meta-analysis on the effects of hippocampal lesions. Brain Res Rev 35: 295-303

Kessels RP, Hendriks M., Schouten J, Van Asselen M, Postma A (2004) Spatial memory deficits in patients after unilateral selective amygdalohippocampectomy. J Int Neuropsychol Soc 10: 907-912

Maguire EA, Gadian DG, Johnsrude IS, Good CD, Ashburner J, Frackowiak RS et al. (2000) Navigation-related structural change in the hippocampi of taxi drivers. Proc Nat Acad Sci 97: 4398-4403

Maguire EA, Frackowiak RS, Frith CD (1997) Recalling routes around london: activation of the right hippocampus in taxi drivers. J Neurosci17: 7103-10

Maguire EA, Valentine ER, Wilding JM, Kapur N (2003) Routes to remembering: the brains behind superior memory. Nat Neurosci 6: 90-95

Manns JR, Hopkins RO, Reed JM, Kitchener EG, Squire LR (2003) Recognition memory and the human hippocampus. Neuron 37: 171-180

McEchron MD, Disterhoft JF (1999) Hippocampal encoding of non-spatial trace conditioning. Hippocampus 9: 385-396

McNaughton BL, Barnes CA, Gerrard JL, Gothard K, Jung MW, Knierim JJ et al. (1996) Deciphering the hippocampal polyglot: the hippocampus as a path integration system. J Exp Biol 199: 173-85

Morris RG, Garrud P, Rawlins JN, O'Keefe J (1982) Place navigation impaired in rats with hippocampal lesions. Nature 297: 681-3

Mumby DG (2001) Perspectives on object recognition memory following hippocampal damage: lessons from studies in rats. Behav Brain Res 15: 9-26

O'Mara SM, Rolls ET, Berthoz A, Kesner RP (1994) Neurons responding to whole body motion in the primate hippocampus. J Neurosci 14: 6511-6523.

Ris L, Godaux E (1998) Neuronal activity in the vestibular nuclei after contralateral or bilateral labyrinthectomy in the alert guinea pig. J Neurophysiol 80: 2352-2367

Russel NA, Hori A, Smith PF (2003) The long-term effects of permanent vestibular lesions on hippocampal spatial firing. J Neurosci 23: 6490-6498

Schautzer F, Hamilton D, Kalla R, Strupp M, Brandt T (2003) Spatial memory deficits in patients with chronic bilateral vestibular failure. Ann NY Acad Sci 1004: 316-324

Scoville,WB, Milner B (1957) Loss of recent memory after bilateral hippocampal lesions. J Neurol Neurosurg Psychiatry 20: 11-21

Smith PF (1997) Vestibular-hippocampal interactions. Hippocampus 7: 465-471

Taube JS, Goodridge JP, Golob EJ, Dudchenko PA, Stackman RW (1996) Processing the head direction signal: A review and commentary. Brain Res Bull 40: 477-486

Vitte E (1996) Activation of the hippocampal formation by vestibular stimulation: a functional magnetic resonance imaging study. Exp Brain Res 112: 523-526

Whishaw IQ, Hines DJ, Wallace DG (2001) Dead reckoning (path integration) requires the hippocampal formation: Evidence from spontaneous exploration and spatial learning tasks in light (allothetic) and dark (idiothetic) tests. Behav Brain Res 127: 49-69

Wiener SI, Korshunov VA, Garcia R, Berthoz A (1995) Interial, substratal and landmark cue control of hippocampal CA1 place cell activity. Eur J Neurosci 7: 2206-2219

Zheng Y, Kerr DS, Darlington CL, Smith PF (2003) Unilateral inner ear damage results in lasting changes in hippocampal CA1 field potentials in vitro. Hippocampus 13: 873-878

Langzeitentwicklung der Menièreschen Erkrankung

K.-F. Hamann

Einleitung

Die Menièresche Erkrankung ist ein bis heute letztlich nicht geklärtes Krankheitsbild. Für Ätiologie und Pathophysiologie gibt es sehr unterschiedliche Auffassungen. Zwar ist mit klinischen Instrumenten die Diagnosestellung einigermaßen sicher möglich, jedoch ist sie nie beweisend. Aufgrund dieser Unsicherheiten ist auch die Therapie nicht einheitlich. Zu dieser Problematik trägt auch die Tatsache bei, dass es sehr unterschiedliche Verläufe dieses Krankheitsbildes gibt. Zahlreiche Artikel gehen auf den „natürlichen Verlauf" der Menièreschen Erkrankung ein (Ceroni und Bergonzoni 1994; Hamann und Arnold 1999; Merchant et al. 1995; Pulec 1972; Stahle et al. 1989; Takumida et al. 2006; van de Heyning et al. 1990). Die Angaben zur Entwicklung der Vestibularfunktion, der Hörfunktion, auch die Angaben zum Auftreten einer Beidseitigkeit sind recht unterschiedlich. Ein Grund dafür mag sein, dass in älteren Arbeiten keine vergleichbaren diagnostischen Kriterien benutzt worden sind. Erst seit Einführung der Vorschläge der AAO – HNS (1995) und durch ihre sich mehr und mehr verbreitende Anwendung konnten vergleichbare Literaturdaten erhoben werden.

Ziel der hier vorgelegten retrospektiven Studie ist es, den Langzeitverlauf der Menièreschen Erkrankung zu analysieren, möglichst klare Aussagen zur Prognose der Menièreschen Erkrankung zu gewinnen und die für den Patienten letztlich wichtigen Fragen, wie sich seine Krankheit entwickeln wird, zu beantworten. Eingeschlossen wurden 60 Patienten, die alle nach den Kriterien der AAO - HNS (1995) an einem sicheren („definite") Morbus Menière litten und deren Erkrankungsdauer mindestens fünf Jahre bestand. Es handelte sich also nicht um eine prospektive „follow-up"-Studie, die andere Schlussfolgerungen erlauben würde. Das Patientenkollektiv teilte sich in 40 Frauen und 20 Männer mit einem mittleren Alter von 56 Jahren (21 Jahre bis 85 Jahre).

Entwicklung des Krankheitsbeginns

Betrachtet man die Entwicklung der Symptome am Anfang der Erkrankung, so fällt auf, dass die Menièresche Krankheit, wie auch schon anderen Autoren mitgeteilt (Morgenstern 1985), bei weitem nicht immer mit einem synchronen Auftreten der Symptome beginnt. In dem hier vorgelegten Kollektiv war ein synchroner Beginn in der Hälfte der Fälle zu verzeichnen, das durchschnittliche Intervall zwischen dem Beginn der Erkrankung und dem Vollbild der Symptome („Menièresche Trias") betrug 7,5 Jahre (Tabelle 1). Allerdings kann es auch mehr als 15 Jahre dauern, bis sich die komplette Symptomatik eingestellt hat und die Einordnung als „sichere" Menièresche Erkrankung zulässt.

**M. MENIERE
LANGZEITENTWICKLUNG**

ERKRANKUNGSDAUER: 11,9J (5J -38J)

INTERVALL ZWISCHEN
BEGINN UND VOLLBILD: 7,5J (1J - 38J)

SYNCHRONER	BEGINN		n = 30
VERSETZTER	BEGINN	(> 1J)	n = 1
		(> 2J)	n = 9
		(> 5J)	n = 14
		(>10J)	n = 6

Tabelle 1
Übersicht über die zeitlichen Parameter von Erkrankung und Dauer und Entwicklung der Menièreschen Erkrankung.

**M. MENIERE
LANGZEITENTWICKLUNG**

EINSEITIGKEIT	n = 51
BEIDSEITIGKEIT	n = 9
(DELAY VARIIERT !)	
„BURN OUT"	n = 1
PHOBIE	n = 6

Tabelle 2
Übersicht über qualitative Charakteristika der Menièreschen Erkrankung im Langzeitverlauf

Unsere Zahlen entsprechen denen, die Morgenstern (1985) vorgelegt hat. Er fand in seinem Kollektiv am Krankheitsbeginn ebenfalls in 51,5 % eine komplette Symptomtrias. Da es sich in der hier vorgelegten Studie um eine retrospektive Studie handelt, in der auch zahlreiche Patienten aufgenommen waren, die bereits über mehrere Jahre an der Menièreschen Krankheit litten, ist die Übereinstimmung der Befunde erstaunlich.

Beidseitigkeit / Ausbrennen der Menièreschen Krankheit

Bei den hier analysierten 60 Patienten trat in knapp 16 % die Krankheit schließlich beidseitig auf. Hervorzuheben ist, dass der zeitliche Abstand zwischen der Erkrankung des einen Ohres und der Erkrankung des anderen Ohres sehr stark schwanken kann (Tabelle 2). Es fand sich nur ein Fall in dem hier dargestellten Kollektiv, bei dem es zu einem „Ausbrennen" kam (Tabelle 2).
Die Anzahl der „ausgebrannten" Fälle ist sicherlich höher, wenn man eine prospektive Studie anstellt. Es muss auch hier darauf hingewiesen werden, dass in dieser retrospektiven Studie nur Patienten berücksichtigt worden sind, die eben wegen akuter Beschwerden

die überregionale Schwindelambulanz aufgesucht haben. Auffallend war, dass in einem Zehntel der Fälle eine phobische Begleitkomponente bestand (Tabelle 2). Dieser Befund zeigt, dass bei einer nicht geringen Zahl der Menière Patienten die Gefahr besteht, dass sich eine phobische Komponente herausbildet. Eine entsprechende psychische Führung durch den HNO-Arzt sollte diese Gefahr soweit wie möglich mindern.

Langzeitentwicklung des Hörvermögens

Das audiometrische Bild der Patienten mit einer schon lange bestehenden Menièreschen Erkrankung ist sehr unterschiedlich. Es fanden sich zwar viele Fälle mit einem apicocochleären Hörverlust, fast die Hälfte der Patienten wies aber eine pancochleäre Schwerhörigkeit auf (Tabelle 3). Ein nicht unerheblicher Teil der Patienten wies aber auch Hochtonverluste auf (Tabelle 3). Wenn auch ein Tieftonhörverlust als der typische Befund für den Morbus Menière angesehen wird, so gilt diese Feststellung nur für die Frühformen. Im Langzeitverlauf der Erkrankung entwickelt sich zunehmend eine pancochleäre Schwerhörigkeit, wie sie auch von anderen Autoren belegt wird (Ceroni und

M. MENIERE
LANGZEITENTWICKLUNG

HÖRVERLUSTE

APICOCOCHLEÄR	17
MEDIOCOCHLEÄR	0
BASOCOCHLEÄR	11
PANCOCHLEÄR	27
NORMAL	5

Tabelle 3
Langzeitentwicklung des Hörvermögens nach bevorzugtem Frequenzbereich bei der Meniéreschen Erkrankung

Bergonzoni 1994; Stahle et al. 1989). Stahle und Mitarbeiten fanden nach einer Beobachtungszeit von 15 Jahren bei 74 % eine flach verlaufende Hörkurve.

Erstaunlicherweise sind in manchen Fällen auch nach längerer Zeit noch Erholungen möglich (Abb. 1), in den meisten Fällen allerdings kommt es aber zu einer Progredienz. Nach langem Verlauf mündet der Hörverlust bei Morbus Menière in eine pancochleäre Schwerhörigkeit, gleich welches audiometrische Bild am Anfang der Erkrankung bestand (Abb. 2). Interessant ist das audiometrische Bild eines bilateralen Morbus Menière, der synchron auftrat (Abb. 3). Auf beiden Seiten zeigte sich bereits am Beginn der Symptomatik der typische Tieftonhörverlust.

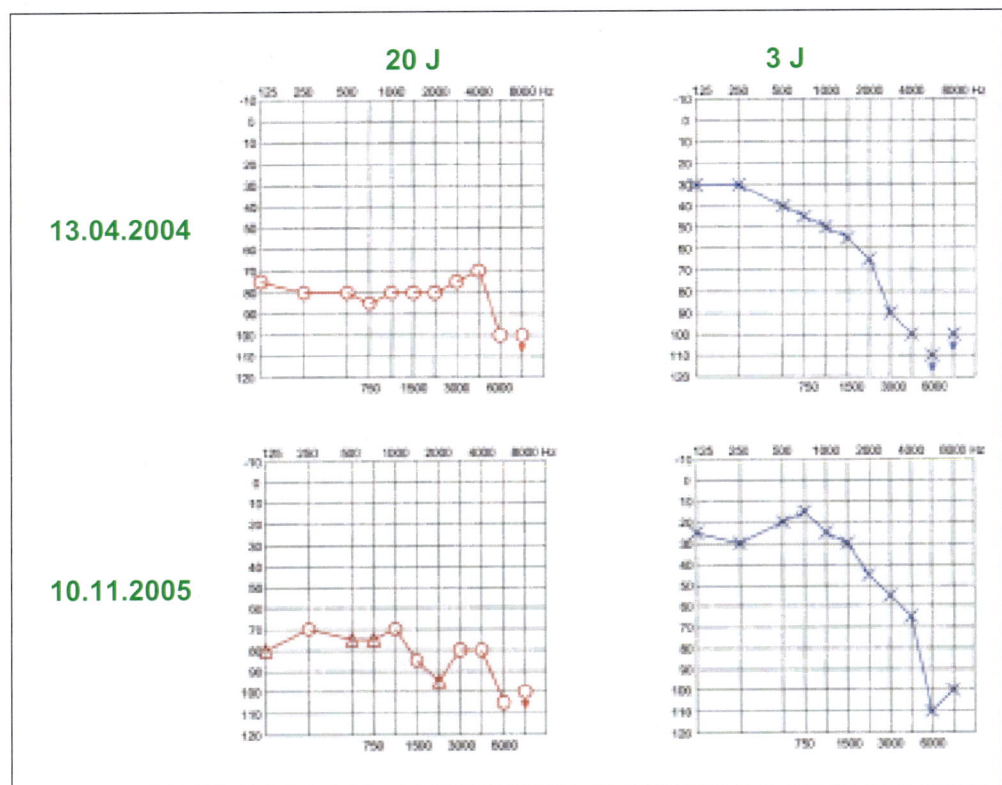

Abb. 1
Tonaudiometrisches Beispiel einer beidseitigen Meniéreschen Erkrankung mit einseitiger Erholung: Auf dem rechten Ohr im Verlauf von 19 Monaten keine Änderung des Hörvermögens, auf dem linken Ohr nach erst dreijähriger Krankheitsdauer teilweise Erholung des Hörvermögens

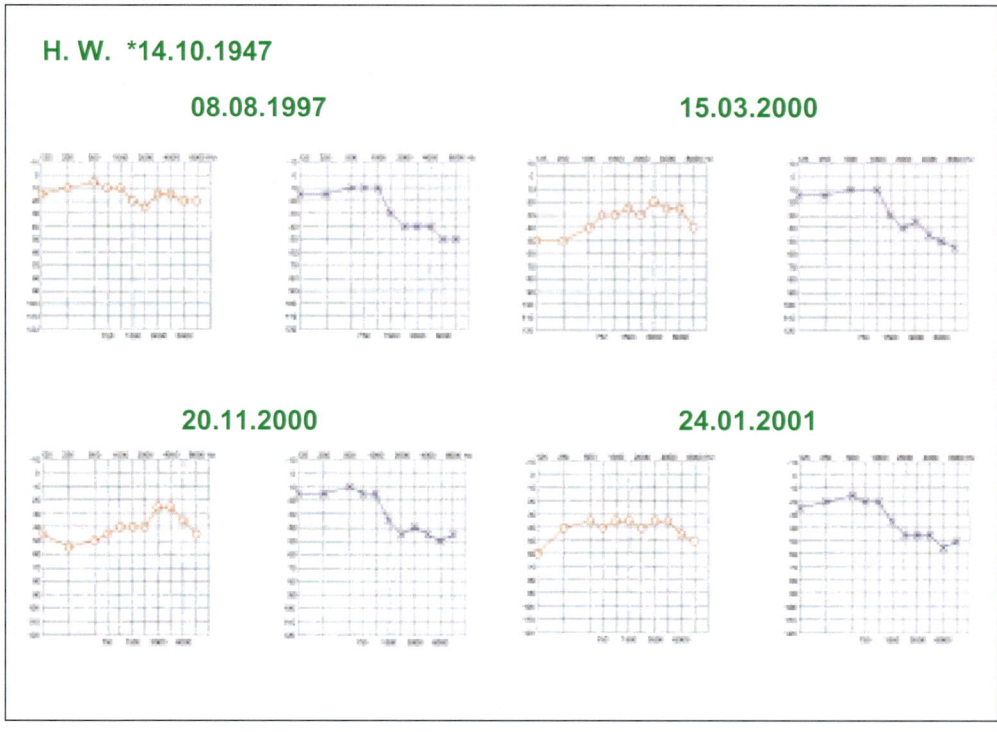

H. W. *14.10.1947

08.08.1997   **15.03.2000**

20.11.2000   **24.01.2001**

Abb. 2
Tonschwellenaudiometrisch dokumentierter Verlauf der Meniéreschen Erkrankung auf dem rechten Ohr: Nach anfänglich ausgeprägter Tieftonschwerhörigkeit entwickelt sich im Verlauf von 4 Jahren eine pancochleäre Schwerhörigkeit rechts.

Langzeitentwicklung der Gleichgewichtsfunktion

Bei den Patienten, die sich an unsere überregionale Schwindelambulanz wegen Schwindel oder Gleichgewichtsstörungen gewandt hatten, fand sich bei fast Dreiviertel der hier berücksichtigten Meniére-Patienten ein Ausfall oder eine Unterfunktion des Vestibularapparates (Tabelle 4). Obwohl es sich in der hier vorgestellten Studie um Fälle mit einem Krankheitsverlauf von über 5 Jahren handelte, fanden sich erstaunlicherweise nicht selten auch Patienten mit Irritationszeichen (Tabelle 4). Dieser Befund deutet daraufhin, dass die Krankheit auch nach Jahren immer noch aktiv ist.

Grundsätzlich ähnelt die Entwicklung der vestibulären Funktion der des Hörvermögens. Während in der Frühphase der Erkrankung die vestibuläre Erregbarkeit schwankt, stellt sich in der großen Mehrzahl der Fälle im Langzeitverlauf eine bleibende vestibuläre Funktionseinschränkung ein (Tabelle 4). Allerdings ist auch diese bleibende Funktionseinschränkung mit Schwindelanfällen, jedoch weniger häufig, oder mit einer Dauersymptomatik leichten Schwindels und leichten Gleichgewichtsstörungen verbunden.
Auch diese Ergebnisse finden ihre Bestätigung in der Literatur. Die Abnahme der reduzierten vestibulären Erregbarkeit geht einher mit einer verminderten Frequenz der Schwindelanfälle (Pickard 1967, Stahle et al. 1989). Diese Befunde weisen darauf hin, dass es durch die

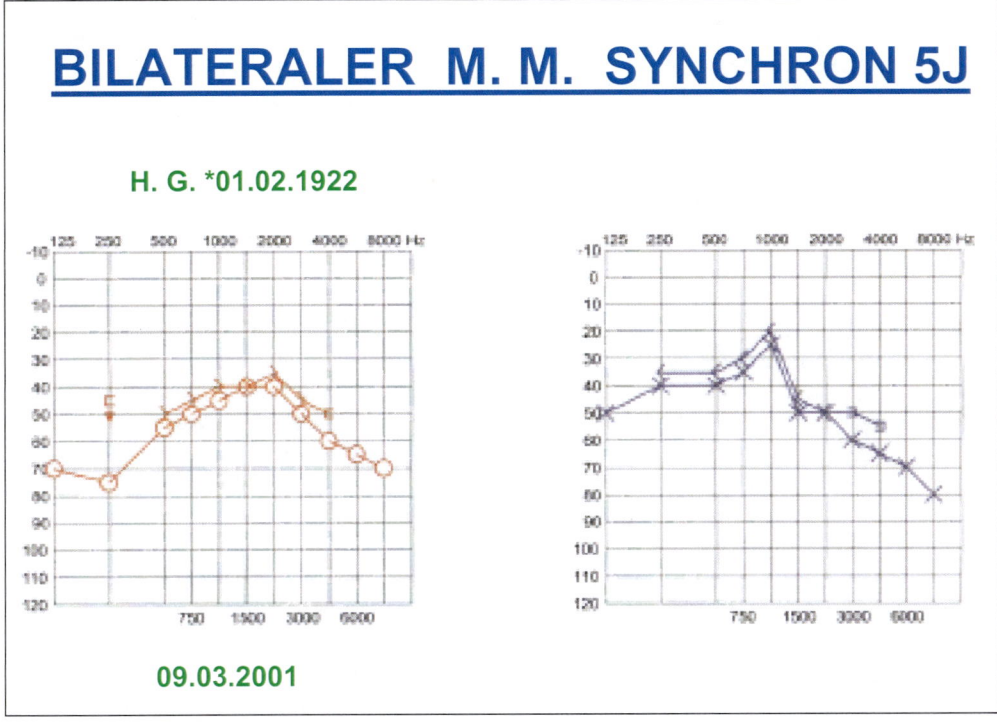

BILATERALER M. M. SYNCHRON 5J

H. G. *01.02.1922

09.03.2001

Abb. 3
Tonaudiometrisches Beispiel eines bilateralen Morbus Menière mit synchronem Krankheitsbeginn, Erkrankungsdauer 5 Jahre. Auffällig ist der beidseitig ausgeprägte Tieftonhörverlust

wiederholten Schwindelanfälle zu irreversiblen Haarzellschädigungen kommt. Bei sehr langen Verläufen tritt dann eine völlige Funktionseinbuße ein, es kommt zu einem Sistieren der Schwindelanfälle. Dann kann auch eine vestibuläre Kompensation einsetzen.

Allgemeine Diskussion

Einige der hier vorgestellten Befunde sollen besonders hervorgehoben werden. So fällt auf, dass die zeitliche Entwicklung vom Beginn der Erkrankung bis zum Auftreten der kompletten Symptomatik teilweise sehr lange Intervalle aufweisen kann. Während im allgemeinen damit zu rechnen ist, dass bei 90 % der an Morbus Menière erkrankten Patienten

eine Komplettierung der Symptome innerhalb des ersten Jahres erreicht wird, also 10 % erst später das Vollbild entwickeln (Morgenstern 1985; Pfaltz und Matéfi 1981), fand sich in diesem Kollektiv ein großer Anteil, etwa ein Drittel, bei dem die zeitliche Entwicklung bis zur vollständigen Symptomtrias mehr als 5 Jahre benötigte. Dieser Befund sollte dazu führen, dass durchaus an der Verdachtsdiagnose eines Morbus Menière festgehalten werden kann, wenn auch monosymptomatisch typische Beschwerden wie Drehschwindelanfälle im Minuten- bis Stundenbereich oder rezidivierende „Tieftonhörstürze" auftreten, also andere Symptome noch fehlen.
Auffallend ist, dass es in dem hier dargelegten Patientengut nur bei einem von 60 Patienten zu einem Sistieren der Krankheitser-

---

M. MENIERE LANGZEITENTWICKLUNG

VESTIBULÄRE ERREGBARKEIT

AUSFALL/ UNTERFUNKTION	**44**
IRRITATION	**14**
NORMAL	**2**

Tabelle 4
Langzeitentwicklung der Gleichgewichtsfunktion bei Morbus Menière

scheinungen kam. Diese von den Zahlen der Literatur, die einen „burn-out" in 86% – 71% (Pickard 1967, Silverstein et al. 1989) innerhalb von 8 Jahren annehmen, abweichende Feststellung erklärt sich wohl daraus, dass es sich hier um eine retrospektive Studie handelt, bei denen eben ein Ausbrennen nicht gefunden werden konnte. Es liegt hier eine methodenbedingte, durch das Design der Studie begründete, andere Befundlage vor, da hier Patienten mit einer akut erlebten Symptomatik aufgenommen worden sind.

Eine für den Patienten sehr wichtige Frage ist die nach der Beidseitigkeit der Erkrankung. In der Weltliteratur finden sich Zahlen um 30 % (zitiert nach Hamann und Arnold 1999), manche Autoren geben sogar bis zu 50 % an (Paparella 1994). Der in dieser Studie vergleichsweise geringe Anteil beidseitiger Menièreschen Erkrankungen (9 / 60) erklärt sich wohl durch die Anlage der Untersuchung als retrospektive Studie. Diese Patienten suchten die Schwindelambulanz wegen akuter oder auch chronischer Schwindelbeschwerden auf, denen eher eine periphere Seitendifferenz zugrunde liegt. Eine prospektive Analyse im Längsschnitt hätte wahrscheinlich noch eine höhere Zahl von beidseitigen Erkrankungen aufgedeckt.

Mit einer gewissen Resignation bleibt festzustellen, dass eine individuelle Prognose für den Patienten mit Menièrescher Erkrankung nicht möglich ist. Der Arzt muß einerseits berücksichtigen, dass sehr lange monosymptomatisch verlaufende Erscheinungsformen vorkommen, die erst nach mehreren Jahren sich zum Vollbild der Erkrankung hin entwickeln. Das synchrone Auftreten der Menière-Trias stellt eher die Ausnahme dar. Andererseits sollte er sich darüber im Klaren sein, dass dem Patienten keinesfalls mit Sicherheit ein Ausbrennen der Erkrankung in Aussicht gestellt werden kann.

Der Patient sollte auch darauf vorbereitet werden, dass sich die Schwerhörigkeit wahrscheinlich auf einem gewissen Niveau als pancochleäre Schwerhörigkeit einpendeln wird. Für die Entwicklung der Schwindelbeschwerden ist nicht vorauszusagen, dass sie völlig verschwinden werden, in ihrer Heftigkeit und Häufigkeit aber nachlassen, erklärbar durch die sich in den meisten Fällen entwickelnde bleibende Unterfunktion des Vestibularapparates mit anschließender Kompensation.

Diese Studie lässt für die Wahl der Therapie eine wichtige Schlussfolgerung zu. Es muss nämlich bei der Frage nach dem Therapieverfahrens immer berücksichtigt werden, dass der Anteil der beidseitigen Entwicklung sehr hoch ist, worauf der Patient hinzuweisen ist. Diese Erkenntnis sollte dazu führen, dass äußerst zurückhaltend mit destruierenden Verfahren, die einen irreversiblen Schaden bedeuten, umgegangen werden muss.

Literatur
Ceroni AR, Bergonzoni C (1994) Long-term follow-up of Menière's disease. In: Filipo R, Barbara M (eds) Menière's Disease: Perspectives in the '90s. Proc. of Third Int Symp on Menière's Disease. Kugler, Amsterdam New York, pp 107-109
Esteve-Fraysse MJ, Favre G, Calmels MN, Fraysse BC (2005) Long term, vertigo hearing and quality of life outcome in patients with intratympanic gentamicin für menière's disease. In: Lim DJ (ed) Proc. V[th] Int Symp Menière's Disease
Filipo R, Barbara M (1997) Natural history of Menière's disease: Staging the Patients or their Symptoms? Acta Otolaryngol (Stockh) Suppl 526: 10-13

Friberg U, Stahle J, Svedberg A (1984) The natural course of Menière's disease. Acta Otolaryngol (Stockh) Suppl 406: 72-77

Hamann KF, Arnold W (1999) Menière's Disease In: Büttner U (ed) Vestibular Dysfunction and its Therapy. Adv Otorhinolaryngol Karger Basel pp. 137-168

Merchant SN, Rauch SD, Nadol jr. JB (1995) Menière's disease. Eur Arch Otorhinolaryngol 252: 63-75

Morgenstern C (1985) Pathophysiologie, Klinik und konservative Therapie der Menièreschen Erkrankung. Arch Otorhinolaryngol Suppl I: 1-65

Paparella MM (1994) The natural course of Menière's disease. In: Filipo R, Barbara M (eds) Menière's Disease: Perspectives in the '90s. Proc. of Third Int. Symp. on Menière's Disease. Kugler, Amsterdam New York 88: pp 9-20

Pickard BH (1967) The prognosis in Menière's disease. Proc R Soc Med 60: 968-969

Pfaltz CR, Matéfi L (1981) Menière's disease – or syndrome? A critical review of diagnose criteria. In: Vosteen K-H, Schuknecht HF et al. (eds) Menière's disease. Thieme, Stuttgart, pp 1-10

Pulec JL (1972) Menière's disease: results of an two and one-half-year study of etiology, natural history and results of treatment. Laryngoscope 82: 1703-1715

Silverstein H, Smouha E, Jones R (1989) Natural history vs surgery for Menière's disease. Otolaryngol Head Neck Surg 100: 6-16

Stahle J, Friberg U, Svedberg A (1989) Long-term progression of Menière's disease. Am J Otol 10: 170-173

Takumida M, Kakigi A, Takeda T, Anniko M (2006) Menière's disease: a long-term follow-up study of bilateral hearing levels. Acta Oto-Laryngologica 126: 921-925

Van de Heyning PH, Wuyts FL, Claes J, Koekelkoren E, van Laer C, Valcke H (1997) Definition, Classification and Reporting of Menière's disease and its Symptoms. Acta Otolaryngol (Stockh) Suppl 526: 5-9

Veränderungen im Kortex nach peripher- und zentral-vestibulären Läsionen

M. Dieterich

In den letzten 10 Jahren konnten mit Hilfe der funktionellen Bildgebung des menschlichen Gehirns neue Erkenntnisse zum zentralen Gleichgewichtssystem zunächst bei Gesunden und jetzt auch bei Patienten mit umschriebenen vestibulären Läsionen erarbeitet werden. Basis für diese Untersuchungen waren die Kenntnisse aus neurophysiologischen und Tracer-Studien an Tieren, insbesondere an Macacen, zum vestibulären System im Kortex aus den 70iger bis 90iger Jahren (Schwarz et al. 1973; Ödkvist et al. 1974; Grüsser et al. 1990a, b; Guldin und Grüsser 1996). In diesen Studien konnten mehrere Areale im temporo-parietalen Kortex beschrieben werden, die alle multisensorisch waren, d.h. deren Neurone nicht nur auf vestibuläre Reizung reagierten sondern auch auf somatosensorische und/oder visuelle und ein zusammenhängendes Netzwerk bildeten. Das Zentrum (sog. core region) dieses Netzwerks wurde im parieto-insulären vestibulären Kortex (PIVC) des Macacen beschrieben (Guldin and Grüsser, 1996). Auf die Bedeutung eines „vestibulären Kortex" beim Menschen deuteten bereits Studien an Patienten mit subkortikalen und kortikalen Läsionen hin (Brandt und Dieterich 1999).

Funktionelle Bildgebung während vestibulärer Stimulation bei Gesunden

Ergebnisse aus neueren funktionellen Bildgebungsstudien beim Menschen mit der funktionellen Magnetresonanztomographie (fMRT) und Positronenemissionstomographie (PET) während vestibulärer, somatosensorischer und visueller optokinetischer Stimulation legen nahe, dass dieses Netzwerk aus multisensorischen vestibulären Kortexarealen beim Menschen ähnlich lokalisiert und verknüpft ist (Dieterich 2007). Tatsächlich konnte auch beim Menschen ein komplexes Ensemble von Arealen vorwiegend im temporo-insulären und temporo-parietalen Kortex beider Hemisphären beschrieben werden (Bottini et al. 1994, 2001; Bucher et al. 1998; Lobel et al. 1998; Bense et al. 2001; Suzuki et al. 2001; Bremmer et al. 2001, Fasold et al. 2002; Dieterich et al. 2003; Emri et al. 2003; Stephan et al. 2005). Das Aktivierungsmuster ist in beiden Hemisphären während vestibulärer Reizung nicht symmetrisch verteilt, sondern abhängig von drei Determinanten, die erst kürzlich bei gesunden Rechtshändern und Linkshändern definiert werden konnten (Dieterich et al. 2003): Die erste Determinante ist die Händigkeit, die Zweite die Seite des vestibulär gereizten Ohres und die Dritte die Richtung der ausgelösten vestibulären Symptome. Das bedeutet, dass Aktivierungen stärker sind in der nicht-dominanten Hemisphäre (in der rechten Hemisphäre bei Rechtshändern, in der linken Hemisphäre bei Linkshändern), in der Hemisphäre ipsilateral zum stimulierten Ohr und in der Hemisphäre ipsilateral zur raschen Nystagmusphase des kalorischen Nystagmus (Dieterich et al. 2003; Bense et al. 2003) (Abb. 1, 2).

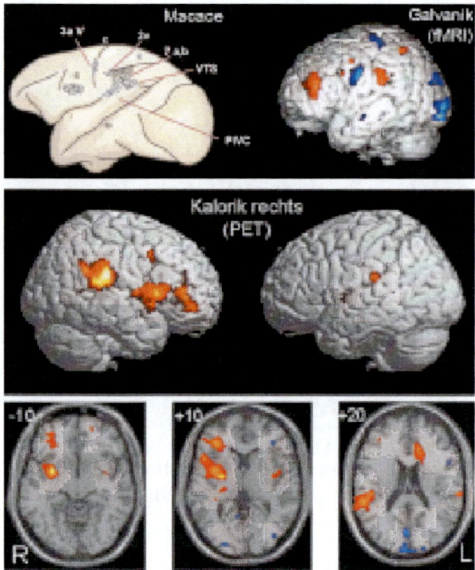

Abb. 1
Schematische Darstellung eines Affengehirns mit den neurophysiologisch lokalisierten Arealen, die vestibuläre Informationen verarbeiten (oben links). Aufsicht auf die linke Grosshirnhälfte mit Aktivierungs-Deaktivierungsmuster während galvanischer Stimulation des Vestibularnerven bei gesunden Rechtshändern im fMRT (oben links). Aufsicht auf die rechte und linke Grosshirnhälfte (Mitte) sowie transversale Schichten (unten) bei gesunden Rechtshändern mit den Aktivierungsarealen im $H_2{}^{15}O$-PET während kalorischer Reizung rechts. Es zeigt sich eine stärkere Aktivierung in den temporo-parietalen Arealen der rechten Hemisphäre.

Neben diesen Aktivierungen wurden gleichzeitig Deaktivierungen beobachtet, die im visuellen und somatosensorischen Kortex beider Hemisphären während vestibulärer Reizung lokalisiert waren (Wenzel et al. 1996; Bense et al. 2001). Dieses könnte dazu dienen, die Sehleistung herabzuregeln, da sie durch die vom vestibulären Nystagmus induzierten Oszillopsien beeinträchtigt wird. Dazu passen aktuelle psychophysische Untersuchungen von höheren Sehleistungen während des kalorischen Nystagmus bei Gesunden, die z.B. Defizite in der Formerkennung aufwiesen (Marti et al. 2005). Da entgegen gesetzte Aktivierungs-Deaktivierungsmuster während visueller Stimulation beobachtet wurden – mit

Aktivierungen in okzipitalen und parietalen visuellen Arealen und gleichzeitigen Deaktivierungen im multisensorischen vestibulären Kortex der hinteren Insel (Brandt et al. 1998; Dieterich et al. 1998) – wurde die Hypothese einer sich gegenseitig hemmenden kortikalen Interaktion zwischen den beiden sensorischen Systemen, dem visuellen und dem vestibulären, entwickelt (Brandt et al. 1998), die mittlerweile auch bei anderen Sinnessystemen nachgewiesen wurde (Bense et al. 2001).

Aktuelle Studien konnten Hinweise auf spezifische Funktionen der einzelnen Areale innerhalb dieses multisensorischen Netzwerkes ermitteln, so zum Beispiel durch die Anwendung verschiedener Stimulationsfrequenzen bei vestibulärer Reizung. Bei einer galvanischen Stimulation des Vestibularnerven zwischen 0,1 Hz und 5 Hz wurde für die unterschiedlichen Frequenzen ein gleiches Aktivierungsmuster beobachtet (Stephan et al. 2005). Die Korrelationsanalysen für die Stimulationsfrequenz ergaben positive Abhängigkeiten zu Arealen im supramaginalen Gyrus, posterolateralen Thalamus, zerebellären Vermis, der hinteren Insel (PIVC) sowie dem Hippocampus. Damit sind diese zum multisensorischen vestibulären Kortex zählenden Regionen an frequenz-abhängigen Prozessen im Gleichgewichtssystem beteiligt.

Mittlerweile liegen nicht nur Ergebnisse von Hirnaktivierungsstudien des vestibulären Systems bei Gesunden vor, sondern auch erste Studien zu Patienten mit verschiedenen peripher und zentral vestibulären Erkrankungen, die zu einem besseren Verständnis der Syndrome und ihrer Kompensationsmechanismen führen werden.

Funktionelle Bildgebung bei peripher vestibulären Erkrankungen

Die Neuritis vestibularis ist die zweithäufigste Ursache eines peripheren Schwindel-syndroms. Derzeit wird eine virale Genese vermutet durch eine latente Infektion der vestibulären Ganglien mit dem HSV I-Virus (Brandt et al. 2005). Klinisch ist das Syndrom gekennzeichnet durch eine vestibuläre Imbalance in Form eines akut auftretenden anhaltenden Drehschwindels, eines horizontal rotierenden Spontannystagmus zur gesunden Seite, einer Fallneigung des Körpers zur kranken Seite sowie Übelkeit und Erbrechen. Ziel einer Studie an 5 rechtshändigen Patienten mit einer akuten Neuritis vestibularis rechts war festzustellen, ob die läsionsbedingte tonische Imbalance im vestibulären System beider Labyrinthe zu einer Veränderungen der neuronalen Aktivität auf kortikalem Niveau führt und eine mögliche Veränderung des Aktivierungsmusters die peripher vestibuläre Asymmetrie widerspiegelt. Bei diesen 5 Patienten wurde eine erste Fluordeoxyglukose-PET-Untersuchung (FDG-PET) in der akuten Erkrankungsphase im Mittel am Tag 6 durchgeführt sowie ein zweites FDG-PET 3 Monate später, nachdem die zentral vestibuläre Kompensation eingesetzt hat und die Patienten wieder subjektiv beschwerdefrei waren und die vestibulären Defizite abgeklungen waren (Bense et al. 2004).

Während beider FDG-PETs lagen die Patienten mit geschlossenen Augen ohne Stimulation, so dass der Glukose-Stoffwechsel des Gehirns in Ruhe gemessen wurde. Der kategorische Vergleich beider Untersuchungen ergab, dass der regionale zerebrale Glukosemetabolismus (rCGM) während der akuten Krankheitsphase in verschiedenen Arealen signifikant angestiegen war (im PIVC der hinteren Insel, posterolateralen Thalamus, anterioren Zingulum, ponto-mesenzephalen Hirnstamm und Hippocampus). Gleichzeitig fand sich eine signifikante Minderung des rCGM in visuellen und somatosensorischen Kortexarealen sowie zum Teil im akustischen Kortex (Gyrus temporalis transversus)(Abb. 3). Damit ähnelte das kortikale Aktivierungs-Deaktivierungsmuster bei diesen Patienten mit einer akuten einseitigen Vestibularisläsion dem Muster, das bereits bei Gesunden während einseitiger vestibulärer Stimulation ausgelöst wurde (Kalorik: Suzuki

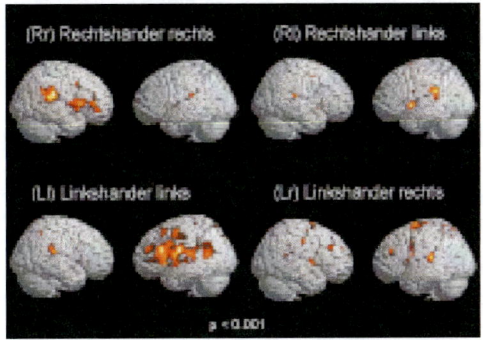

Abb. 2
Aufblick auf die rechte und linke Hemisphäre bei je 12 gesunden Rechts- und Linkshändern während kalorischer Reizung des rechten oder linken Ohres im $H_2^{15}O$-PET (Gruppenanalyse, p=0,001). Die stärksten Aktivierungen ergaben sich bei Rechtshändern in der rechten Hemisphäre bei Reizung rechts sowie bei Linkshändern in der linken Hemisphäre bei Reizung links, d.h. in der nicht-dominanten Hemisphäre bei ipsilateraler Stimulation (modifiziert nach: Dieterich et al. 2003).

et al. 2001, Fasold et al. 2002, Dieterich et al. 2003; Galvanik: Bense et al. 2001, Lobel et al. 1998).

Betrachtete man dieses Muster jedoch genauer, so ergaben sich auch gewisse Differenzen: Im Gegensatz zu dem Muster bei Gesunden war die Aktivierung im multisensorischen vestibulären Kortex der hinteren Insel (PIVC) nicht bilateral mit einer Dominanz in der rechten Hemisphäre sondern einseitig und kontralateral links bei Neuritis vestibularis rechts (Bense et al. 2004). Außerdem waren einzelne multisensorische vestibuläre Kortexareale wie die im Gyrus temporalis superior, im inferioren partietalen Lobulus und Prekuneus deaktiviert anstatt aktiviert. Diese Areale sind Teil eines kortikal-subkortikalen Netzwerks beim Menschen, das für die multimodale Integration von vestibulären und visuellen Informationen im Hinblick auf die Koordination von Augen, Kopf und Körper im Raum sowie die Speicherung der Raumkoordinaten entsprechend der Schwerkraft verantwortlich ist (Ventre-Dominey et al. 2003).

Wie kann die Asymmetrie der Aktivierungen in der hinteren Insel (PIVC) bei den Patienten mit Neuritis vestibularis erklärt werden? Eine Annahme ist, dass die eigentlich dominante, ipsilateral rechtsseitig aufsteigende Projektion zum rechten Inselkortex durch die akute Neuritis vestibularis rechts beeinträchtigt und unterdrückt wird, weil die tonische neuronale Feuerrate des rechten vestibulären Endorgans fehlt (Bense et al. 2004). Eine andere oder ergänzende Erklärung wäre die, dass die tonische Imbalance im Gleichgewichtssystem auf Höhe der Vestibulariskerne dazu führt, dass das Vestibularis-Kerngebiet links im Vergleich zur rechten Seite verstärkt aktiviert scheint und dies eine linksseitige vestibuläre Stimulation imitiert. Aufgrund der stärkeren Aktivierungen über die ipsilateralen aufsteigenden Bahnen würde damit die linke temporo-insuläre Region aktiviert bei gleichzeitigen Deaktivierungen im visuellen und somatosensorischen Kortex beidseits.

Funktionelle Bildgebung bei zentral vestibulären Erkrankungen

Aus früheren tierexperimentellen Läsionsuntersuchungen und Tracer-Studien sowie Läsionsstudien beim Menschen sind einige der Stationen im Verlauf der zentralen Gleichgewichtsbahn bekannt. Dazu gehört neben dem Vestibulariskern der posterolaterale Thalamus als sog. Relaisstation (Akbarian et al. 1992). Über diesen verlaufen die afferenten Projektionen sowohl für somatosensorische als auch für vestibuläre Informationen zu den multisensorischen vestibulären Kortexarealen. Nach tierexperimentellen Untersuchungen während vestibulärer Stimulation sind insbesondere die thalamischen Subnuclei Vim, Vce und Vci von besonderer Bedeutung (Deecke et al. 1974; Büttner und Henn 1976). Akute Schäden in diesem Gebiet führen beim Menschen zu tonischen vestibulären Zeichen mit Verkippung der subjektiven Vertikalen und Fallneigung

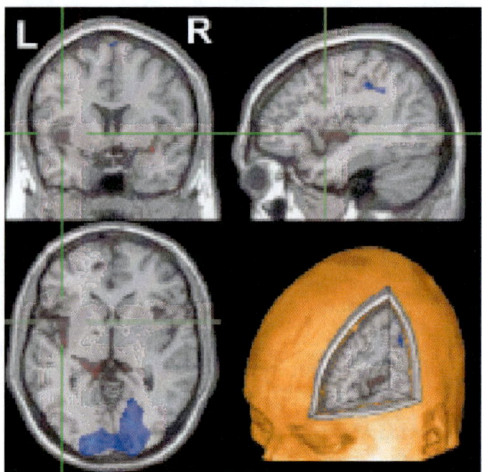

Abb. 3
Aktivierungs-Deaktivierungsmuster bei einer FDG-PET Untersuchung von 5 rechtshändigen Patienten mit akuter Neuritis vestibularis rechts (p=0.001). Glukose-metabolismusanstiege finden sich u.a. in der linken Insel, im linken posterolateralen Thalamus und im anterioren Zingulum, während ein Abfall des Glukosemetabolismus in Arealen des visuellen und somatosensorischen Kortex beidseits beobachtet wird (modifiziert nach: Bense et al. 2004).

(Dieterich und Brandt, 1993), was die sog. thalamische Astasie (Unfähigkeit aufrecht zu stehen, obwohl keine Lähmungen vorhanden sind; Masdeu und Gorelick 1988) erklären kann.

Wie verändert sich das kortikale Aktivierungs-Deaktivierungsmuster beim Menschen, wenn diese Relaisstation zum Kortex akut durch einen Hirninfarkt geschädigt wird? Zur Beantwortung dieser Frage wurden 8 rechtshändige Patienten mit einem akuten einseitigen Schlaganfall im posterolateralen Thalamus im PET mit aktiviertem Wasser ($H_2^{15}O$-PET) während kalorischer Reizung des rechten und des linken Ohres untersucht (Dieterich et al. 2005). Vier Patienten hatten den Schlaganfall im postero-lateralen Thalamus der rechten Hemisphäre und vier der linken Hemisphäre. Die vestibuläre Reizung mit warmem Wasser (44°C) führte zu einem normalen Aktivierungsmuster, wenn das Ohr kontralateral

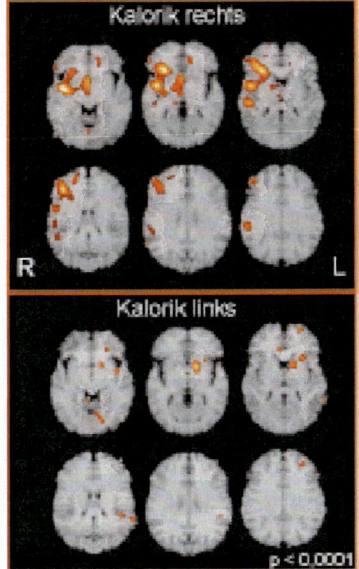

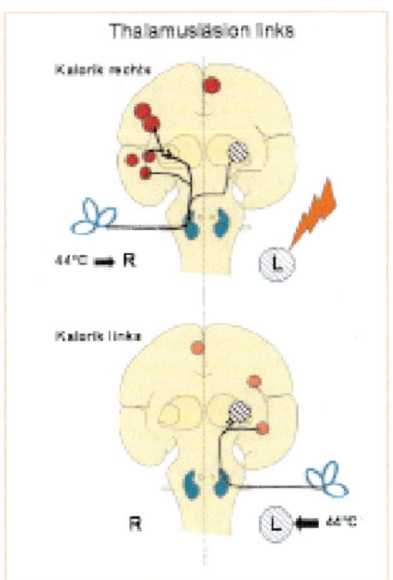

Abb. 4
H$_2$^{15}O-PET-Aktivierungsmuster während kalorischer Reizung des rechten und linken Ohres bei 4 rechtshändigen Patienten mit posterolateralem Thalamusinfarkt links (p<0.001). Während die Reizung rechts zu einer normalen Aktivierung in der nicht betroffenen rechten Hemisphäre führt, zeigt die betroffene linke Hemisphäre trotz bilateraler Projektion der vestibulären Bahnen keine Aktivierung. Kalorik der betroffenen linken Seite führt zu geringen Aktivierungen in der betroffenen linken Hemisphäre, jedoch nicht in Arealen des multisensorischen vestibulären Netzwerks und zu keiner relevanten Aktivierung in der rechten Hemisphäre. Dieses pathologische Muster belegt die Bedeutung des posterolateralen Thalamus als Relaystation für die nachgeschalteten vestibulären Kortexareale (modifiziert nach: Dieterich et al. 2005).

Abb. 5
Schematische Darstellung der bilateralen vestibulären Bahnen über den posterolateralen Thalamus zu den verschiedenen multisensorischen vestibulären Kortexarealen in den temporo-insulären und temporo-parietalen Kortexregionen. Es ist das Aktivierungsmuster bei Thalamusläsion links wiedergegeben (siehe Abb. 4) für die kalorische Reizung des rechten Ohres bzw. linken Ohres (modifiziert nach: Dieterich et al. 2005).

zur betroffenen Hemisphäre stimuliert wurde. Die Aktivierungen waren signifikant reduziert in der ipsilateralen Hemisphäre, wenn das Ohr ipsilateral zur Infarktseite gereizt wurde; dann war auch die Aktivierung in der kontralateralen Hemisphäre gemindert (Abb. 4, 5). Die Dominanz der rechten Hemisphäre blieb bei den Rechtshändern erhalten. Interessanterweise war die Asymmetrie im kortikalen Aktivierungsmuster nicht verknüpft mit einer Asymmetrie des kalorischen Nystagmus oder der Bewegungswahrnehmung der Patienten

(Dieterich et al. 2005). Damit scheint der kalorisch induzierte vestibuläre Nystagmus vor allem durch den Hirnstammreflex (vestibulo-okulären Reflex) und das vestibuläre Kleinhirn determiniert zu sein und nicht durch thalamokortikale Strukturen.
Diese Daten belegen die funktionelle Bedeutung des postero-lateralen Thalamus als eine Schlüsselposition im Sinne eines Tores für die aufsteigenden Gleichgewichtsbahnen zum Kortex (Abb. 5). Auch die Deaktivierungsmuster waren bei den Patienten mit Thalamusinfarkten im Vergleich zu denen bei Gesunden verändert: Die Deaktivierungen in Arealen des visuellen Kortex waren meistens nur in einer Hemisphäre und nicht bilateral aufgetreten, und zwar zumeist in der Hemisphäre kontralateral zum stimulierten Ohr und kontralate-

ral zu den aktivierten vestibulären Kortexarealen. Dies bedeutet, dass das bei Gesunden vorherrschende Muster mit der gegenseitig hemmenden Interaktion in <u>beiden</u> Hemisphären derart verändert war, dass bei den Patienten die ipsilaterale Hemisphäre diskonektiert schien. Somit zeigte die betroffene Hemisphäre bei ipsilateraler Stimulation keine Aktivierungen und die kontralaterale Hemisphäre keine Deaktivierungen. Diese Befunde legen den Schluss nahe, dass die hemmenden Interaktionen zwischen dem visuellen und vestibulären System möglicherweise über Bahnverbindungen zwischen beiden Hemisphären organisiert sind.

Literatur

Akbarian S, Grüsser O-J, Guldin WO (1992) Thalamic connections of the vestibular cortical fields in the squirrel monkey (Saimiri sciureus). J Comp Neurol 325: 1-19

Bense S, Bartenstein P, Lochmann M, Schlindwein P, Brandt T, Dieterich M (2004) Metabolic changes in vestibular and visual cortices in acute vestibular neuritis. Ann Neurol 56: 624-630

Bense S, Bartenstein P, Lutz S, Stephan T, Schwaiger M, Brandt T, Dieterich M (2003) Three determinants of vestibular hemispheric dominance during caloric stimulation. Ann N Y Acad Sci 1004: 440-445

Bense S, Stephan T, Yousry TA, Brandt T, Dieterich M (2001) Multisensory cortical signal increases and decreases during vestibular galvanic stimulation (fMRI)J Neurophysiol 85: 886-899

Bottini G, Sterzi R, Paulesu E, Vallar G, Cappa SF, Erminio F, Passingham RE, Frith CD, Frackowiak RSJ (1994) Identification of the central vestibular projections in man: a positron emission tomography activation study. Exp Brain Res 99: 164-169

Bottini G, Karnath HO, Vallar G, Sterzi R, Frith CD, Frackowiak RS, Paulescu E (2001) Cerebral representations for egocentric space: functional-anatomical evidence from caloric vestibular stimulation and neck vibration. Brain 124: 1182-1196

Brandt T, Dieterich M (1999) The vestibular cortex. Its locations, functions, and disorders. Ann N Y Acad Sci 871: 293-312

Brandt T, Dieterich M, Strupp M (2005) Vertigo and dizziness – common complaints. Springer, London

Brandt T, Bartenstein P, Janek A, Dieterich M (1998) Reciprocal inhibitory visual-vestibular interaction: visual motion stimulation deactivates the parieto-insular vestibular cortex. Brain 121: 1749-1758

Bremmer F, Schlack A, Duhamel J-R, Graf W, Fink GR (2001) Space coding in primate posterior parietal cortex. NeuroImage 14: 46-51

Bucher SF, Dieterich M, Wiesmann M, Weiss A, Zink R, Yousry T, Brandt T (1998) Cerebral functional MRI of vestibular, auditory, and nociceptive areas during galvanic stimulation. Ann Neurol 44: 120-125

Büttner U, Henn V (1976) Thalamic unit activity in the alert monkey during natural vestibular stimulation. Brain Res 103: 127-132

Deecke L, Schwarz DWF, Fredrickson JM (1974) Nucleus ventroposterior inferior (VPI) as the thalamic relay in the rhesus monkey. I. Field potential investigation. Exp Brain Res 20: 88-100

Dieterich M (2007) Functional brain imaging: a window into the visuo-vestibular systems. Curr Opin Neurol 20: 12-18

Dieterich M, Brandt T (1993) Thalamic infarctions: Differential effects on vestibular function in roll plane (35 patients). Neurology 43: 1732-1740

Dieterich M, Bartenstein P, Spiegel S, Bense S, Schwaiger M, Brandt T (2005) Thalamic infarctions cause side-specific suppression of vestibular cortex activations. Brain 128: 2052-2067

Dieterich M, Bense S, Lutz S, Drzezga A, Stephan T, Brandt T, Bartenstein P (2003) Dominance for vestbular cortical function in the non-dominant hemisphere. Cerebral Cortex 13 (9): 994-1007

Dieterich M, Bucher SF, Seelos KC, Brandt T (1998) Horizontal or vertical optokinetic stimulation activates visual motion-sensitive, ocular motor, and vestibular cortex areas with right hemispheric dominance: an fMRI study. Brain 121: 1479-1495

Emri M, Kisely M, Lengyel Z, Balkay L, Marian T, Miko L, Berenyi E, Sziklai I, Tron L, Toth A (2003) Cortical projection of peripheral vestibular signaling. J Neurophysiol 89: 2639-2646

Fasold O, von Brevern M, Kuhberg M, Ploner CJ, Villringer A, Lempert T, Wenzel R (2002) Human vestibular cortex as identified with caloric stimulation in functional magnetic resonance imaging. NeuroImage 17: 1384-1393.

Grüsser OJ, Pause M, Schreiter U (1990a) Localization and responses of neurons in the parieto-insular cortex of awake monkeys (Macaca fascicularis). J Physiol (Lond) 430: 537-557

Grüsser OJ, Pause M, Schreiter U (1990b) Vestibular neurones in the parieto-insular cortex of monkeys (Macaca fascicularis): visual and neck receptor responses. J Physiol (Lond) 430: 559-583

Guldin WO, Grüsser OJ (1996) The anatomy of the vestibular cortices of primates. In: Collard M, Jeannerod M, Christen Y (eds.), Le cortex vestibulaire. Editions IRVINN. Ipsen, Paris, pp. 17-26

Lobel E, Kleine JF, Le Bihan D, Leroy-Willig A, Berthoz A (1998) Functional MRI of galvanic vestibular stimulation. J Neurophysiol 80: 2699-2709

Masdeu JC, Gorelick PB (1988) Thalamic astasia: inability to stand after unilateral thalamic lesions. Ann Neurol 23: 596-603

Mast FW, Merfeld DM, Kosslyn SM (2006) Visual mental imagery during caloric vestibular stimulation. Neuropsychologia 44(1): 101-9

Ödkvist LM, Schwarz DWF, Fredrickson JM, Hassler R (1974) Projection of the vestibular nerve to the area 3a arm field in the squirrel monkey (Saimiri sciureus). Exp Brain Res 21: 97-105

Schwarz DWF, Deecke L, Fredrickson JM (1973) Cortical projection of group I muscle afferents to areas 2, 3a and the vestibular field in the rhesus monkey. Exp Brain Res 17: 516-526

Stephan T, Deutschländer A, Nolte A, Schneider E, Wiesmann M, Brandt T, Dieterich M (2005) FMRI of galvanic vestibular stimulation with alternating currents at different frequencies. NeuroImage 26: 721-732

Suzuki M, Kitano H, Ito R, Kitanishi T, Yazawa Y, Ogawa T, Shiino A, Kitajima K (2001) Cortical and subcortical vestibular response to caloric stimulation detected by functional magnetic resonance imaging. Cognitive Brain Research 12: 441-449

Ventre-Dominey J, Nighoghossian N, Denise P (2003) Eviedence for interacting cortical control of vestibular function and spatial representation in man. Neuropsychologia 41: 1884-1898

Wenzel R, Bartenstein P, Dieterich M, Danek A, Weindl A, Minoshima S, Ziegler S, Schwaiger M, Brandt T (1996) Deactivation of human visual cortex during involuntary ocular oscillations. A PET activation study. Brain 119: 101-110

Somatoforme Schwindelsyndrome

A. Eckhardt-Henn

Definition

Der somatoforme Schwindel (engl.: psychiatric dizziness) ist eine häufige Erkrankung im Fachgebiet der psychosomatischen Medizin, bei der Schwindelsymptome unterschiedlicher Qualität das Leitsymptom darstellen. Verbunden sind i.d.R. Beeinträchtigungen der Alltags- und Berufsaktivitäten des Patienten. Es lassen sich keine objektivierbaren organpathologischen Befunde nachweisen, die die Ausprägung der Symptomatik und die damit verbundene Beeinträchtigung erklären. Bei etwa 30-40% der Patienten ist eine organische Schwindelerkrankung (z.B. Neuritis vestibularis oder benigner paroxysmaler Lagerungsschwindel oder M. Menière) anamnestisch in der Vorgeschichte nachweisbar. Typerweise werden alle etwaigen psychischen Symptome von den Patienten als *Folgesymptome des Schwindels* wahrgenommen. Spontan berichten die Patienten meistens keine psychischen Symptome. Somatoformen Schwindelsyndromen können unterschiedliche psychische Störungen zugrunde liegen (s.u.). Zu den häufigsten gehören die Angst- und phobischen Störungen, atypische depressive Störungen und dissoziative Störungen

Allgemeine klinische Aspekte

Der Anteil somatoformer Schwindelsyndrome beträgt nach neueren Studien bezogen auf die Gesamtgruppe der komplexen Schwindelsyndrome etwa 30-50% (Eckhardt-Henn et al. 2003, Yardley et al. 2001). Wenn keine spezifische Therapie erfolgt, zeigen Patienten mit komplexen somatoformen Schwindelerkrankungen auch nach mehreren Monaten in etwa 70% der Fälle noch Schwindelsymptome und deutlich stärkere Beeinträchtigungen ihrer beruflichen und Alltagsaktivitäten als Patienten mit organischen Schwindelerkrankungen. Gegenwärtig erhält etwa nur jeder vierte Patient eine spezifische Therapie. Fehldiagnosen sind nach wie vor häufig, ebenso wie Verlegenheitsdiagnosen („vertebragener Schwindel", „V.a. M. Menière").

Wir unterscheiden zwei pathogenetische Mechanismen des somatoformen Schwindels

Somatoforme Schwindelerkrankungen, die ohne eine vorangehende organische Schwindelerkrankung auftreten

und ähnlichen pathogenetischen Mechanismen wie denjenigen der jeweiligen zugrunde liegenden psychopathologischen Störung (s.u.) folgen. Angenommen werden kann, dass bestimmte gegenwärtig noch nicht sicher nachweisbare subjektive / konstitutionelle Faktoren eine wichtige Rolle bei der Pathogenese spielen. Das würde bedeuten, dass es bei bestimmten Menschen ein „körperliches Entgegenkommen", z.B. in Form einer spezifischen

Studie I: Differentialdiagnose des Schwindels
Wochen der Arbeitsunfähigkeit
Vergleich organischer vs. somatoformer Schwindel
(vgl.Eckhardt-Henn et al. 2003)

Schwindelpatienten mit somatoformem Schwindel berichten *höhere AU-Zeiten* als Patienten mit organischem Schwindel (bei gleichzeitig längerer Beschwerdedauer).

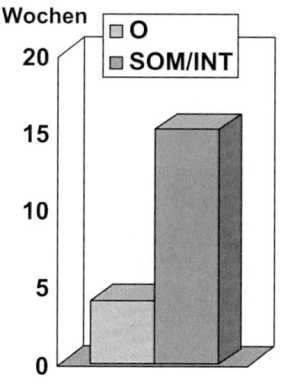

Gruppe	N	M	SD	T	p
O	50	4,1	12,6		
				3,2	.002
SOM/INT	55	15,2	22,2		

Abb. 1
Differentialdiagnose des Schwindels

Sensitivität des Gleichgewichtsempfindens geben könnte. In Kombination mit spezifischen Belastungs- und Konfliktsituationen und psychischen Störungen kann es zur Entwicklung eines somatoformen Schwindelsyndroms kommen.

Somatoforme Schwindelsyndrome, die in der Folge organischer Erkrankungen auftreten.

Diese werden häufig mit stärkerer Verzögerung erkannt, weil lange Zeit von den „Restzuständen" nach der organischen Läsion ausgegangen wird. Häufig werden die Patienten über Monate symptomatisch z.B. mit Antivertiginosa, chiropraktischen Maßnahmen, Injektionen von Lokalanästhetika u.Ä. behandelt. Die Symptomatik bessert sich, wenn überhaupt i.d.R. nur vorübergehend (am ehesten Plazeboeffekt). Diese Maßnahmen führen aber zu einer iatrogenen Fixierung i.d.S., dass der Patient an eine organische Erkrankung glaubt und sich nicht in eine psychosomatische bzw. psychotherapeutische Behandlung begibt.

Pathogenetisch muss angenommen werden, dass die durch die organische Läsion bedingte Symptomatik gewissermaßen als *Modell* für die nachfolgende Symptombildung dient. Für die Behandlung ist es wichtig, sich zu verdeutlichen, dass organische Schwindelerkrankungen wie der M. Menière, die Neuritis vestibularis oder auch der benigne paroxysmale Lagerungsschwindel und die vestibuläre Migräne mit heftigen klinischen Symptomen wie heftigen Schwindelattacken und starken vegetativen Begleitsymptomen einhergehen, die die Patienten zunächst massiv verunsichern und ängstigen können. Bei bestimmten prädisponierten Patienten können diese Sensationen aufgrund einer positiven Rückkopplungsschleife zwischen einer körperlichen Sensation (z.B. Schwindelsensation) kognitiv katastrophisierend als Gefahr bis hin zur Todesgefahr bewertet werden. In der Folge entsteht eine *eskalierende Angstreaktion*, welche zu einem weiteren Anstieg des autonom-nervösen Erregungsniveaus führt und im weiteren Verlauf nach Art eines Circulus vitiosus sich bis zur Todesangst (Panik) steigern kann. Bei vielen Patienten kommt es zu subjektiv nicht bemerkten Hyperventilationszuständen, die ihrerseits wiederum zu körperlichen Folgen (Parästhesien, Zunahme der Schwindelgefühle und des Gefühls, ohnmächtig zu werden, zu Pfötchenstellung und Krampfgefühl in den Extremitäten etc.) führen. Dieser Zyklus kann sich dann weiter eskalierend verstärken, so dass die Patienten nicht selten unter dem Verdacht auf einen akuten Schlaganfall, Herzinfarkt, Hirntumor etc. in die Klinik eingeliefert werden. Bei bestimmten organischen Erkrankungen, die mit unvorhersehbaren Schwindelattacken einhergehen, kann es reaktiv zu einer ausgeprägten phobischen Angst und Vermeidung kommen. Insbesondere nach neueren Studienergebnissen (Best et al. 2006, Eckhardt-Henn et al. 2007) zeigen Patienten mit vestibulärer Migräne und mit M. Menière eine hohe Komorbidität mit Angststörungen und scheinen besonders vulnerabel für die spätere Entwicklung einer somatoformen Schwindelerkrankung bzw. einer komorbiden Angsterkrankung.

Aus psychodynamischer Sicht kann angenommen werden, dass die Entwicklung einer somatoformen Schwindelerkrankung in der Folge einer organischen Schwindelerkrankung insbesondere dann stattfindet, wenn die organische Schwindelerkrankung auf eine akute innere Konflikt- oder äußere Belastungssituation trifft bzw. ein Patient eine entsprechend prädisponierte Persönlichkeitsstruktur (z.B. ängstlich vermeidende Persönlichkeitsstruktur) hat. Häufig kommt es zur Somatisierung, d.h. zur Ausbildung psychosomatischer Symptome bei gleichzeitig nicht bewussten bzw. im psychodynamischen Sinne „abgewehrten" bedrohlichen Affekten wie z.B. Wut- oder Angstaffekten. Der Patient muss diese als bedrohlich erlebten Affekte und Phantasien aus Gründen einer ihm nicht oder nur teilweise bewussten innerpsychischen Abwehr verleugnen und ist in gewisser Weise zunächst „dankbar" für die Diagnose einer organischen Schwindelerkrankung und die damit verbundenen, oft längerfristig durchgeführten, symptomatischen medizinischen Maßnahmen. Zur häufigen Chronifizierung somatoformer Schwindelsyndrome

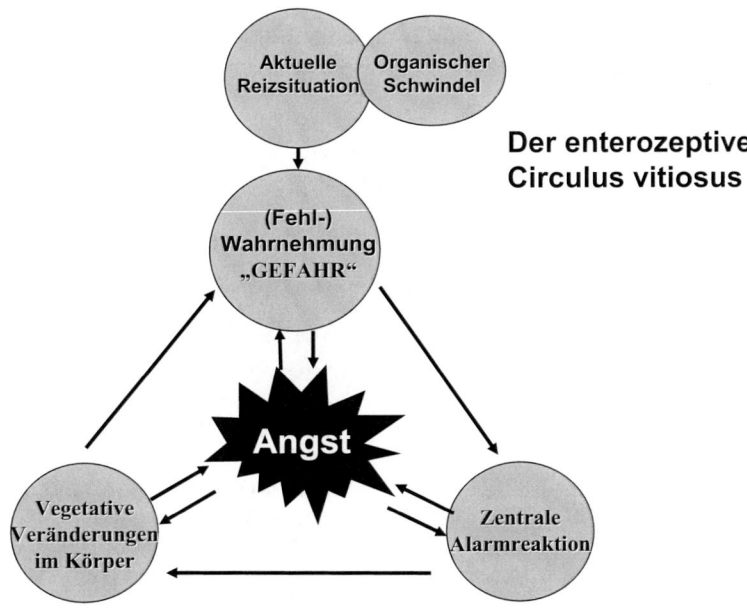

Abb. 2
Der enterozeptive Circulus vitiosus

tragen *aufrecht erhaltende Faktoren* bzw. Faktoren des s.g. *sekundären Krankheitsgewinnes* zusätzlich bei. Der betroffene Patient kann sich gewissermaßen, „legitimiert" durch die organische Diagnose, regressiven Bedürfnissen und Versorgungswünschen hingeben.

Im weiteren Verlauf kommt es aber nicht selten zu reaktiven depressiven Verstimmungen, weil sich die meisten Patienten durch die Schwindelsymptomatik stark beeinträchtigt fühlen. Dies wird weiter unten bei den einzelnen Krankheitsbildern ausgeführt.

Somatoforme Schwindelerkrankungen, die in der Folge organischer Schwindelerkrankungen auftreten, können außerdem, wenn sie mit schweren phobischen Reaktionen und damit verbundenen spezifischen Vermeidungsverhaltensweisen verbunden sind (spezifische Schonhaltung und Inaktivität), zu einer Verzögerung der Kompensationsmechanismen des vestibulären Systems führen.

Somatoforme Schwindelsyndrome treten zunächst „scheinbar" ohne psychopathologische Symptome auf. Die Patienten werden i.d.R. wiederholt bei HNO-Ärzten, Neurolo-gen, Internisten oder Orthopäden vorstellig. Es kommt zu vielfältigen symptomatischen medizinischen Behandlungen, die aber keinen Erfolg haben.

Schwindelqualität

Prinzipiell können alle Schwindelqualitäten wie beim organischen Schwindel vorkommen, häufiger werden aber Schwankschwindel oder diffuse Schwindelsymptome (Benommenheitsgefühl, Leeregefühl im Kopf, Gangunsicherheit, Gefühl umzukippen etc.) beschrieben. Insbesondere bei zugrunde liegenden Angststörungen können aber auch Drehschwindelattacken mit entsprechenden vegetativen Begleitsymptomen (Brechreiz, Schweißausbrüchen, Übelkeit etc.) vorkommen. Häufiger wird ein Dauerschwindel beschrieben. Dieser kann sich aber mit einem Attackenschwindel abwechseln. Nicht selten beschreiben die Patienten unterschiedliche Schwindelqualitäten, die gleichzeitig vorkommen können.

Bei zugrunde liegenden *Angst- und phobischen Störungen* beklagen die Patienten die beschriebenen Schwindelsymptome,

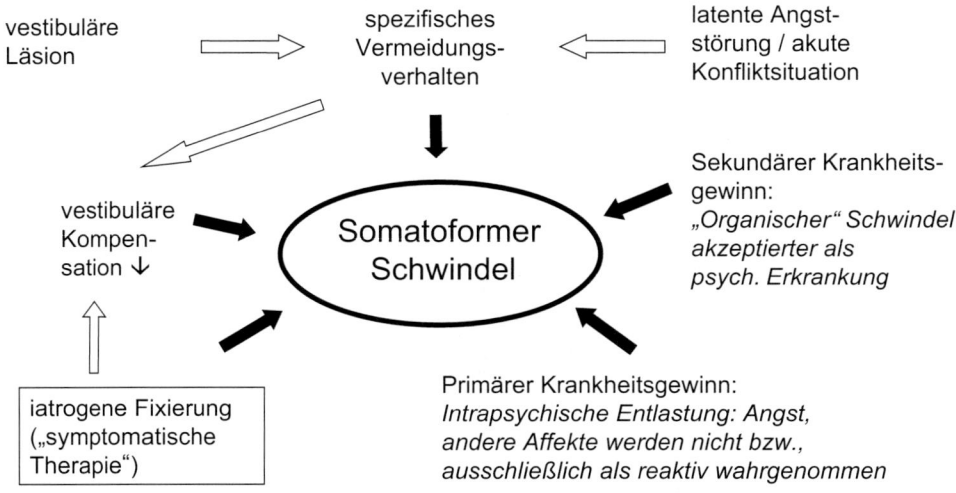

Abb. 3
Pathogenetisches Modell: Sekundarer Somatoformer Schwindels

die von typischen vegetativen Symptomen begleitet werden. In der Folge des Schwindels beschreiben sie Angst- bis Panikgefühle (auch Todesängste), die sie aber typischerweise als *Folge des Schwindels* erleben. Hinzu kommen meist hypochondrische Ängste, z.B. an einem Schlaganfall zu leiden. Bei der Panikstörung treten die Schwindelanfälle scheinbar aus heiterem Himmel auf und sind keiner spezifischen Auslösesituation zuzuordnen. Erst im Verlauf einer psychotherapeutischen Behandlung wird verständlich, welche unbewussten Belastungs- und Konfliktsituationen die Symptomatik auslösen. Bei den phobischen Störungen (meistens agoraphobe oder soziophobe Störungen) kann man bei genauer Anamnese typische Auslösesituationen herausarbeiten. Hier lässt sich die Diagnose am einfachsten stellen. Bei der generalisierten Angststörung können sowohl Schwindelanfälle als auch Dauerschwindel auftreten. Dabei kann der Dauerschwindel an Intensität zu- oder abnehmen. Neben den Schwindelsymptomen beklagen die Patienten eine ständige Nervosität und innere Anspannung, eine erhöhte psychomotorische Unruhe, anhaltende, frei flottierende Ängste, Ängste, die sich auf die Zukunft, auf sich selbst und auf nähere Verwandte und Freunde beziehen. Hinzu kommen Ein- und Durchschlafstörungen, die Symptomatik kann in der Intensität wechseln. Dazwischen gibt es viele atypische Angststörungen, die i.d.R. bezüglich der klinischen Symptomatik leichter sind und mit einer geringeren Beeinträchtigung der Alltags- und Berufsaktivitäten einhergehen. Meistens haben die Patienten auch nächtliche Schwindelanfälle, werden manchmal vom Schwindel wach, haben ausgeprägte Ein- und Durchschlafstörungen. Die Behandlung richtet sich nach dem klinischen Bild. Unverzüglich sollte eine Psychotherapie eingeleitet werden, bei schweren Angststörungen ebenfalls eine psychopharmakologische Therapie (i.d.R. mit einem Serotoninwiederaufnahme-Hemmer). Bezüglich der psychotherapeutischen Technik sind sowohl psychodynamische als auch verhaltenstherapeutische Verfahren wirksam und indiziert. Idealerweise sollten psychodynamische Verfahren mit verhaltenstherapeutischen Verfahren kombiniert werden, bei den schweren phobischen Störungen sollte unbedingt auch eine verhaltenstherapeutische Behandlung (Angstexpositionstherapie) erfolgen. In schweren Fällen, wenn z.B. mehrfach wöchentlich entsprechende Attacken auftreten oder eine ausgeprägte Beeinträchtigung des Patienten vorhanden ist mit starkem Vermeidungsverhalten bzw. Arbeitsunfähigkeit, muss i.d.R. anfänglich eine stationäre Behandlung erfolgen, die häufig noch eine Zeit lang durch eine ambulante psychotherapeutische Behandlung fortgesetzt werden muss.

Somatoformer Schwindel kann auch *Ausdruck einer depressiven Störung* sein. Hier kommt häufiger ein Dauerschwindel oder diffuser Schwindel vor. Ähnlich wie bei den Angststörungen berichten die Patienten nicht spontan von psychischen Symptomen. Bei genauerem Nachfragen lassen sich aber typische depressive Symptome wie depressive Verstimmungszustände, Stimmungsschwankungen, Ein- und Durchschlafstörungen, Antriebs- und Konzentrationsstörungen und vielfältige psychosomatische Symptome (Globusgefühl, abdominelle Beschwerden, Leistungsabfall, Abgeschlagenheit etc.) herausfinden. Auch hier erleben die Patienten die Symptomatik i.d.R. als Folge des Schwindels. Weitere Symptome sind Libidostörungen und Tagesschwankungen (morgens ist der Schwindel besonders schlimm). Bei schweren Erkrankungen können sozialer Rückzug, nihilistische Gedanken bis hin zu Suizidalität auftreten („wenn der Schwindel nicht weggeht, will ich nicht mehr leben"). Insbesondere bei Menschen in höherem Lebensalter werden hier allzu schnell Fehldiagnosen (vaskulärer Schwindel etc.) gestellt. Oft wird die Diagnose nicht erkannt, es erfolgt keine spezifische Behandlung, und die Patienten sind maximal beeinträchtigt, z.B. wenn sie alleine leben und damit ihren Alltag nicht mehr bewältigen können.

Die Therapie erfolgt je nach klinischem Bild zunächst stationär, bei leichteren Formen auch ambulant. I.d.R. handelt es sich um eine Kombination einer psychotherapeutischen und pharmakologischen Behandlung. Die pharmakologische Behandlung folgt den üblichen Kriterien der Depressionsbehandlung (Laux 2000).

Eine weitere häufig zugrunde liegende Störung der somatoformen Schwindelsyndrome sind *dissoziative Störungen* (ehemals „Konversionssymptome"). In diesen Fällen hat der Schwindel im psychodynamischen Sinne die Bedeutung eines Konversionssymptoms, was aber auch häufig erst nach mehreren psychotherapeutischen Gesprächen erkennbar ist. Bei genauerer Diagnostik lässt sich ein naher zeitlicher Zusammenhang zwischen einer vorangegangenen Konflikt- oder Belastungssituation und dem Beginn des Schwindels herausarbeiten. Dies ist den Patienten zunächst nicht bewusst. Im weiteren Verlauf kann man auch eine „symbolische Bedeutung" des Schwindels erkennen. Nicht selten tritt der Schwindel hier z.B. in bestimmten Lebenskrisen, bei denen

es um Autonomieentwicklung, also Autonomie-/Abhänigkeitskonflikte geht, auf. Weitere typische Konflikte und Belastungen sind sogenannte existenzielle Krisen (z.B. Trennungs- und Verlustsituation, Verlust des Arbeitsplatzes, finanzielle Belastungen). Der Schwindel bringt gewissermaßen die intrapsychische und interpersonelle Verunsicherung symbolisch zum Ausdruck („den Boden verlieren", „aus dem Gleichgewicht geraten"). Aber *einen* spezifischen Konflikt gibt es bei Patienten mit somatoformen Schwindelerkrankungen nicht.

Der somatoforme Schwindel kann auch Ausdruck einer *autonomen somatoformen Störung im eigentlichen Sinne* (entsprechend der Kategorie F45 nach der ICD10) sein. Diese Patienten sind erfahrungsgemäß am schwierigsten zu behandeln, weil sie typischerweise sehr viel länger als die anderen Subgruppen auf eine organische Ursache des Schwindels fixiert sind und häufig auf neue diagnostische Maßnahmen drängen. Es ist zunächst schwierig, sie zu einer entsprechenden psychosomatischen Therapie zu motivieren bzw. ein psychosomatisches Krankheitsverständnis zu

Sekundärer somatoformer Schwindel: Interdisziplinäre Diagnostik

Interdisziplinäre Aufklärung des Patienten

Frühzeitige interdisziplinäre Diagnostik !

Vermeidung wiederholter unnötiger somatischer Diagnostik

Psychosomatische Diagnose als Positiv-Diagnose nicht als Ausschlußdiagnose
Vermeidung von „Verlegenheitsdiagnosen" („vertebragener Schwindel" etc.)

und „symptomatischer" Massnahmen, z.B. langfristige Gabe von Antivertiginosa oder Rheologika

Frühzeitige Einleitung einer Psychotherapie, ggf. auch psychopharmakologischen Therapie

Abb. 4
Sekundärer Somatoformer Schwindel

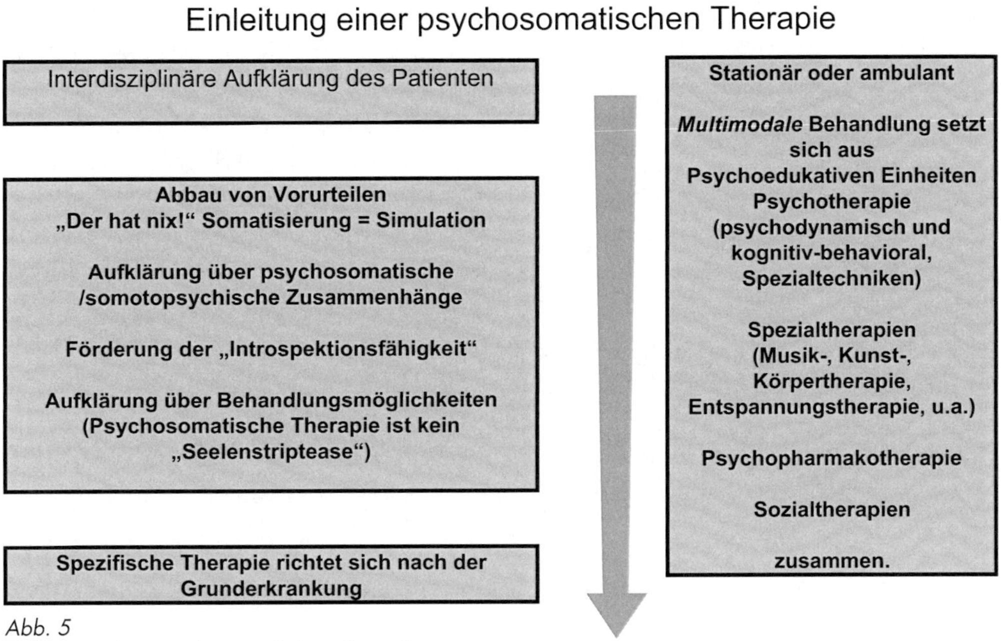

Einleitung einer psychosomatischen Therapie

Interdisziplinäre Aufklärung des Patienten

Abbau von Vorurteilen
„Der hat nix!" Somatisierung = Simulation

Aufklärung über psychosomatische
/somotopsychische Zusammenhänge

Förderung der „Introspektionsfähigkeit"

Aufklärung über Behandlungsmöglichkeiten
(Psychosomatische Therapie ist kein
„Seelenstriptease")

Spezifische Therapie richtet sich nach der Grunderkrankung

Stationär oder ambulant

Multimodale Behandlung setzt
sich aus
Psychoedukativen Einheiten
Psychotherapie
(psychodynamisch und
kognitiv-behavioral,
Spezialtechniken)

Spezialtherapien
(Musik-, Kunst-,
Körpertherapie,
Entspannungstherapie, u.a.)

Psychopharmakotherapie

Sozialtherapien

zusammen.

Abb. 5
Einleitung einer psychosomatischen Therapie

entwickeln. Sie zeigen i.d.R. ein sehr hohes Inanspruchnahme-Verhalten und sind besonders gefährdet für eine iatrogene Fixierung. Sie nehmen jede medizinische Maßnahme „dankbar" an. Bei dieser Gruppe ist die Fehldiagnose vertebragener Schwindel am häufigsten vertreten, insbesondere dann, wenn in der Vorgeschichte Bagatellverletzungen, z.B. HWS-Schleudertraumen u.Ä. nachzuweisen sind. Eine hohe Komorbidität mit Angst- und depressiven Störungen kommt vor.

Die Therapie besteht hier in einer guten interdisziplinären Aufklärung der Patienten und zunächst einmal in der Schaffung eines psychosomatischen Krankheitsverständnisses. Dies erfordert häufig viel Geduld und ein besonderes Engagement seitens der Behandler. Eine psychopharmakologische Therapie ist in diesen Fällen nicht indiziert. Bisher gibt es dafür keinerlei Wirksamkeitsnachweis (Henningsen et al. 2002).

Eine langfristige symptomatische, pharmakologische Therapie, z.B. die Gabe von Antivertiginosa, muss bei allen Patienten mit somatoformen Schwindelerkrankungen als „Kunstfehler" angesehen werden, weil die Patienten auf eine organische Ursache zusätzlich iatrogen fixiert werden.

Eine eher seltene, aber dennoch wichtige zugrunde liegende Erkrankung ist das *chronische Depersonalisations-/Derealisationssyndrom.* Diese Patienten beschreiben eigentlich Depersonalisations- bzw. Derealisationssymptome als Schwindel. Hier ist eine sorgfältige Anamnese bei einem erfahrenen Kliniker unbedingt notwendig. Sehr häufig wird die Depersonalisationsstörung übersehen. Meistens beschreiben die Patienten ein „Schwebegefühl", Benommenheit, Gefühl „in Watte gepackt zu sein", „hinter einer Glasscheibe zu stehen", sich unwirklich oder fremd zu fühlen. Oft fühlen sie sich von ihrem Körper wie losgelöst. Der Körper kommt ihnen fremd und leblos vor. Meistens empfinden sie die Symptome als beunruhigend und beschämend („Angst, verrückt zu sein"). Oft können sie sie nur schwer in Worte fassen und sind für entsprechende Erklärungen dankbar. Die Depersonalisationsstörung ist i.d.R. mit Angst- oder depressiven Störungen verbunden.

Literatur

Asmundson GJG, Larsen DK, Stein MB (1998) Panic disorder and vestibular disturbance: an overview of empirical findings and clinical implications. J Psychosom Res 44: 107-120

Balaban CD, Thayer JF (2001) Neurological bases for balance-anxiety links. J Anx disorders 15: 53-79

Best C, Eckhardt-Henn A, Diener G, Bense S, Breuer P, Dieterich M (2006) Interaction of somatoforme and vestibular disorders. J Neurol Neurosurc psychiatry 77 (5): 658-664

Brandt T (1999) Vertigo: its multisensory syndromes, 2nd edn. Springer, Berlin Heidelberg New York Tokyo

Brandt T, Dieterich M, Strupp M (2003) Vertigo: Leitsymptom Schwindel. Steinkopff, Darmstadt

Eckhardt-Henn A, Best C, Bense S, Breuer P, Diener G, Tschan R, Dieterich M (2007) Psychiatric comorbidity in different organic vertigo syndromes. J Neurol (in press)

Eckhardt-Henn A, Breuer P, Thomalske C et al. (2003) Anxiety disorders and other psychiatric subgroups in patients complaining of dizziness. J Anx Disorders 17: 369-388

Henningsen P, Hartkamp N, Loew T et al. (2002) Somatoforme Störungen. Leitlinien und Quellentexte. Schattauer, Stuttgart

Kapfhammer HP (2000) Angststörungen. In: Möller HJ, Laux G, Kapfhammer HP (Hrsg.) Psychiatrie und Psychotherapie, Springer, Berlin Heidelberg New York Tokyo, S 1181-1227

Laux G (2000) Affektive Störungen. In: Möller HJ, Laux G, Kapfhammer HP (Hrsg) Psychiatrie und Psychotherapie, Springer, Berlin Heidelberg New York Tokyo, S 1099-1148

Yardley L, Redfern MS (2001) Psychological factors influencing recovery from balance disorders. J Anx Disorders 15: 107-119

Medikamentöse Therapie von Kinetosen und Schwindel

Medikamentöse Prophylaxe von Kinetosen

F. Waldfahrer

Begriffsbestimmung und Epidemiologie

Als **Kinetose** („Reisekrankheit" bzw. besser „Bewegungskrankheit", englisch Motion sickness) bezeichnet man die überwiegend vegetative Symptomatik, die infolge physiologischer Mechanismen bei einem beschleunigten bzw. bewegten Organismus auftreten kann.

Es handelt sich also um eine physiologische Reaktion auf einen unphysiologischen Reiz.

Kinetosen können entstehen, wenn an das zentral-vestibuläre System von den unterschiedlichen Rezeptoren (peripherer Vestibularapparat, visuelles System, propriozeptives System) widersprüchliche Informationen (intersensorischer Datenkonflikt, „zentraler Mismatch") gemeldet werden bzw. Beschleunigungen auf den Mechanismus einwirken, die außerhalb der individuellen Adaptation liegen.

Der Begriff der Kinetose wurde von dem Berliner Internisten Ottomar Rosenbach (1851-1907) geprägt.

Kinetosen im Kindesalter (2-12 Jahre) sind eher die Regel als die Ausnahme; so sollen 80% der Achtjährigen anfällig für Kinetosen sein. Im Alter unter zwei Jahren sind Kinetosen jedoch untypisch. Jenseits des 50. Lebensjahres nimmt die Suszeptibilität für Kinetosen ab (Dobie et al. 2001), dies wird mit einer (hypothetischen) Otolithendegeneration erklärt.

Frauen sind gegenüber Männern häufiger betroffen, es wird eine Gynäkotropie von 1,7:1 angegeben (Park und Hu 1999; Dobie et al. 2001; Flanagan et al. 2005). In der Menstruationsphase soll eine erhöhte Anfälligkeit bestehen (Golding et al. 2005). Migränepatienten sind anfälliger für Kinetosen ebenso wie Personen mit Vorschädigung eines Labyrinths. Auch sind rassenabhängige Unterschiede bekannt. So sind Chinesen kinetoseanfälliger als Kaukasier (Klosterhalfen et al. 2005).

Eine positive Anamnese für Kinetosen im Kindesalter prädisponiert zum Auftreten von PONV (postoperative nausea and vomiting, Busoni et al. 2002).

Als Faustregel kann gelten, dass rund ein Drittel der Europäer besonders anfällig für Kinetosen sind.

Cailett et al. (2006) fanden heraus, dass eine geringere Suszeptibilität für Kinetosen bestand, wenn vor dem 18. Lebensjahr Bewegungssport getrieben wurde. Auch zu einem späteren Zeitpunkt können Kinetosen durch Training erfolgreich vermieden bzw. abgemildert werden.

Ätiologie

Je nach Art der auslösenden Bewegung lassen sich folgende Formen der Kinetosen unterscheiden:
- See„krankheit"
- Flug„krankheit"
- Reise„krankheit" bei Fortbewegung auf dem Landweg

- Weltraum„krankheit" (Space motion sickness)
- Kamel„krankheit"
- Wasserbett„krankheit"

Der Begriff „Krankheit" ist in Anführungszeichen gesetzt, weil es sich nicht um einen pathologischen Prozess, sondern um eine physiologische Reaktion handelt, die interindividuell und intraindividuell-situationsabhängig unterschiedlich ausgeprägt sein kann.

Seekrankheit und Flugkrankheit

Die **Seekrankheit** ist zweifelsohne die häufigste und bekannteste Form der Kinetose.

Der britische Admiral Horatio Nelson (1758-1805) war beispielsweise häufig von Seekrankheit geplagt. Auf ihn soll die Empfehlung zurückgehen, sich zur Vorbeugung unter einen Apfelbaum zu legen. Goethe wandte sich in seiner Italienischen Reise hingegen in „horizontaler Stellung rotem Wein und gutem Brot" zu. Auch Heinrich Heine war von dem Erlebnis seiner eigenen Seekrankheit wohl so beeindruckt, dass er das Gedicht „Seekrankheit" schrieb.

Als Ursache der Seekrankheit werden neben Schiffsbewegungen um die Querachse (Stampfen, Nicken) und um die Längsach-

se (Rollen) vor allem vertikale Oszillationen (Tauchschwingen, Gieren) angesehen, wobei diese Bewegungen typischerweise mit **Frequenzen von 0,05 Hz bis 0,5 Hz** erfolgen (Golding et al. 2001; Howarth und Griffin 2003; Donohew und Griffin 2004).

Über die Inzidenz der Seekrankheit gibt es sehr unterschiedliche Angaben, abhängig von Schiffstyp, Reiseroute, Reisedauer, Position der Kabine und Tätigkeit an Bord.

Die Drake-Passage zwischen Cape Horn in Südamerika und Antarktis ist für ihre raue See bekannt, so dass dieser Seeweg schon als Teststrecke für Antiemetika diente (Gahlinger 2000, siehe unten).

Das Gieren gilt ebenfalls als entscheidende Ursache der **Flugkrankheit**, deren Inzidenz in der zivilen Luftfahrt mit 0,5% bis 1% angegeben wird.

Bei militärischer Flugweise ist eine weitaus höhere Inzidenz anzunehmen, wobei hier insbesondere noch Beschleunigungskräfte in Flugrichtung und ausgeprägtere Winkelbeschleunigungen wirksam werden.

Reisekrankheit

Unter **Reisekrankheit** (im engeren Sinne) wird eine durch eine Bewegung auf dem Landweg ausgelöste Kinetose verstanden.

Nach Literaturangaben soll es bei 3% bis 4% der Menschen regelmäßig im PKW zur Auslösung einer Kinetose kommen, wobei vor allem ein Sitzplatz im Fond als prädisponierend angesehen wird. In Reisebussen ist die Inzidenz höher und wird mit 28% angegeben (Turner und Griffin 1999 [a, b]).

Als Ursache der Reisekrankheit gelten vor allem negative Beschleunigungen und Lateralbewegungen des Fahrzeugs mit einer Frequenz <0,5 Hz, entsprechend sind vor allem Buspassagiere in der oberen Etage eines Doppeldeckerbusses gefährdet.

Die Inzidenz bei Schienenfahrzeugen wird mit 0,13% angegeben, wobei in Zügen mit Neigetechnik von einer deutlich höheren Rate auszugehen ist.

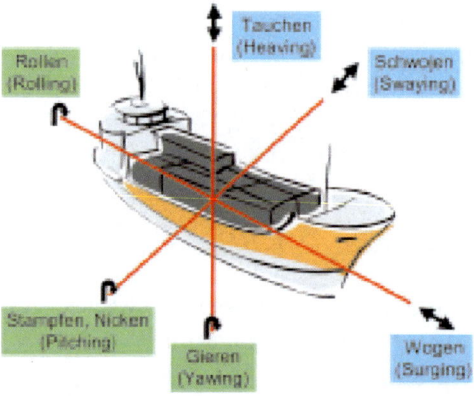

Abb. 1
Schiffsbewegungen in den drei Raumachsen
Geradlinige Bewegungen sind blau, rotatorische Bewegungen grün umrahmt

Weltraumkrankheit

Während bei den bislang genannten Kinetoseformen vor allem niederfrequente Schaukelbewegungen ursächlich waren, ist bei der **Weltraumkrankheit** vor allem die Änderung der Gravitation für das Auftreten einer Kinetose verantwortlich. Typischerweise kommt es bereits wenige Stunden nach Abnahme der Gravitationskraft zu Symptomen (Naitoh et al. 2000). Kandidaten für Weltraumflüge werden im Rahmen der vorbereitenden Untersuchungen auch im Hinblick auf zu erwartende Kinetosesymptome untersucht. Hierbei haben sich vor allem Parabelflüge und Untersuchungen mit horizontalen Prismenbrillen als gute Prädiktoren erwiesen (Harm und Schlegel 2002; Schlegel et al. 2006).

Kamelkrankheit

Die **Kamelkrankheit** dürfte zu den am wenigsten bekannten Kinetoseformen gehören, zumal sich Urlauber meist nicht lange genug auf einem Kamel fortbewegen, um eine Kinetose auszulösen. Aufgrund des typischen Gangbildes eines Kamels, das sich von den meisten anderen reitbaren Tieren unterscheidet, kommt es hier ebenfalls zu niederfrequenten lateralen Oszillationen mit Frequenzen unter 1 Hz, die in der Genese der Kinetosen eine besondere Rolle spielen.

Wasserbettkrankheit

Auch die **Wasserbettkrankheit** ist eine eher unbekannte Variante der Kinetose, der auslösende Mechanismus besteht aber analog zu den anderen Formen wieder in niederfrequenten Oszillationen. Es gilt, dass die Wasserbettkrankheit umso häufiger auftritt, je größer die Bettfläche ist (Doppelbett). Hochwertige Wasserbetten haben deshalb einen Trennkeil zwischen beiden Kammern und Bewegungsstabilisatoren.

Pseudokinetosen

Von den Kinetosen sind die so genannten **Pseudokinetosen** abzugrenzen.

Während Kinetosen durch eine tatsächliche Bewegung bzw. Beschleunigung des Körpers und damit durch eine Stimulation des Vestibularapparats ausgelöst werden, entstehen Pseudokinetosen allein durch visuelle Stimulation. Typische Beispiele für Situationen, die geeignet sind, Pseudokinetosen auszulösen, sind rasante Kinofilme (insbesondere IMAX- und 3D-Produktionen), Bildschirmanimationen und andere optokinetische Experimente.

Mal de Débarquement (Sickness of Disembarkment, Landsickness)

Im Zusammenhang mit Kinetosen muss auch dieses von Brown und Baloh 1987 erstmals beschriebene Krankheitsbild genannt werden.

Im Gegensatz zu den Kinetosen, die <u>während</u> einer Bewegung auftreten, tritt dieses Krankheitsbild <u>nach</u> Beendigung der Bewegung auf. Leitsymptom ist eine Gang- oder Standunsicherheit ohne Drehschwindel, Übelkeit oder Erbrechen, auftretend innerhalb von Stunden nach einer (Schiffs-)Reise. Die Symptomatik hält typischerweise sechs bis zwölf Monate an, kasuistisch auch länger (Gordon et al. 2000; Teitelbaum 2002; Lewis 2004; Tal et al. 2005).

Pathogenese der Kinetosen

Die klassische Theorie zur Entstehung von Kinetosen (sensory rearrangement theory nach Reason und Brand) geht von einem **intersensorischen Datenkonflikt** zwischen den beteiligten Rezeptorsystemen (Bogengangsapparat und Otolithen, Auge, somatosensorisches System) aus (Sakata et al. 2004; Zajonc und Roland 2005, 2006). Der zentrale Mismatch löst die bekannten Symptome durch Beeinflussung des autonomen Nervensystems, der Hypothalamus-Hypophysen-Achse, der Okulomotorik und des Brechzentrums aus. Hierauf dürfte auch der bei Kinetosen beschriebene Vasopressin-Exzess zurückzuführen sein (Li et al. 2005; Gupta 2005[b]).

visuell-vestibulärer Konflikt	Bogengang-Otolithen-Konflikt
visuelles und vestibuläres System melden nicht kongruente Bewegungen (Seitenfenster Auto)	anguläre + lineare Beschleunigung (Coriolis-Stimulation): vertikales Kopfschütteln bei Ganzkörperrotation (Landsberg-Test)
visuelles System meldet Bewegung, vestibuläres System nicht (Simulator, **Pseudokinetose**)	Raumkrankheit kalorische Prüfung
vestibuläres System meldet Bewegung, visuelles System nicht (Lesen im Auto)	Barbecue-Rotation isolierte Linearbeschleunigung <1Hz exzentrische Rotation

Tabelle 1
Differenzierung der Kinetosen (modifiziert nach: Schmäl und Stoll 2000)

Schmäl und Stoll (2000) präzisierten diese Theorie, indem sie zwischen **visuell-vestibulären Konflikten** und **Bogengang-Otolithen-Konflikten** differenzierten (Tabelle 1).

Die **Subjective vertical conflict theory** nach Bles et al. (2000) stellt die Otolithen in den Mittelpunkt der Pathophysiologie der Kinetosen (Bos und Bles 2004). In diesen Kontext passt auch die von Scherer et al. 2001 und Helling et al. 2003 nachgewiesene **Otolithenasymmetrie** infolge einer Massendifferenz der Utriculi.

Des Weiteren ist die **posturale Instabilitätstheorie** nach Riccio und Stoffregen (1990), Flanagan et al. (2002), Flanagan et al. (2004) und Yokota et al. (2005) zu erwähnen.

Bonnet et al. (2006) wiesen hierzu in einem interessanten Experiment nach, dass Probanden, die nachfolgend bei entsprechender Exposition eine Kinetose entwickelten, bereits vorher in der Posturographie eine deutliche Standunsicherheit zeigten; Probanden, die keine Kinetose entwickelten, wiesen hingegen einen sichereren Stand auf.

Die Symptome Übelkeit und Erbrechen bei Kinetosen werden nach Sherman (2002) und Williamson et al. (2004) nicht nur auf eine Stimulation der außerhalb der Blut-Hirn-Schranke gelegenen Chemorezeptoren-Triggerzone in der Area postrema des Hirnstamms am Boden des vierten Ventrikels und des innerhalb der Blut-Hirn-Schranke im Hirnstamm gelegene Brechzentrums zurückgeführt, sondern die Gegenwart **gastraler Gravizeptoren** und konsekutiver **gastraler Dysrhythmien** (Lien et al. 2003).

Fukutake und Hattori berichteten 2000 über eine Kinetose-ähnliche Symptomatik in der Folge einer Blutung im rechten Gyrus supramarginalis.

Gupta (2005ᵃ) hypothetisiert, dass die wiederholten Kontraktionen der Augenmuskeln infolge von Nystagmen zu einer Reizung von Trigeminuskerngebieten im Hirnstamm führen können und erklärt damit die individuelle Suszeptibilität für Kinetosen und den prophylaktischen Effekt geschlossener Augen auf die Kinetoseentstehung.

Abb. 2 zeigt die Pathophysiologie der Kinetosen synoptisch.

Pathophysiologie und Therapie des Mal de Débarquements

Analog zur Pathophysiologie der Kinetosen wird beim Mal de Débarquement von einem „adaptive after-Effekt" ausgegangen, d.h. das zentral vestibuläre System initiiert aufgrund der Bewegungen bzw. Beschleunigungen während der Schifffahrt eine Sollwertverstellung bzw. eine Adaptation, die aber bei Beendigung der Schiffsbewegung „irrtümlich" fortdauert und zu den entsprechenden Symptomen führt. Andere Autoren gehen von einer Migräne-Variante aus.

Aufgrund dieses pathophysiologischen Hintergrundes ist ein aktives „Kompensationstraining" als Therapie der Wahl anzusehen, eine medikamentöse Sedierung ist kontraproduktiv. Kasuistisch wurde auch über den erfolgreichen Einsatz von Antikonvulsiva und Antidepressiva berichtet. Auch eine Reexposition gegenüber dem auslösenden Ereignis kann erwogen werden (Gordon et al. 2000; Teitelbaum 2002; Lewis 2004; Tal et al. 2005).

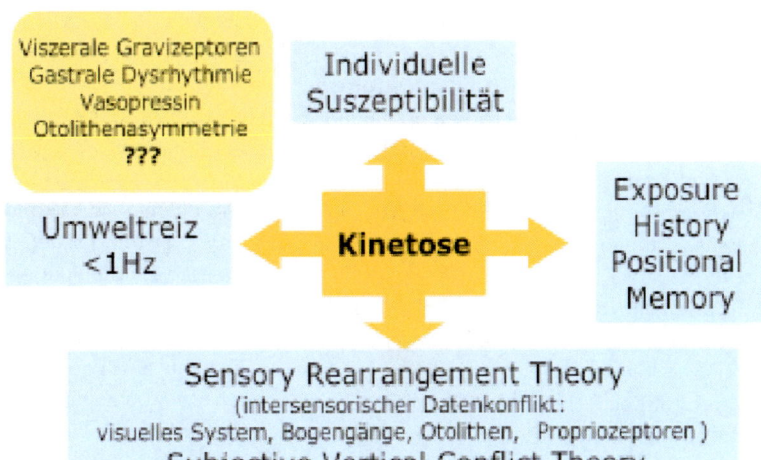

Abb. 2
Pathophysiologie von Kinetosen

Symptome von Kinetosen, Diagnostik

Beim Vorliegen typischer auslösender Ursachen sind folgende Symptome typisch für eine Kinetose:
- Mattigkeit, Unwohlsein
- Hyperventilation
- Kaltschweißigkeit
- Schwindel
- Übelkeit, Erbrechen

Der griechische Begriff Nausea bedeutet übersetzt im Übrigen „Schiff", so dass die genannten Symptome auch als „Nausea-Syndrom" zusammengefasst werden.

Das so genannte **Sopite-Syndrom** (lat. sopitus = Schlaf) stellt die Minimalvariante einer Kinetose dar und ist durch folgende Symptome charakterisiert (Schmäl und Stoll 2000; Pausch et al. 2003):

- zwanghaftes Gähnen, Zwangsschlucken
- Hyperosmie
- Müdigkeit, Abgeschlagenheit
- Arbeitsunlust
- soziales Desinteresse
- Lethargie, geistige Leere
- Kopfschmerzen

Die Hyperosmie, also das gesteigerte Geruchsempfinden, ist hier das spezifischste Symptom.

In diagnostischer Hinsicht ist die Anamnese bezüglich früherer Ereignisse richtungweisend. Der MSAQ (Motion Sickness Assessment Questionaire) nach Gianaros et al. (2001) kann zur Systematisierung der Anamnese herangezogen werden, steht aber bislang nicht in lokalisierter deutscher Fassung zur Verfügung. Nach Mallinson und Longridge (2002) lässt sich aus der kalorischen Labyrintherregbarkeitsprüfung kein Rückschluss auf die Kinetoseanfälligkeit ziehen; nach Hoffer et al. (2003) weisen 70% der Kinetose-Patienten hingegen Auffälligkeiten in der Posturographie auf.

Prophylaxe von Kinetosen

Historische und kuriose Empfehlungen

Die bereits erwähnten Therapieempfehlungen von Admiral Nelson und Goethe haben sich nicht etablieren können.

Gleiches gilt für folgende bei der Literaturrecherche aufgefundene Prophylaxeoptionen (Seydl 2002):

- Tragen von Kastanien in der linken Tasche
- Weißbrot dick mit Senf + 2 Schnäpse
- 16 cm langer Bindfaden, 3 cm großer Würfel Speck, mehrmals Schlucken und Herausziehen
- Kopfhalter bei mittelalterlichen Königen

Harm und Schlegel konnten 2002 nachweisen, dass die Prädiktion einer Kinetose bei Parabelflügen möglich ist, wenn anhand der Amylase-Aktivität im Ruhespeichel, dem RR-Intervall im EKG und dem sympathovagalen Reflex ein Score ermittelt wird. Der praktische Nutzen dieser Beobachtung erschließt sich aber auf den ersten Blick nicht.

Physikalische Prophylaxe

Da sich eine Kinetose auch als Folge der Einwirkung von Bewegungs- bzw. Beschleunigungsreizen außerhalb der individuellen Adaptation definieren lässt, ist eine Prophylaxe von Kinetosen durch physikalische Maßnahmen zur Modifikation dieser individuellen Adaptation möglich (Caillet et al. 2006). Dies gilt insbesondere dann, wenn die Kinetoseanfälligkeit Folge einer peripher-vestibulären Läsion ist; hier bietet sich ein vestibuläres Kompensationstraining bzw. ein „virtual reality training" (Stroud et al. 2005) unter Anleitung eines speziell erfahrenen Physiotherapeuten an. Für die Prophylaxe der typischen Reisekrankheit kommt eine solch zeitaufwändige Maßnahme nur in Ausnahmefällen in Betracht.

Auch mit autogenem Training (AFTE = autogeneous feedback training exercise, Cowings und Toscana 2000) und mit Verhaltenstherapie wurden Erfolge bei der Prophylaxe von Kinetosen erzielt, wobei hiervon wohl vor allem Patienten mit sekundärer psychogener Komponente (Konditionierung, Phobien) profitieren dürften.

Hinsichtlich der präexpositionellen Nahrungsaufnahme wird der Verzicht auf Alkohol, Muscheln, Austern und fettreiche Nahrungsmittel empfohlen. Die Alkoholkarenz erscheint aus pathophysiologischen Gründen sinnvoll, die anderen Empfehlungen lassen sich hingegen nicht wissenschaftlich untermauern.

Eine Kinetoseprophylaxe kann ferner durch die Wahl eines geeigneten (Sitz-)Platzes betrieben bzw. unterstützt werden. Grundsätzlich ist eine Position in Flug- bzw. Fahrtrichtung zu favorisieren (Gahlinger 2000, Mills und Griffin 2000). Die pathophysiologisch bedeutsamen Oszillationen des Fortbewegungsmittels sind in der Nähe des Schwerpunktes am geringsten, entsprechend empfehlen sich Positionen in der Mitte des Fahr- bzw. Flugzeugs. In Schiffen sind Außenkabinen mit Fenstern zu bevorzugen (Bos et al. 2005).

Im Kraftverkehr verhindert die aktive Verkehrsteilnahme die Entstehung einer Kinetose. Beifahrer sollten nach vorne sehen, einen Punkt fixieren und auf Nebenbeschäftigungen (z.B. Lesen) verzichten.

Der Nutzen kommerzieller Akupressur- bzw. Akustimulationsgeräte (z.B. Acuband, Reliefband) bleibt zweifelhaft, zumal eine Studie von Miller und Muth (2004) keinerlei Nutzen im Vergleich zu Placebo nachweisen konnte. Wright (2005) hingegen fand einen Benefit von Akupressur-Bändern bei stationären Patienten mit Übelkeit und Erbrechen beliebiger Ursache.

Aus der chinesischen Heilkunde ist bekannt, dass die Akupressur des Punktes Pe 6 (Neiguan) bei der Prophylaxe von Kinetosen hilfreich sein kann.

Medikamentöse Prophylaxe

Typischerweise erfolgt die Prophylaxe von Kinetosen auf medikamentösem Wege.

Grundsätzlich gilt, dass alle sedierenden Pharmaka (z.B. H_1-Antihistaminika der ersten Generation, niedrig potente Neuroleptika,

Generischer Name	Handelspräparate (Auswahl)	Verordnungs-status
Scopolamin	Scopoderm® TTS	Rp
Dimenhydrinat	Reisetabletten ratiopharm, Rodavan® S, Su-perpep®, Vomacur®, Vomex®	Ap
Dimenhydrinat + Cinnarizin	Arlevert®	Rp
Meclozin	Postadoxin® N	Rp
Diphenhydramin	Emesan®	Ap
Ingwerwurzelextrakt	Zintona®	Ap
Cocculus	VertigoHeel®, Vertigo Hevert®	Ap

Tabelle 2
In Deutschland zur Prophylaxe von Kinetosen zugelassene Fertigarzneimittel (Quelle: Rote Liste 2006)

Benzodiazepine) auch zur Kinetoseprophyla-xe einsetzbar sind, da eine Sedierung immer auch mit einer Dämpfung des vestibulären Apparates einhergeht. Allerdings stellt sich die Frage, ob eine Sedierung auch erwünscht oder akzeptabel ist. Bei Urlaubsreisen, ins-besondere bei Kreuzfahrten, vor allem aber im gewerblichen bzw. militärischen Bereich dürfte eine Sedierung kontraproduktiv bis ge-fährlich sein, so dass nach nicht-sedierenden Alternativen zu suchen ist. Hierdurch ist die Auswahl an wirksamen Substanzen erheblich eingeschränkt.

Derzeit sind in Deutschland folgende Prä-parate in arzneimittelrechtlicher Hinsicht zur Prophylaxe von Kinetosen zugelassen (Tabelle 2).

Unabhängig vom Verordnungsstatus gilt, dass gemäß § 34 (1) SGB V Mittel gegen Reisekrankheit nicht zu Lasten der gesetz-lichen Krankenversicherung verordnet werden dürfen.

In den USA sind Kombinationspräparate von sedierenden Substanzen (Diphenhydramin, Chlorphenoxamin, Promethazin) mit Amphet-aminen und Theophyllin bzw. Koffein auf dem Markt, wobei die psychoaktiven Substanzen zur Antagonisierung der sedierenden Wir-kung dienen. In der Raumfahrt wird beispiels-weise die Kombination Promethazin/Amphet-amin/Ephedrin verwendet (Cowings et al.

2000); die Streitkräfte setzen Phenytoin in ei-ner Dosierung von 1200mg/Tag bei Kinetose gefährdeten Soldaten ein (Albert 2003).

Moderne Antihistaminika sind im Gegensatz zu den alten Substanzen (Dimenhydrinat, Diphenhydramin, Meclozin) nicht zur Prophy-laxe von Kinetosen geeignet, da die Substan-zen die Blut-Hirn-Schranke nicht passieren und somit nicht über den erforderlichen zentralen Angriffspunkt verfügen (Cheung et al. 2003).

Scopolamin

Bei Scopolamin (L-Hyoscin) handelt es sich um ein Parasympatholytikum aus der Gruppe der Belladonna-Alkaloide. Scopolamin blo-ckiert kompetitiv muskarinische Acetylcholin-Rezeptoren (Renner et al. 2005). Aus diesem Mechanismus resultieren auch die typischen Nebenwirkungen Xerostomie und Akkommo-dationsstörungen. Bei Glaukom und benigner Prostatahyperplasie sollte Scopolamin nicht bzw. nur mit Vorsicht angewendet werden; Scopolamin ist Plazenta gängig und daher in der Schwangerschaft als kontraindiziert anzusehen.

In Deutschland steht Scopolamin nur als trans-dermales System (Scopoderm® TTS) zur Verfü-gung. Das Reservoir beinhaltet 1,5mg Wirk-stoff und setzt zunächst eine Priming Dose von 140µg frei, um dann für 72 Stunden 5µg/h abzugeben. Erst nach etwa acht Stunden ist eine ausreichende Wirkung zu erwarten, dies muss bei der Planung von Reisen berücksichtigt werden.

Die Anwendung ist ab dem zehnten Lebensjahr zugelassen, bei jüngeren Kindern besteht die Gefahr der Überdosierung, bei kräftigen Personen und/oder unzureichender Wirksamkeit eines Pflasters können simultan zwei Pflaster angewendet werden. Diese Empfehlung wird durch Untersuchungen von Gil et al. (2005) untermauert, die bei unzureichender klinischer Wirksamkeit (zu) niedrige Plasmaspiegel nachwiesen.

Oral ist Scopolamin schlecht bioverfügbar, hat eine niedrige Halbwertszeit und eine enge therapeutische Breite (Renner et al. 2005).

Klöcker et al. berichteten 2001 über die experimentelle Anwendung einer nasalen Darreichungsform, die bislang allerdings nicht in den Handel gelangte.

Dimenhydrinat

Dimenhydrinat (Vomex A®, Reisetabletten ratiopharm, Vomacur®, Superpep®, USA: Dramamine®) gehört als H_1-Antihistaminikum der ersten Generation aufgrund seiner ZNS-Gängigkeit zu den sedierenden Antivertiginosa und hat somit seinen Platz vor allem bei der Therapie der bereits manifesten Kinetose, weniger in der Prophylaxe, es sei denn, eine sedierende Wirkung ist ausdrücklich erwünscht (Schlaf im Flugzeug oder während einer Fährenüberfahrt, medizinische Verlegungstransporte).

Die typische Einzeldosis liegt zwischen 50mg und 100mg, zudem gibt es Kaugummis mit

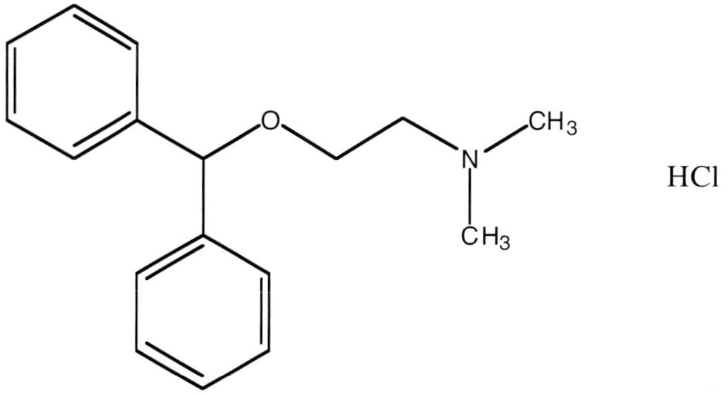

Diphenhydramin

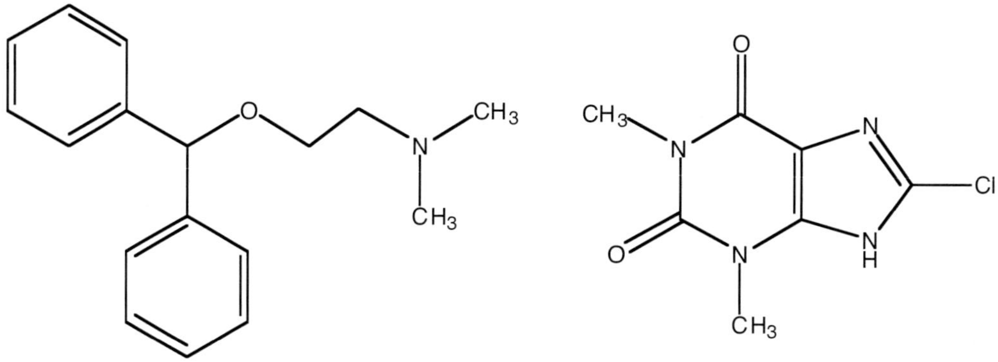

Dimenhydrinat

Abb. 3
Strukturformeln von Diphenhydramin und Dimenhydrinat

einer Wirkstoffmenge von 20mg (Superpep® Reise Kaugummidragees, ab 2. Lebensjahr).

Kombination Dimenhydrinat + Cinnarizin

Die Kombination von 40mg Dimenhydrinat mit 20mg Cinnarizin, einem zentral wirksamen Calciumantagonisten, im Handel als **Arlevert®** Tabletten, kann zur Kinetose-Prophylaxe gut eingesetzt werden, da die niedrigere Dosierung von Dimenhydrinat in aller Regel nicht mit einer relevanten Sedierung einhergeht. Ein weiterer Vorteil gegenüber Scopolamin besteht in der kürzeren Latenzzeit bis zum Wirkungseintritt.

Meclozin

Meclozin (Postadoxin® N, USA: Bonamine®) ist ebenfalls ein H_1-Antihistaminikum der ersten Generation mit entsprechenden sedierenden Eigenschaften. Die Wirksamkeit zur Kinetoseprophylaxe ist geringer als von Dimenhydrinat. Die typische Einzeldosis beträgt 25mg bis 50mg.

Diphenhydramin

Die Wirksamkeit von **Diphenhydramin** (Emesan®) ist mit Dimenhydrinat vergleichbar, auch hier handelt es sich um ein sedierendes ein H_1-Antihistaminikum. Die Substanz ist wegen ihrer sedierenden Wirkung in einigen Mono- und Kombinationspräparaten als Schlafmittel zugelassen. Dimenhydrinat ist übrigens ein Salz des Diphenhydramins mit 8-Chlorotheophyllin (Abb. 3, Sneader 2001).

Bei Kinetosen wird Diphenhydramin in Dosierungen von 20mg bis 50mg bei Erwachsenen eingesetzt; die Säuglings-Suppositorien mit einem Wirkstoffgehalt von 10mg dürfen nur in Ausnahmefällen bei der Indikation Kinetose Anwendung finden, da Kinetosen bei Kindern unter zwei Jahren sehr selten vorkommen.

Ingwer

Ingwer (Zingiber officinale) enthält zahlreiche pharmakologisch aktive Substanzen, darunter Gingerole und Shoagole. Die Inhaltsstoffe wirken prokinetisch, anticholinerg, spasmolytisch, antioxidativ, profibrinolytisch, antiinflammatorisch und Serotonin antagonistisch. Eine zentral-vestibuläre Wirksamkeit ist bislang nicht zweifelsfrei bewiesen (Anonym 2000; Lien et al. 2003).

Zur Kinetose-Prophylaxe werden Tagesdosen um 1g verwendet, Tagesdosen bis 6g gelten als unbedenklich. In Studien wurde Ingwer auch zur Prophylaxe der Hyperemesis gravidarum eingesetzt. Betz et al. werteten 2005 sechs Studien zur Wirksamkeit von Ingwer bei Kinetosen, teilweise in experimenteller Umgebung, aus (Tabelle 3). Die Ergebnisse waren uneinheitlich, jedoch erwies sich Ingwer in Dosierungen von 0,25g bis 1g bei den beiden Studien in realen Situationen als wirksam.

Cocculus

Bei Cocculus handelt es sich um eine indische Kletterpflanze (Scheinmirte, Anamirta coc-

Autor	Jahr	N	Dosis	Ergebnis	Methode
Mowrey	1982	12/24	1g	positiv	Drehstuhl
Stott	1983	16/16	1g	negativ	Kipptisch, Kopfbewegung
Wood	1988	24/32	1g	negativ	Drehstuhl, Kopfbewegung
Grontved	1988	40/40	1g	positiv	Segelschulschiff
Stewart	1991	28/28	0,5-1g	negativ	Drehstuhl, Kopfbewegung
Schmid	1994	203/0	0,25g	positiv	Walsafari

Tabelle 3
Studien zur Wirksamkeit von Ingwer bei Kinetosen (nach: Betz et al. 2005)

culus), deren Kockelskörner bereits von mittelalterlichen Seefahrern zur Prophylaxe der Seekrankheit Verwendung fanden. Zudem wurden die Kockelskörner zur Schwindelauslösung bei Fischen zur Erleichterung des Fischfanges eingesetzt.

Cocculus ist in den Handelspräparaten Vertigo®Heel, Vertigo®Hevert und Pentarkan® S in jeweils alkoholischer Lösung enthalten, als homöopathisches Monopräparat steht Cocculus in den Verdünnungsstufen C30 bis D30 zur Verfügung.

Die pharmakologisch aktive Substanz in Cocculus wird als Picrotoxin bzw. Cocculin bezeichnet, ist aber eine Mischung aus den beiden Stoffen Picrotoxinin und Picrotin. Picrotoxin wirkt als nicht-kompetitiver GABA A-Rezeptorantagonist.

Serotoninantagonisten

Serotoninantagonisten wirken antagonistisch am 5-Hydroxytryptamin 3-Rezeptor (5-HT$_3$), sind zur Therapie des Chemotherapie induzierten Erbrechens und des PONV (postoperative nausea and vomiting) zugelassen und werden auch als „Setrone" bezeichnet. Die Substanzen sind empirisch bzw. kasuistisch auch bei Kinetosen wirksam. Beispielsweise wurde Tropisetron erfolgreich zur Kinetoseprophylaxe bei Hubschrauberbesatzungen eingesetzt (Noppens und Hennes 2001). Derzeit sind in Deutschland – verschreibungspflichtig – Dolasetron (Anemet®), Tropisetron (Navoban®), Granisetron (Kevatril®, Generika) und Ondansetron (Zofran®, Generika) auf dem Markt. Trotz des generischen Status zweier Substanzen sind die Therapiekosten mit mindestens 6 Euro pro Einzeldosis vergleichsweise hoch.

In Kürze werden 5-HT$_3$- und 5-HT$_4$-Antagonisten (z.B. Itasetron, Palonosetron) zugelassen werden, die die bisherigen Setrone in der Wirksamkeit eventuell übertreffen können.

Weitere Substanzen

Metoclopramid erwies sich als wenig effektiv zur Prophylaxe von Kinetosen.

Betahistin war in einer Placebo kontrollierten Studie knapp signifikant überlegen (Gordon et al. 2003).

Dexamethason ist als wirksamer Komedikationspartner bei unzureichender Wirksamkeit der First line-Monosubstanzen anzusehen und scheint bei Frauen wirksamer als bei Männern zu sein (Lee et al. 2003).

Kasuistisch sind auch **Loperamid** (Otto et al. 2005), **Tamoxifen** (Gianni et al. 2005), **Cinnarizin** (Gahlinger 2000), **Flunarizin** und **Flumazenil** wirksam.

Das in den USA verbreitete H$_1$-Antihistaminikum **Chlorpheniramin** (Buckey et al. 2004) ist in Deutschland nicht im Handel.

Der zur Prophylaxe des Chemotherapie induzierten Erbrechens zugelassene Neurokinin 1-Rezeptorantagonist **Aprepitant** und die Analogsubstanz Vofopitant erwiesen sich bei Kinetosen – auch als Komedikation mit anderen Substanzen – als ineffektiv (Reid et al. 2000).

Unklar ist bislang die Wirksamkeit folgender Substanzen bzw. Substanzgruppen zur Prophylaxe von Kinetosen (Loewen 2002):

- AS-8112 (Dopamin D$_2$/D$_3$- & 5HT$_3$-Antagonist)
- 5-HT$_{1a}$-Agonisten
- 5-HT$_{2a/2c}$-Antagonisten
- CB1-Agonisten

Hier müssen entsprechende Studien abgewartet werden.

Studien zur medikamentösen Prophylaxe

Die bekannteste systematische Untersuchung zur Wirksamkeit der medikamentösen Kinetoseprophylaxe stammt von Wood und Graybiel und datiert aus dem Jahre 1968. Unter Laborbedingungen wurden hier 16 Substanzen bzw. Wirkstoffkombinationen miteinander und gegen Placebo verglichen. Als wirksamstes Medikament erwies sich die Kombination aus Scopolamin und Amphetamin, gefolgt von Scopolamin und Ephedrin sowie Scopolamin als Monosubstanz (Sherman 2002).

Gahlinger untersuchte 2000 insgesamt 260 Passagiere einer Kreuzfahrt durch die berüchtigte Drake-Passage (siehe oben). Die Kinetose-Prophylaxe erfolgte mit transdermalem Scopolamin, oralem Meclozin, oralem Dimenhydrinat, oralem Cinnarizin sowie mit Akupressur.

Hierbei erwies sich Scopolamin ebenfalls als am besten wirksam, allerdings beklagten 38% der Testpersonen Sehstörungen. Auch die zwei Antihistaminika waren wirksam, deren Anwendung war aber häufig mit einer (störenden) Müdigkeit verbunden.

Cinnarizin war als Monosubstanz am wenigsten wirksam. Da es sich bei der Publikation nur um einen Letter to the editor handelt, sind weitere Details leider nicht bekannt.

Paul et al. (2005) verglichen die Substanzen Promethazin, Meclozin, Dimenhydrinat mit und ohne den Zusatz von D-Amphetamin und Pseudoephedrin bezüglich des psychomotorischen Einflusses auf Aircrews. Hierbei erwies sich Promethazin in Kombination mit D-Amphetamin den anderen Substanzen als überlegen.

Zusammenfassende Empfehlungen

Scopolamin ist in der Form des transdermalen Systems (Scopoderm® TTS) das Mittel der Wahl zur Kinetoseprophylaxe, sofern eine sedierende Wirkung unerwünscht ist.

Der Nachteil dieses Medikaments besteht allerdings darin, dass es mindestens acht Stunden vor Reisebeginn appliziert werden muss, um eine ausreichende Wirkung zu gewährleisten. Bei geplanten Urlaubsreisen dürfte sich hieraus kein Problem ergeben. Bei unzureichender Wirkung sollten simultan zwei Pflaster zur Anwendung kommen, auch ist eine Kombination mit **Dexamethason** vorstellbar.

Sofern ein schnellerer Wirkungseintritt nötig ist, bietet sich alternativ das Kombinationspräparat **Arlevert®**, bestehend aus Cinnarizin

und Dimenhydrinat, an. **Dimenhydrinat** als Monosubstanz muss zum Erzielen einer gleichwertigen Wirkung höher dosiert werden, so dass eine Sedierung als Nebenwirkung wahrscheinlich ist.

Auch **Meclozin** bedingt in therapeutischen Dosierungen eine Sedierung.

Einzelfallabhängig kann auch Promethazin (Sedierung!), ein Setron (hohe Therapiekosten) oder Betahistin zum Einsatz kommen.

Literatur

Albert EG (2003) Phenytoin for the prevention of motion sickness. MJA 178: 575-576

Anonym (2000) Ginger. Am J Health Syst Pharm 57: 945-947

Betz O, Kranke P, Geldner G, Wulf H, Eberhart LHJ (2005) Ist Ingwer ein klinisch relevantes Antiemetikum? Eine systematische Übersicht randomisierter kontrollierter Studien. Forsch Komplementärmed Klass Naturheilk 12: 14-23

Bles W, Bos JE, Kruit H (2000) Motion sickness. Curr Opin Neurol 13: 19-25

Bonnet CT, Faugloire E, Riley MA, Bardy BG, Stoffregen TA (2006) Motion sickness preceded by unstable displacements of the center of pressure. Human Movement Science 25: 800-820

Bos JE, Bles W (2004) Motion sickness induced by optokinetic drums. Aviation Space Environ Med 75: 172-174

Bos JE, MacKinnon SC, Patterson A (2005) Motion sickness symptoms in a ship motion simulator: effects of inside, outside, and no view. Aviation Space Environ Med 76: 1111-1118

Brown JJ, Baloh RW (1987) Persistent mal de debarquement syndrome - a motion-induced subjective disorder of balance. Am J Otolaryngol 8 (219-222

Buckey JC, Alvarenga D, Cole B, Rigas JR (2004) Chlorpheniramine for motion sickness. J Vest Res 14: 53-61

Busoni P, Sarti A, Crescioli M, Agostino MR, Sestini G, Banti S (2002) Motion sickness and postoperative vomiting in children. Pae Anaest 12: 65-68

Caillet G, Bosser G, Gauchard GC, Chau N, Benamghar L, Perrin PP (2006) Effect of sporting activity practice on susceptibility to motion sickness. Brain Res Bull 69: 288-293

Cheung BS, Heskin R, Hofer KD (2003) Failure of cetirizine and fexofenadine to prevent motion sickness. Ann Pharmacother 37: 173-177

Cowings PS, Toscano WB, deRoshia C, Miller NE (2000) Promethazine as a motion sickness treatment:

impact on human performance and mood states. Aviation Space Environ Med 71: 1013-1022

Cowings PS, Toscano WB (2000) Autogenic-feedback training exercise is superior to promethazine for control of motion sickness symptoms. J Clin Pharmacol 40: 1154-1165

Dobie T, McBride D, Dobie T, May J (2001) The effects of age and sex on susceptibility to motion sickness. Aviation Space Environ Med 72: 13-20

Donohew BE, Griffin MJ (2004) Motion sickness: effect of the frquency of lateral oscillation. Aviation Space Environ Med 75: 649-656

Flanagan MB, May JG, Dobie TG (2002) Optokinetic nystagmus, vection, and motion sickness. Aviation Space Environ Med 73: 1067-1073

Flanagan MB, May JG, Dobie TG (2005) Sex differences in tolerance to visually-induced motion sickness. Aviation Space Environ Med 76: 642-646

Flanagan MB, May JG, Dobie TG (2004) The role of vection, eye movements and postural instability in the etiology of motion sickness. J Vest Res 14: 335-346

Fukutake T, Hattori T (2000) Motion sickness susceptibility due to a small hematoma in the right supramarginal gyrus. Clin Neurol Neurosurg 102: 246-248

Gahlinger PM (2000) A comparison of motion sickness remedies in severe sea conditions. Wildern Environ Med 11: 136-137

Gahlinger PM (2000) Cabin location and the likelihood of motion sickness in cruise ship passengers. J Travel Med 7: 120-124

Gianaros PJ, Muth ER, Mordkoff JT, Levine ME, Stern RM (2001) A questionaire for the assessment of the multiple dimensions of motion sickness. Aviation Space Environ Med 72: 115-119

Gianni L, Colleoni M, Golding JF, Goldhirsch A (2005) Can Tamoxifen relieve motion sickness? Ann Oncol 16: 1713-1714

Gil A, Nachum Z, Dachir S, Chpaman S, Levy A, Shupak A, Adir Y, Tal D (2005) Scopolamine patch to prevent seasickness: clinical response vs. plasma concentration in sailors. Aviation Space Environ Med 76: 766-770

Golding JF, Kadzere P, Gresty MA (2005) Motion sickness susceptibility fluctuates through the menstrual cycle. Aviation Space Environ Med 76: 970-973

Golding JF, Mueller AG, Gresty, MA (2001) A motion sickness maximum around the 0,2 Hz frequency range of horizontal translational oscillation. Aviation Space Environ Med 72: 1881-92

Gordon CR, Doweck I, Nachum Z, Gonen A, Spitzer O, Shupak A (2003) Evaluation of betahistine for the prevention of seasickness: effect on vestibular function, psychomotor performance and efficacy at sea. J Vest Res 13: 103-111

Gordon CR, Shupak A, Nachum Z (2000) Mal de debarquement. Arch Otolaryngol Head Neck Surg 126: 805-806

Gupta VK (2005[a]) Motion sickness is linked to nystagmus-related trigeminal brain stem input: a new hypothesis. Medical Hypotheses 64: 1177-1181

Gupta VK (2005[b]) Vasopressin: neurohumoral link between nausea and motion sickness. Aviation Space Environ Med 76: 805-806

Harm DL, Schlegel TT (2002) Predicting motion sickness during parabolic flight. Autonomic Neuroscience: Basic and Clinical 97: 116-121

Helling K, Hausmann S, Clarke A, Scherer H (2003) Experimentally induced motion sickness in fish: possible role of the otolith organs. Acta Otolaryngol 123: 488-492

Hoffer ME, Gottshall K, Kopke RD, Weisskopf P, Moore R, Allen KA, Wester D (2003) Vestibular testing abnormalities in individuals with motion sickness. Otol Neurotol 24: 633-636

Howarth HVC, Griffin MJ (2003) Effect of roll oscillation frequency on motion sickness. Aviation Space Environ Med 74: 326-331

Klöcker N, Hanschke W, Toussiant S, Verse T (2001) Scopolamine nasal spray in motion sickness; a randomised, controlled, and crossover study for the comparison of two scopolamine nasal sprays with oral dimenhydrinate and placebo. Eur J Pharm Sci 13: 227-232

Klosterhalfen S, Kellermann S, Pan F, Stzockhorst U, Hall G, Enck P (2005) Effects of ethnicity and gender on motion sickness susceptibility. Aviation Space Environ Med 76: 1051-1057

Lee Y, Lai HY, Lin PC, Huang SJ, Lin YS (2003) Dexamethasone prevents postoperative nausea and vomiting more effectively in women with motion sickness. Can J Anesth 50: 232-237

Lewis RF (2004) Frequency-specific mal de debarquement. Neurology 63: 1983-1984

Li X, Jiang ZL, Wang GH, Fan JW (2005) Plasma vasopressin, an etiologic factor of motion sickness in rat and human? Neuroendocrinology 81: 351-359

Lien HC, Sun WM, Chen YH, Kim H, Hasler W, Owyang C(2003) Effects of ginger on motion sickness and gastric slow-wave dysrhythmias induced by circular vection. Am J Physiol Gastrointest Liver Physiol 284: G481-489

Loewen PS (2002) Anti-emetics in development. Expert Opin Investig Drugs 11: 801-806

Mallinson AI, Longridge NS (2002) Motion sickness and vestibular hypersensitivity. J Otolaryngol 31: 381-385

Miller KE, Muth ER (2004) Efficacy of acupressure and acustimulation bands for the prevention of motion sickness. Aviation Space Environ Med 75: 227-234

Mills KL, Griffin MJ (2000) Effect of seating, vision and direction of horizontal oscillation on motion sickness. Aviation Space Environ Med 71: 996-1002

Naitoh T, Yamashita M, Izumi-Kurotani A, Takabatake I, Wassersug RJ (2000) Emesis and space motion sickness in amphibians. Adv Space Res 25: 2015-2018

Noppens R, Hennes HJ (2001) Kinetosen bei Hubschraubereinsätzen. Notfall & Rettungsmed 4: 426-430

Otto B, Riepl RL, Otto C, Klose J, Enck P, Klosterhalfen S (2005) μ-opiate receptor agonists – a new pharmacological approach to prevent motion sickness? Br J Clin Pharmacol 61: 27-30

Park AHY, Hu S (1999) Gender differences in motion sickness history and susceptibility to optokinetic rotation-induced motion sickness. Aviation Space Environ Med 70: 1077-1080

Paul MA, MacLellan M, Gray G (2005) Motion-sickness medications for aircrew: impact on psychomotor performance. Aviation Space Environ Med 76: 560-565

Pausch NC, Reiß M, Reiß G (2003) Kinetosen. MMP 26: 130-135

Reid K, Palmer JL, Wright RJ, Clemes SA, Troakes C, Somal HS, House F, Stott JRR (2000) Comparison of the neurokinin-1 antagonist GR205151, alone and in combination with the 5-HT3 antagonist ondansetron, hyoscine and placebo in the prevention of motion-induced nausea in man. Br J Clin Pharmacol 50: 61-62

Renner UD, Oertel R, Kirch W (2005) Pharmacokinetics and pharmacodynamics in clinical use of scopolamine. Ther Drug Monit 27: 655-665

Sakata E, Ohtsu K, Sakata H (2004) Motion sickness: its pathophysiology and treatment. Int Tinnitus J 10: 132-136

Scherer H, Helling K, Clarke AH, Hausmann S (2001) Motion sickness and otolith asymmetry. Biol Sci Space 15: 401-404

Schlegel TT, Brown TE, Wood SJ, Benavides EW, Bondar RL, Stein F, Moradshahi P, Harm DL, Fritsch-Yelle JM, Low PA (2001) Orthostatic intolerance and motion sickness after parabolic flight. J Appl Physiol 90: 67-82

Schmäl F, Stoll W (2000) Kinetosen. HNO 48: 346-356

Seydl G (2002) Kinetosen am Beispiel der Seekrankheit. Wien Med Wschr 152: 473-475

Sherman CR (2002) Motion sickness: review of causes and preventive strategies. J Travel Med 9: 251-256

Sneader W (2001) Histamine and the classic antihistamines. Drug News Perspect 14: 618-624

Stroud KJ, Harm DL, Klaus DM (2005) Preflight virtual reality training as a countermeasure for space motion sickness and disorientation. Aviat Space Environ Med 76: 352-356

Tal D, Domachevsky L, Bar R, Adir Y, Shupak A (2005) Inner ear decompression sickness and mal de debarquement. Otol Neurotol 26: 1204-1207

Teitelbaum P (2002) Mal de debarquement syndrome: a case report. J Travel Med 9: 51-52

Turner M, Griffin MJ (1999[a]) Motion sickness in public road transport: the effect of driver, route and vehicle. Ergonomics 42: 1646-1664

Turner M, Griffin MJ (1999[b]) Motion sickness in public road transport: the relative importance of motion, vision and individual differences. Br J Psychol 90: 519-530

Williamson MJ, Thomas MJ, Stern RM (2004) The contribution of expectations to motion sickness symptoms and gastric activity. J Psychosom Res 56: 721-726

Wood CD, Graybiel A (1968) Evaluation of sixteen anti-motion sickness drugs under controlled laboratory conditions. Aerosp Med 39: 1341-1344

Yokota Y, Aoki M, Mizuta K, Ito Y, Isu N (2005) Motion sickness susceptibility associated with visually induced postural instability and cardiac autonomic responses in healthy subjects. Acta Oto-Laryngol 125: 280-285

Zajonc TP, Roland PS (2005) Vertigo and motion sickness. Part I: vestibular anatomy and physiology. Ear Nose Throat J 84: 581-584

Zajonc TP, Roland PS (2006) Vertigo and motion sickness. Part II: pharmacologic treatment. Ear Nose Throat J 85: 25-35

Derzeitiger Stand der medikamentösen Therapie von Schwindel

M. Reiß und G. Reiß

Einleitung

Unter Schwindel versteht man eine fälschliche Wahrnehmung des Körpers in Form von Drehen bzw. Bewegung und/oder der Umgebung. Der Begriff Schwindel wird auch gebraucht, wenn eine Ohnmacht (Schwinden der Sinne) beschrieben werden soll. Schwindel ist also eine sehr allgemeine Bezeichnung (Brandt 2003; Goebel 2001; Reiß und Reiß 2006a). Die Symptome Übelkeit und Erbrechen sind davon abzugrenzen. Sie können von Schwindel begleitet sein, müssen es jedoch nicht (Waldvogel 1995). Die nachfolgenden Ausführungen sollen vor allem die Störungen des Gleichgewichtssystems berücksichtigen.

Die Behandlung der verschiedenen Schwindelformen umfasst nicht nur medikamentöse Maßnahmen, sondern auch die Prävention sowie physikalische, operative und psychotherapeutische Behandlungsverfahren. Des Weiteren ist die Aufklärung des Patienten als Therapieoption zu erwähnen. Die Therapie des Schwindels besteht also aus verschiedenen Hauptsäulen (Goebel 2001; Herdmann 2000 Stoll, et al. 2004).

Alle Medikamente, die zur Behandlung von Gleichgewichtsstörungen eingesetzt werden, kann man unter der großen Rubrik der Antivertiginosa zusammenfassen (Reiß et al. 2006a).

Stellenwert der medikamentösen Therapie

Welche Stellung hat die medikamentöse Therapie in Bezug zu den anderen Therapieformen? In Tabelle 1 sind die einzelnen Gleichgewichtserkrankungen entsprechend ihrer Häufigkeit aufgelistet. Berücksichtigt werden: der benigne paroxysmale Lagerungsschwindel (BPPV), der somatoforme Schwindel, der zentral-vestibulärer Schwindel, die akute periphere einseitige Vestibulopathie (PVP; akute einseitige Vestibularisstörung), der Migräneschwindel, der Morbus Menière, die bilaterale Vestibulopathie (BVP), die Vestibularisparoxysmie und die Perilymphfistel (PLF). Anhand der Angaben in der Literatur (Baloh und Halmagyi 1996; Brandt 2003; Claes und Van de Heyning 2000; Hain und Uddin 2003; Herdmann 2000; Reiß und Reiß 2006b; Walther 2005) und aufgrund von eigenen Untersuchungen haben wir geschätzt, wie hoch der Anteil der medikamentösen Behandlung neben anderen Therapieformen beträgt. Es ergeben sich die folgenden Relationen:

Bei dem BPPV kann man den Anteil der medikamentösen Therapie praktisch mit 0 % einschätzen. Bei dem somatoformen Schwindel kann von einem Anteil von etwa 25 %, bei dem zentral-vestibulären Schwindel, bei der PVP und bei dem Migräneschwindel jeweils von etwa 90 % ausgegangen werden. Beim Morbus Menière haben wir den Anteil der medikamentösen Behandlung ebenfalls mit 90 % bewertet, bei der BVP mit 50 %, bei der Vestibularisparoxysmie mit 75 % und der PLF mit 50 %. Bei den restlichen, nicht zu klassifizierenden Schwindelarten haben wir den Anteil auf 75 % geschätzt. Die medikamentöse Therapie macht also etwa 60 % der gesamten Behandlungsoptionen aus und besitzt damit eine wichtige, jedoch nicht alleinige Bedeutung bei der Therapie von Gleichgewichtsstörungen.

Entwicklung der Antivertiginosa zu anderen Medikamentengruppen

Das Kapitel „Antiemetika/Antivertiginosa" der „Roten Liste" enthält insgesamt 41 Präpa-

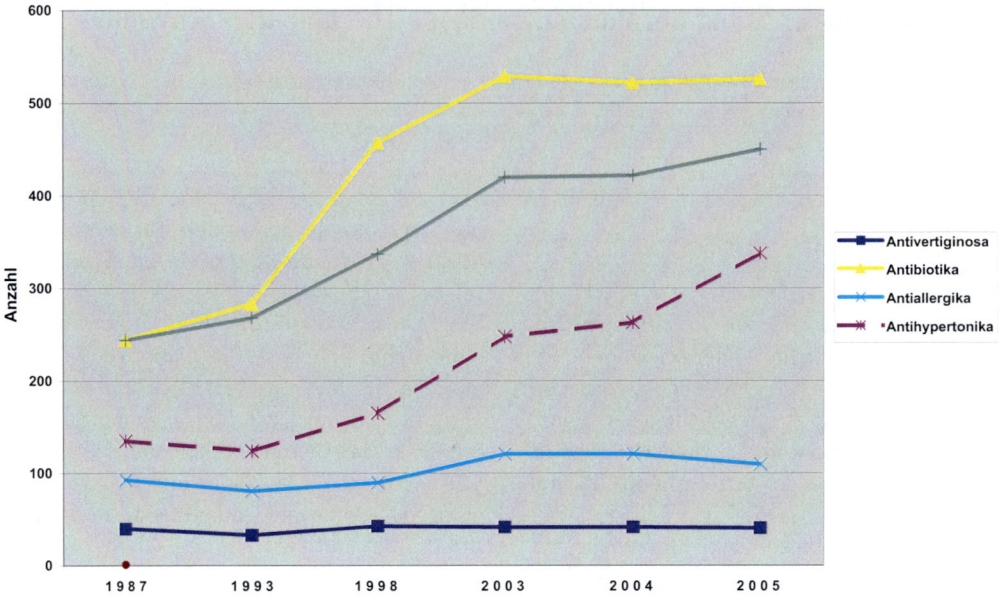

Abb. 1
Entwicklung der Häufigkeit von Antivertiginosa im Vergleich zu Antibiotika, Antiallergika, Antihypertonika und Psychopharmaka auf Grundlage der „Roten Liste".

rate. Dieser Abschnitt umfasst jedoch nicht alle Präparate zur Behandlung von Schwindel, die in Deutschland derzeit auf dem Markt sind. Die kausal orientierten Präparate gehören zu anderen Präparategruppen.

Das Diagramm in Abb. 1 zeigt, dass die Anzahl der Antivertiginosa seit Jahren relativ konstant ist. Andere Präparategruppen, wie die Antibiotika, Psychopharmaka und Antihypertonika, zeigen zahlenmäßig eine z. T. deutliche Zunahme.

Allgemeine Aspekte der medikamentösen Therapie

Einteilung

Die entsprechenden Medikamente können vorzugsweise in symptomatisch und kausal wirkende Therapeutika untergliedert werden (Brandt 2003; Hain et al. 2003; Reiß et al. 2006a; Timmerman 1994; Walther 2005). Man kann die Präparate auch in Antivertigi-

nosa im engeren Sinne und Antivertiginosa im weiteren Sinne einteilen. Der Übersicht halber sollte man nur die symptomatischen als Antivertiginosa bezeichnen (Abb. 2).

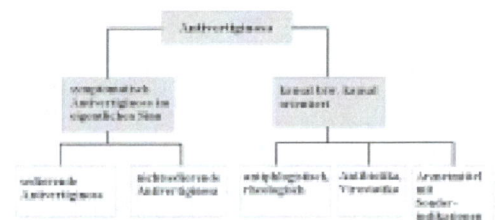

Abb. 2
Einteilung der Antivertiginosa.

Die symptomatisch wirkenden Medikamente beeinflussen vor allem die Beschwerden Schwindel, Übelkeit oder Erbrechen. Sie bewirken also eine Reduktion der Symptome. Die sedierenden hemmen die Kompensation des vestibulären Systems. Das ist ein Effekt, welcher gerade nicht erwünscht ist (Hain et al. 2003).

Schwindelform	Häufigkeit (%)	geschätzter Anteil der medikamentösen Therapie (%)	Anteil der medikamentösen Therapie gesamt (%)
benigner paroxysmaler Lagerungsschwindel (BPPV)	10 – 25	0	0
somatoformer Schwindel	10 – 20	25	1 - 2
zentral-vestibulärer Schwindel	5 – 10	90	4,5 – 9
akute periphere einseitige Vestibulopathie (PVP)	5 – 10	90	4,5 - 9
Migräneschwindel	5 – 15	90	4,5 - 15
Morbus Menière	5 – 10	90	4,5 – 9
bilaterale Vestibulopathie	4	50	2
Vestibularisparoxysmie	3	75	2
Perilymphfistel (PLF)	1	50	0,5
sonstige	52 – 2	75	39 – 1,5
Summe	100	63,5	62,5 – 50

Tabelle 1
Anteil der medikamentösen Therapie bei der Behandlung einzelner Schwindelerkrankungen geordnet nach der Häufigkeit (weitere Erläuterungen siehe Text).

Kausal orientierte Medikamente (antiphlogistisch, rheologisch, auch Antibiotika und Virostatika) werden mit dem Ziel eingesetzt, dass sich die organische und funktionelle Ausgangslage wieder einstellt. Die Behandlung von vegetativen Symptomen ist nicht möglich und nicht das primäre Ziel. Liegt ein peripher verursachter Schwindel vor, so ist es die Aufgabe, die Störung am peripheren Rezeptor zu beheben (Fleck 2000; Reiß et al. 2006a).

Die Anwendung beider Therapieformen ist gerechtfertigt, da die Symptome beim Patienten einen starken Leidensdruck verursachen und oft eine kausale Therapie nicht sofort wirkt (Baloh et al. 1996; Goebel 2001; Herdmann 2000).

Ziele einer medikamentösen Therapie

Bei der medikamentösen Behandlung des Schwindels kann man verschiedene Therapieansätze unterscheiden:

- die medikamentöse Therapie von Schwindelbeschwerden mit heftiger vestibulärer Begleitsymptomatik,
- die Behandlung chronischer Schwindelbeschwerden,
- die Anfallsprophylaxe bei dem Morbus Menière und
- die Kinetoseprophylaxe.

Es stehen damit verschiedene Therapiemöglichkeiten zur Verfügung (Claes et al. 2000; Hain et al. 2003; Rascol et al. 1995; Reiß et al. 2006a; Straube 2005).

Grenzen der Antivertiginosa und Antiemetika

Eine undifferenzierte Anwendung von Antivertiginosa bzw. Antiemetika sollte aufgrund der Mehrschichtigkeit der zugrundeliegenden Pathomechanismen vermieden werden. Die meisten Medikamente dieser Gruppe beeinträchtigen die zentralen Kompensationsmechanismen. Durch weitere Medikamentennebenwirkungen kann es zu einer Verschlechterung des Allgemeinzustandes kommen. Zu Beginn der symptomatischen Therapie sollte das Ziel der Behandlung klar definiert werden. Die Früherkennung einer möglicherweise gefährlichen Grundkrankheit kann durch die Reduktion der Symptome verzögert werden (Goebel 2001; Reiß et al. 2006a; Timmerman 1994; Walther 2005).

Indikationen

Bei der Therapie von Schwindel, Übelkeit und Erbrechen kann man verschiedene grundsätzliche Indikationen unterscheiden (Brandt 2003; Fleck 2000; Goebel 2001; Hain et al. 2003; Reiß et al. 2006a; Schneider et al. 2005; Waldvogel 1995):

- Bei der Akutprophylaxe soll vor der Stimulusexposition die Ausbildung der Symptome reduziert werden (Kinetosen).
- Die Dauerprophylaxe erfolgt bei chronisch-rezidivierenden Störungen (Morbus Menière).
- Die Akuttherapie ist beim plötzlichen Auftreten der entsprechenden Symptome notwendig.
- Die Dauertherapie soll einer länger bestehenden Symptomatik entgegenwirken.

Auswahlkriterien

Die Auswahl der einzelnen Medikamente richtet sich nach:

1. Zielsetzung, d. h. Akuttherapie oder Prophylaxe
2. nachgewiesene Wirksamkeit unter Berücksichtigung der Ätiologie und Pathogenese
3. Anwendungsbeschränkungen und Kontraindikationen
4. unerwünschte Wirkungen
5. Behandlungskosten (sekundär)

Die verschiedenen Substanzen der jeweiligen Klasse weisen keine eindeutige Überlegenheit bezüglich der Wirksamkeit auf. Die Auswahl richtet sich demnach nach den eigenen Erfahrungen und die Präparate sind damit auch austauschbar (Fleck 2000; Reiß et al. 2006a; Straube 2005).

Dosierungen

Der Beginn jeder Arzneitherapie erfolgt zunächst mit der für das jeweilige Medikament empfohlenen Dosierung. Die Wirkung der symptomatisch wirkenden Antivertiginosa sollte je nach Wirkungsmechanismus und Pharmakokinetik nach wenigen Stunden einsetzen. In Abhängigkeit von der Erkrankung, vom Verlauf, der therapeutischen Wirkung und evtl. unerwünschten Begleitwirkungen kann die Dosis individuell angepasst werden (Goebel, 2001 Reiß; et al. 2006a).

Art der Anwendung

Antiemetika bzw. Antivertiginosa stehen in verschiedenen Darreichungsformen (oral, i.v., i.m., supp.) zur Verfügung. Bei der Prophylaxe und der Therapie von leichter Übelkeit ist die orale Gabe üblich. Eine parenterale Applikation ist bei Schluckstörungen sowie starker Übelkeit oder Erbrechen der oralen vorzuziehen. Diese kann als Suppositorium, lingual, intramuskuläre oder intravenöse Gabe erfolgen. Auch die transdermale Applikation wie z.B. bei dem Scopolamin-Pflaster ist möglich. Des weiteren können Medikamente direkt in die Paukenhöhle appliziert werden, d.h. intratympanal (Claes et al. 2000; Dodson et al. 2004; Straube 2005; Walther 2005).

Dauer der Anwendungen

Die Anwendungsdauer richtet sich nach der Grunderkrankung bzw. nach den Indikationsarten, d.h. Akutprophylaxe, Dauerprophylaxe, Akuttherapie und Dauertherapie.
Die Therapie oder Prophylaxe wird beendet, wenn eine genügende Reduktion der Symptome erreicht ist oder wenn die auslösenden Stimuli nicht mehr vorhanden sind. Der richtige Zeitpunkt kann auch durch einen Absetzversuch während der Behandlung herausgefunden werden. Das Absetzen der Antivertiginosa bzw. Antiemetika bereitet in der Regel keine Probleme (Brandt 2003; Hain et al. 2003; Reiß et al. 2006a).

Daueranwendungen von mehreren Wochen bis Monaten sind bei bestimmten chronisch-paroxysmalen (z.B. Morbus Menière) und chronisch-persistierenden Erkrankungen (z.B. Hirnstamminfarkt) mit Schwindel indiziert. Spätestens nach einem halben Jahr sollte ein probatorisches Absetzen des Medikaments erfolgen (Claes et al. 2000; Dodson et al. 2004; Jeck-Thole und Wagner 2006; Straube 2005; Walther 2005).

Kriterien des Therapieerfolges

Als Kriterien für den Erfolg einer Therapie können angesehen werden (Goebel 2001; Herdmann 2000; Walther 2005):

- Reduktion des subjektiv empfundenen Schwindelgefühls
- Abnahme des Nystagmus
- Reduktion von subjektiv empfundener Übelkeit bzw. Brechreiz
- Reduktion von Häufigkeit und Schwere des Erbrechens
- Reduktion der Gangbeschwerden
- Reduktion weiterer Begleitsymptome wie Abgeschlagenheit, Schwitzen, Angst, Zittern oder Blässe
- Reduktion von Häufigkeit und Schwere der Schwindelanfälle

3. Spezielle Pharmakotherapie

Symptomatische Antivertiginosa

Sedierende Präparate
Benzodiazepine. Vertreter sind Diazepam, Bromazepin, Alprazolam, Clonazepam und Lorazepam. Benzodiazepine haben keinen spezifischen Effekt auf das Gleichgewichtssystem, sondern sie entfalten ihre Wirkung durch eine generelle Reduktion neuraler Aktivität. Indikationen sind akuter Schwindel verschiedener Genese, v. a. Schwindel nach Innenohroperationen und Trauma sowie akute Beschwerden bei Kinetosen (Fleck 2000; Hain et al. 2003; Rascol et al. 1995; Straube 2005).

Neuroleptika/Dopamin-Antagonisten.
Neuroleptika sind eine sehr heterogene Gruppe. Verschiedene dieser zentral wirksamen antidopaminergen Substanzen werden in der Therapie von Schwindel und Übelkeit bzw. Erbrechen eingesetzt. Vertreter sind Promethazin und Perphenazin aus der Gruppe der Phenothiazine, Sulpirid und Alizaprid aus der Gruppe der Benzamide und das Haloperidol aus der Gruppe der Butyrophenone (Fleck 2000; Reiß et al. 2006a).

Indiziert sind die Neuroleptika bei der symptomatischen Behandlung von Übelkeit bzw. Erbrechen verschiedener Ursache und außerdem bei Kinetosen sowie bei akutem vestibulären Schwindel. Sulpirid kann außerdem bei der Therapie des Morbus Menière und des „phobischen Schwankschwindel" eingesetzt werden (Brandt 2003; Reiß et al. 2006a).

Prokinetika. Bei Prokinetika wird zumindest ein Teil ihrer antiemetischen Wirkung durch die Modulation der propulsiven Peristaltik im oberen Gastrointestinaltrakt erklärt. Formal gehören sie zu den Dopamin-Antagonisten. Vertreter sind Domperidon und Metoclopramid (MCP).

Prokinetika sind u.a. Mittel der ersten Wahl bei leichteren Formen der medikamenteninduzierten sowie postoperativen Übelkeit und Erbrechen (PONV). Sie finden auch Anwendung bei Erbrechen aufgrund von gastraler Hypomobilität, wie bei der akuten Migräneattacke (Shaughnessy 1985; Waldvogel 1995).

Antihistaminika. H_1-Antihistaminik sind die am häufigsten verwendeten bzw. verschriebenen Antiemetika bzw. Antivertiginosa. Die Antihistaminika der ersten Generation haben ausgeprägte sedierende Eigenschaften (Goebel, 2001). Vertreter sind Dimenhydrinat, Diphenhydramin und Meclozin. Indikationen sind Übelkeit, Erbrechen, akuter Schwindel (PVP, Morbus Menière), Kinetosenprophylaxe und -therapie (Reiß et al. 2006b).

Kalziumantagonisten. Kalziumantagonisten sind Medikamente, die überwiegend zur Behandlung der Hypertonie und als Antiarrhythmika eingesetzt werden. Da Kalziumantagonisten den Kalziumioneneinstrom in die Muskelzelle verringern, werden sie auch als Kalziumkanalblocker bezeichnet. Vertreter sind Cinnarizin und Flunarizin. Besonderheit ist, dass die sedierende Wirkung in therapeutischer Dosierung geringer ausgeprägt ist als bei anderen Antivertiginosa (Pianese, et al., 2002). Kalziumantagonisten werden bei der Therapie des Morbus Menière und der Prophylaxe von Kinetosen eingesetzt. Flunarizin ist bei der Basilarismigräne/vestibulären Migräne und auch bei der familiäre periodische Ataxie indiziert (Brandt 2003; Hain et al. 2003; Pianese et al. 2002; Timmerman, 1994).

Anticholinergika. Anticholinergika bzw. Parasympathikolytika sind die am längsten bekannten antiemetisch und antivertiginös wirkenden Substanzen. Sie sind zentral wirksam. Die klinische Anwendung ist jedoch wegen der zahlreichen systemischen Nebenwirkungen eingeschränkt.

Scopolamin hat sich besonders bei der Prophylaxe von Kinetosen durchgesetzt. Die Wirklatenz von mehreren Stunden ist zu beachten. Es kann nicht in der Akutbehandlung eingesetzt werden. Das Atropin hat sich dagegen zur Behandlung nicht bewährt (Baloh et al. 1996; Luetje und Wooten 1996).

Nicht sedierende Antivertiginosa
Serotonin-Antagonisten (5-HT$_3$-Antagonisten). Serotoninrezeptoren sind sowohl peripher im Gastrointestinaltrakt als auch in relevanten zentralnervösen Strukturen, d.h. der Chemorezeptortriggerzone der Area postrema des Hirnstamms nachweisbar. Derzeit sind vier Vertreter dieser Substanzklasse auf dem europäischen Markt: Granisetron, Tropisetron, Dolasetron und Ondansetron (Brandt 2003; Reiß et al. 2006a; Waldvogel 1995).

Die gute klinische Wirksamkeit der 5-HT$_3$-Antagonisten in der Behandlung bei Chemo- und Radiotherapie ist in kontrollierten Doppelblindstudien nachgewiesen. Die entsprechenden Substanzen wirken aber auch bei Übelkeit und Erbrechen anderer Genese. Dazu gehören vor allem das PONV und die Kinetosen. Einen spezifischen antivertiginösen Effekt haben sie nicht. Bei Übelkeit infolge peripherer Gleichgewichtsstörungen erwiesen sich die 5-HT$_3$-Rezeptorantagonisten als unwirksam. Beachtet werden muss der nicht unerhebliche Preis der Medikamente (Waldvogel 1995; Wilde und Markham 1996).

Kombination Cinnarizin und Dimenhydrinat – Arlevert®. Die fixe Kombination von Cinnarizin und Dimenhydrinat, die eigentlich zu den sedierenden Antivertiginosa zählen, ist unter dem Namen Arlevert® für eine Langzeittherapie geeignet. Eine Tablette Arlevert® enthält 20 mg Cinnarizin und 40 mg Dimenhydrinat.

Aufgrund der Dosisreduktion gegenüber den Einzelsubstanzen kommt es bei einer therapeutischen Dosierung nicht zu einer relevanten Sedierung. Da Cinnarizin eine peripher wirksame Substanz und Dimenhydrinat eine zentral wirksame Substanz ist, hat die Kombination zwei Angriffspunkte mit einem synergistischen Effekt (Scholtz et al. 2004). Arlevert® kann sowohl bei peripherem als auch zentralem Schwindel eingesetzt werden. Es dient nicht der Akuttherapie (Novotny und Kostrica 2002).

Homöopathika und pflanzliche Präparate. Ginkgo biloba ist ein Phytopharmakon, welche eine rheologische Wirkung besitzen soll. Es wird auch zu den Nootropika gezählt. Außerdem soll es die vestibuläre Kompensation fördern. Es ist bei zentralem Schwindel, durchblutungsbedingtem Schwindel und Tinnitus indiziert. Weitere Homöopathika sind Cocculus, Ingwer, Belladonna und Ambrea grisea (Schneider et al. 2005).

Kausal orientierte Medikamenten

Eine kausale Behandlung bedeutet, dass die zugrundeliegenden Ursachen therapiert werden. Im Falle einer Gleichgewichtsstörung wird angestrebt, dass das Gleichgewichtssystem nach der Therapie wie vor Erkrankungsbeginn funktioniert. Voraussetzungen sind: 1. die Ursache muss bekannt sein und 2. die entsprechende Therapieform muss verfügbar sein. Das ist natürlich nicht immer der Fall (Baloh et al. 1996; Fleck 2000; Reiß et al. 2006a).

Vaskulär wirksame Mittel

Pentoxifyllin ist ein Methylxanthin-Derivat. Es handelt sich um ein muskulotropes Vasodilativum mit hämorheologischen Effekten. In der Otologie spielt es eine wichtige Rolle, weniger dagegen bei der Behandlung des Schwindels. Das Therapiekonzept mit Pentoxifyllin beinhaltet eine Verbesserung der gestörten Mikrozirkulation (Plontke 2005).

Pentoxifyllin erhöht die Verformbarkeit der Erythrozyten, welche bei arteriellen Durchblutungsstörungen herabgesetzt sein soll, fördert die Fließeigenschaft und bewirkt damit eine Verbesserung der Blutviskosität (Ernst, 1989). Pentoxifyllin ist bei akuten cochleovestibulären Störungen indiziert (Probst et al. 1992).

Acetylsalicylsäure (ASS) verringert die Thrombozytenaggregation über eine Hemmung der Plättchencyclooxygenase. Dieser Effekt tritt bereits bei sehr niedriger Konzentration auf, so dass die Produktion von gefäßerweiternd wirkendem Prostacyclin in der Gefäßwand noch nicht verhindert wird. ASS wird bei Ischämie/Infarktprophylaxe, Makro- oder Mikroangiopathie und Migräneschwindel eingesetzt (Baloh et al. 1996; Brandt 2003).

Histaminerge Substanzen

Histamin ist Bestandteil fast aller Säugetiergewebe. Es besitzt Eigenschaften eines örtlich wirkenden Hormons, hat aber auch Eigenschaften eines Neurotransmitters. Aufgrund der unerwünschten Nebenwirkung und der kurzen Wirksamkeit wird Histamin als Thera-

peutikum bei Gleichgewichtsstörungen auch nicht verwendet. Aufgrund der Nachteile wurden Histaminanaloga entwickelt (Lacour und Sterkers 2001). Betahistin zählt zu den histaminergen Substanzen und ist ein Analogon zum L-Histidin, dem „Precursor" des Histamins. Es weist hierbei substanzspezifische Besonderheiten auf. Betahistin wirkt als schwacher postsynaptischer H_1-Agonist und als starker präsynaptischer H_3-Antagonist an zentralen Histaminrezeptoren. Es hat praktisch keinen Effekt auf H_2-Rezeptoren (Lacour et al. 2001). Betahistin ist indiziert bei der Therapie des Morbus Menière und anderen cochleovestibulären Störungen bzw. paroxysmalen Schwindelformen. Es dient auch der Kinetoseprophylaxe (Jeck-Thole et al. 2006).

Glucocorticoide

Glucocorticoide werden in allen Bereichen der Medizin bei zahlreichen Erkrankungen eingesetzt. Wichtige Vertreter sind Prednisolon, Prednison, Dexamethason, Methylprednisolon. Glucocorticoide besitzen eine antientzündliche, eine antiödematöse und eine membranstabilisierende Wirkung (Michel 2002). Sie werden bei peripherem Schwindel unter der Vorstellung eingesetzt, dass eine virale, bakterielle, immunpathologische oder auch ischämische Genese vorliegt. Diese Annahme kann auch durch klinische Untersuchungen bestätigt werden (Ariyasu et al. 1990). Daneben können Glucocorticoide offenbar auch die zentrale Kompensation fördern (Goebel 2001). Sie besitzen bei der Behandlung von Schwindel eine weitaus größere Bedeutung als die durchblutungsfördernden Medikamente (Strupp et al. 2004). Glucocorticoide bzw. insbesondere Dexamethason wirken auch antiemetisch (Waldvogel 1995).

Indiziert sind Glucocorticoide bei der Therapie der PVP, der Labyrinthfistel bzw. Perilymphfistel, des Hörsturzes und der Akutbehandlung des Morbus Menière. Weiterhin werden sie bei chemotherapieinduziertem Erbrechen eingesetzt.

Präparate mit Sonderfunktionen
Antiepileptika wie Carbamazepin, Phenytoin oder Valproinsäure sind bei einer vestibulären Epilepsie indiziert. β-Rezeptorenblocker, wie Metoprolol werden neben dem Kalziumantagonisten Flunarizin und dem Antiepileptikum Valproinsäure bei der Prophylaxe der vestibulären Migräne bzw. Basilarismigräne eingesetzt (Baloh et al. 1996; Hain et al. 2003). Aminoglykosidantibiotika werden im Rahmen der Therapie des Morbus Menière in Form der sogenannten chemischen Labyrinthektomie verwendet (Claes et al. 2000; Dodson, et al. 2004; Walther 2005). Z.T. sind Antidepressiva bei dem somatoformen Schwindel („phobischen Schwankschwindel") indiziert (Brandt 2003).

Pharmakogener Schwindel

Mit Medikamenten kann man nicht nur Schwindel behandeln, sondern sie können selber auch Schwindel hervorrufen. Medikamenteninduzierter Schwindel ist relativ häufig. Die Nebenwirkungen von Medikamenten sind sicher eine Hauptursache iatrogener Schwindelbeschwerden (Rascol et al. 1995).
Bei etwa 13 % kann Schwindel auftreten. Nur ein Teil der Medikamente verursacht einen vestibulären Schwindel. Schwindelauslösende Arzneimittelgruppen sind vor allem:

- Antibiotika (oto- bzw. vestibulotoxische Wirkung)
- Diuretika (vestibulotoxische Wirkung)
- Zytostatika (Haarzellschädigung, zerebelläre Ataxie oder Augenmuskellähmung)
- Trizyklische Antidepressiva (Okulomotoriusstörungen)
- Benzodiazepine (Okulomotoriusstörungen)
- Lithiumsalze (Ataxie)
- Antikonvulsiva (Okulomotoriusstörungen)
- Antiarrhythmika (Okulomotoriusstörungen, Blutdruckabfall oder vestibulotoxisch)
- Antihypertonika (orthostatische Dysregulation)
- Antirheumatika
- Antikonzeptiva

Ausblick

Benötigen wir neue Medikamente bei der Behandlung von Schwindelbeschwerden? Derzeit existiert kein Medikament, welches spezifisch das Gleichgewichtssystem und nicht die Hirnfunktion beeinflusst. Medikamente, die ganz spezifisch die Gleichgewichtsfunktion fördern, gibt es nicht. Für viele Schwindelerkrankungen ist eine medikamentöse Behandlung nur kurzzeitig oder überhaupt nicht indiziert bzw. sogar kontraindiziert (Baloh et al. 1996; Fleck 2000; Goebel 2001). Für manche Erkrankungen wünscht man sich dagegen bessere Medikamente mit erhöhter Wirksamkeit (Timmerman 1994). Wünschenswert wäre ein nichtsedierendes peripher wirkendes Antivertiginosum.
Weiterhin spielt die Applikationsart des Medikaments eine Rolle. In Betracht kommt vor allem die intratympanale Gabe. Die lokale Applikation von Medikamenten basiert auf dem folgenden Ansatz. Topisch an die Rundfenstermembran applizierte Medikamente führen trotz niedriger Dosierung zu einem höheren Wirkstoffspiegel in den Innenohrflüssigkeiten als bei der systemischen Verabreichung. Potentielle systemische Nebenwirkungen können durch die topische Gabe vermieden werden. Die Idee der topischen Medikamentenapplikation an das Innenohr ist nicht neu. Die am häufigsten angewandte lokale Therapieform am Innenohr ist die Injektion von Gentamycin in das Mittelohr zur chemischen Labyrinthektomie beim Morbus Menière (Claes et al. 2000; Dodson et al. 2004; Straube, 2005).
Tierexperimentelle Untersuchungen auf dem Gebiet der Regenerationsmedizin und Stammzelltherapie lassen Möglichkeiten für die zukünftige Anwendung bei der Therapie der Innenohrschwerhörigkeiten und auch peripheren Vestibularisstörungen erkennen (Dazert und Müller, 2002). Der Ersatz von Körpergeweben mit Hilfe von Stammzellen wäre in erster Linie denkbar bei Patienten mit einer BVP oder bei Patienten mit einseitigen peripheren Störungen, bei denen die vestibuläre Kompensationsfähigkeit eingeschränkt ist.

Literatur

Ariyasu L, Byl FM, Sprague MS, Adour KK (1990) The beneficial effect of methylprednisolone in acute vestibular vertigo. Arch Otolaryngol Head Neck Surg 116: 700-703

Baloh RW, Halmagyi GM (1996) Disorders of the Vestibular System. Oxford University Press, New York Oxford

Brandt T (2003) Vertigo: its multisensory syndromes. Springer, London Berlin Heidelberg

Claes J, Van de Heyning PH (2000) A review of medical treatment for Meniere's disease. Cochrane Database Syst Rev 3: 34-39

Dazert S, Müller AM (2002) Stammzellbiotechnologie - Revolution etablierter Therapieverfahren? Laryngorhinootologie 81 Suppl 1: S24-38

Dodson KM, Woodson E, Sismanis A (2004) Intratympanic steroid perfusion for the treatment of Meniere's disease: a retrospective study. Ear Nose Throat J. 83: 394-398.

Ernst E (1989) Hämorheologie. Theorie, Klinik, Therapie. Schattauer, Stuttgart New York

Fleck C (2000) Die Schwindeltablette - nur ein Tablettenschwindel? Schwindel aus pharmakologischer Sicht. Z Ärztl Fortbild Qualitätssich 94: 501-507

Goebel JA (Hrsg) (2001) Practical management of the dizzy patient. Lippincott Williams & Williams, Philadelphia Baltimore New York

Hain TC, Uddin M (2003) Pharmacological treatment of vertigo. CNS Drugs 17: 85-100

Herdmann SJ (Hrsg) (2000) Vestibular rehabilitation. F. A. Davis, Philadelphia

Jeck-Thole S, Wagner W (2006) Betahistine: a retrospective synopsis of safety data. Drug Saf 29: 1049-1059

Lacour M, Sterkers O (2001) Histamine and betahistine in the treatment of vertigo: elucidation of mechanisms of action. CNS Drugs 15: 853-870

Luetje CM, Wooten J (1996) Clinical manifestations of transdermal scopolamine addiction. Ear Nose Throat J. 75: 210-214.

Michel O (2002) Hals-Nasen-Ohren-Krankheiten (einschließlich Kopf- und Halschirurgie). In: Kaiser H, Kley HK (Hrsg) Cortisontherapie. Corticoide in Klinik und Praxis. Thieme, Stuttgart New York, S 477-500

Novotny M, Kostrica R (2002) Fixed combination of cinnarizine and dimenhydrinate versus betahistine dimesylate in the treatment of Meniere's disease: a randomized, double-blind, parallel group clinical study. Int Tinnitus J 8: 115-123

Pianese CP, Hidalgo LO, Gonzalez RH, Madrid CE, Ponce JE, Ramirez AM, Moran LM, Arenas JE, Rubio AT, Uribe JO, Abiuso J, Hanuch E, Alegria J, Volpi C, Flaskamp R, Sanjuan AP, Gomez JM, Hernandez J, Pedraza A, Quijano

D, Martinez C, Castaneda JR, Guerra OJ, F GV (2002) New approaches to the management of peripheral vertigo: efficacy and safety of two calcium antagonists in a 12-week, multinational, double-blind study. Otol Neurotol. 23: 357-363

Plontke S (2005) Gestörtes Hören. Konservative Verfahren. Laryngorhinootologie 84 Suppl 1: S1-S36

Probst R, Tschopp K, Ludin E, Kellerhals B, Podvinec M, Pfaltz CR (1992) A randomized, double-blind, placebo-controlled study of dextran/pentoxifylline medication in acute acoustic trauma and sudden hearing loss. Acta Otolaryngol 112: 435-443

Rascol O, Hain TC, Brefel C, Benazet M, Clanet M, Montastruc JL (1995) Antivertigo medications and drug-induced vertigo. A pharmacological review. Drugs. 50: 777-791

Reiß M, Reiß G (2006a) Medikamentöse Therapie bei Schwindel. Med Monatsschr Pharm. 29: 7-16

Reiß M, Reiß G (2006b) Therapie von Schwindel und Gleichgewichtsstörungen. Uni-Med, Bremen

Schneider B, Klein P, Weiser M (2005) Treatment of vertigo with a homeopathic complex remedy compared with usual treatments: a meta-analysis of clinical trials. Arzneimittelforschung 55: 23-29

Scholtz AW, Schwarz M, Baumann W, Kleinfeldt D, Scholtz HJ (2004) Treatment of vertigo due to acute unilateral vestibular loss with a fixed combination of cinnarizine and dimenhydrinate: a double-blind, randomized, parallel-group clinical study. Clin Ther 26: 866-877

Shaughnessy AF (1985) Potential uses for metoclopramide. Drug Intell Clin Pharm. 19: 723-728

Stoll W, Most E, Tegenthoff M (Hrsg) (2004) Schwindel und Gleichgewichtsstörungen. Diagnostik, Klinik, Therapie, Begutachtung. Ein interdisziplinärer Leitfaden für die Praxis. Thieme, Stuttgart New York

Straube A (2005) Pharmacology of vertigo/nystagmus/oscillopsia. Curr Opin Neurol. 18: 11-14

Strupp M, Zingler VC, Arbusow V, Niklas D, Maag KP, Dieterich M, Bense S, Theil D, Jahn K, Brandt T (2004) Methylprednisolone, valacyclovir, or the combination for vestibular neuritis. N Engl J Med. 351: 354-361

Timmerman H (1994) Pharmacotherapy of vertigo: any news to be expected? Acta Otolaryngol Suppl 513: 28-32

Waldvogel HH (Hrsg) (1995) Antiemetische Therapie. Nausea und Emesis. Thieme, Stuttgart New York

Walther LE (2005) Wiederherstellende Verfahren bei gestörtem Gleichgewicht. Laryngorhinootologie 84 Suppl 1: S70-91

Wilde MI, Markham A (1996) Ondansetron. A review of its pharmacology and preliminary clinical findings in novel applications. Drugs. 52: 773-794

Derzeitiger Stand der medikamentösen Therapie der Menière'schen Erkrankung

A. Hahn

Einleitung

Die Menière'sche Erkrankung (Morbus Menière) ist eine Innenohrerkrankung, die der französische Arzt Prosper Menière 1861 in der „Gazette médicale de Paris" erstmals beschrieb. Sie ist charakterisiert durch eine plötzliche – akut oder innerhalb von Minuten auftretende und Stunden bis Tage andauernden – Funktionsstörung des Labyrinths mit den Leitsymptomen

- Drehschwindel,
- Hörminderung (meist im Tieftonbereich) und
- Tinnitus (meist niederfrequent) und
- Ohrdruck.

Der Tinnitus kann während des Anfalls entweder erstmalig auftreten oder im Falle des Vorbestehens eine Verschlechterung erfahren. Häufig treten zusätzlich auch ein Druckgefühl im Ohr und vegetative Symptome wie Übelkeit und Erbrechen auf. Initial zeigt sich die Symptomentrias oftmals inkomplett. Ein typischer Menière-Anfall kann bis zu Tagen andauern und sich dabei langsam bessern. In der Zeit zwischen den Anfällen leidet der Patient in der Regel nicht unter Drehschwindel, das Druckgefühl im Ohr, die Hörminderung und auch der Tinnitus können allerdings persistieren und über den Anfall hinaus andauern. Die Attacken betreffen meist nur ein Ohr, ein beidseitiger Morbus Menière ist allerdings möglich. Die Angaben über die Häufigkeit eines beidseitigen Morbus Menière schwanken zwischen circa 10 und 30% (Haid et al. 1995; Kitahara 1991).

Epidemiologie

In einer schwedischen Studie wurde eine Inzidenz der Menière'schen Erkrankung von 46 auf 100 000 Einwohner errechnet, ohne Berücksichtigung rein kochleärer Formen (Stahle et al. 1978). Der Beginn der Erkrankung liegt vorwiegend zwischen der 4. und 6. Lebensdekade, selten in der Kindheit (Sadé und Yaniv 1984). Männer sind etwas häufiger betroffen als Frauen. Die oftmals positive Familienanamnese spricht für einen genetisch disponierenden Faktor; in einer Studie mit 500 Patienten wurde eine familiäre Belastung in 20% festgestellt (Paparella 1985).

Ätiologie/Pathophysiologie

Die genaueren Ursachen der Menière'schen Erkrankung sind immer noch unklar. Nach gängiger Lehrmeinung wird sie durch einen endolymphatischen Hydrops im Labyrinthorgan hervorgerufen (Wackym und Sando 1997).

Der Hydrops kann durch Hyperproduktion von Endolymphe oder durch deren mangelhafte Resorption verursacht werden (Michel 1998) und ist mit einem Druckanstieg im Innenohr verbunden. Diese häufig genannte Hypothese gilt aber nicht uneingeschränkt und ist nicht als 'goldene Regel' anzusehen, denn nicht bei allen Patienten, die an der Menière'schen Erkrankung litten und bei denen nach dem Tod eine Nekropsie durchgeführt worden war, ist ein endolymphatischer Hydrops gefunden worden (Rauch et al. 1989).

Durch Rupturen bzw. Defekte der Membranen oder wenn diese durch Dehnung durchlässig werden, strömt kaliumreiche Endolymphe in den Perilymphraum ein, und es kommt zu einer Kaliumintoxikation des perilymphatischen Raumes mit Dauerdepolarisation der inneren und äußeren Haarzellen. Dies führt zu einer Dauerkontraktion der äußeren Haarzellen und der vestibulären Zellen. Kalium paralysiert damit die auditorische und vestibuläre mechano-elektrische Transduktion. Dadurch lassen sich die Schwindelbeschwerden und die Hörstörung erklären. Die Kontraktion der Haarzellen führt in der Cochlea zu einer Entkopplung der Tektorialmembran. Diese Abkopplung der Stereozilien von der Tektorialmembran trägt mit zum Tinnitus bei.

Vorausgegangene Virusinfektionen, Allergien, Stress, Alkoholkonsum und Rauchen werden als begünstigende Faktoren für das Auftreten der Menière'schen Erkrankung angesehen.

Diagnostische Kriterien

Im Anfangsstadium einer Menière'schen Erkrankung, vor allem bei monosymptomatischen Formen und im beschwerdefreien Intervall, ist die Diagnose schwierig und die klinischen Funktionstests sind oftmals wenig aufschlussreich. Später ist die progrediente Hörstörung, meist im Tieftonbereich, ein wichtiger diagnostischer Hinweis. Die Diagnose des Morbus Menière beruht oftmals allein auf der Anamnese; deshalb ist die Krankheitsgeschichte mit der Schilderung der eindrucksvollen Symptomatik für die richtige Diagnose von entscheidender Bedeutung.

Während des akuten Anfalls ist beim Patienten ein Nystagmus zu beobachten, der häufiger zum gesunden als zum erkrankten Ohr schlägt. Unmittelbar vor dem Anfall schlägt der Nystagmus zur kranken Seite (so genannter Reiznystagmus), danach als Ausfallnystagmus zur gesunden und in der Erholungsphase wieder zur kranken Seite.

Therapeutische Optionen

Nach heutigem Wissensstand ist eine kausale Therapie der Menière'schen Erkrankung nicht möglich. Deshalb konzentrieren sich die Bemühungen auf eine symptomatische Behandlung. Dabei wird zwischen der Behandlung des eigentlichen Anfalls (Akutmaßnahmen) und der Behandlung im anfallsfreien Intervall (Langzeitmaßnahmen) unterschieden (Slattery und Fayad 1997).

Die Therapie des Morbus Menière hat sich seit vielen Jahren nicht entscheidend verändert, d. h. bislang konnten keine neuen Medikamente entwickelt werden, die eine entscheidende therapeutische Verbesserung darstellen. Während des akuten Anfalles steht nach wie vor die symptomatische antivertiginöse und antiemetische Behandlung im Vordergrund. Dazu eignen sich sedierende Antivertiginosa (z. B. das Neuroleptikum Thiethylperazin u. a.), die meist parenteral appliziert werden. Eine stationäre Aufnahme ist dann in Erwägung zu ziehen, wenn der akute Anfall einen sehr schweren Verlauf nimmt, die Beschwerden vom Patienten als unerträglich empfunden werden und/oder das individuelle Stadium der Erkrankung diagnostiziert werden muss, um entsprechende Behandlungsschritte einleiten zu können.

Bei Patienten mit einer ausgeprägten vegetativen Symptomatik und häufigem Erbrechen ist eine kontinuierliche intravenöse Rehydratation mit Glukose-/Elektrolytlösungen erforderlich, um einer drohenden Dehydratation entgegenzuwirken.

Im akuten Anfall ist die Permeabilität der Zellwände erhöht, dagegen wirkt ein Kortisonbolus (300 bis 400mg).

Die Langzeitmaßnahmen sollen das beschwerdefreie Intervall verlängern und die Intensität der Attacken vermindern. Darüber hinaus muss versucht werden, langfristige kochleovestibuläre Schädigungen bzw. Fehlfunktionen therapeutisch anzugehen. Üblicherweise verschlechtert sich bei der Menière'schen Krankheit die Hörfunktion von Anfall zu Anfall kontinuierlich.

Im anfallsfreien Intervall sind daher die Therapieziele:

• Förderung der Durchblutung des Innenohres, um eine dauerhafte Schädigung der Haarzellen zu verhindern bzw. zu verzögern und

• Reduktion der Frequenz und der Intensität der Schwindelanfälle.

Besonders bewährt hat sich bei der Langzeittherapie im anfallsfreien Intervall das Histamin-Analogon Betahistin. Die gute und in vielen Studien nachgewiesene Wirksamkeit von Betahistin bei der Menière'schen Krankheit wird darauf zurückgeführt, dass der Blutfluss innerhalb des vertebrobasilären Arteriensystems erhöht und damit auch die Mikrozirkulation im Labyrinthorgan verbessert wird (Anderson und Kubicek 1971; Martinez 1972).

Des Weiteren werden Diuretika, vasoaktive und rheologisch aktive Arzneimittel wie z. B. das durchblutungsfördernde Xanthinderivat Pentoxiphyllin eingesetzt.

Auch mit einer fixen Kombination aus Cinnarizin (20mg) und Dimenhydrinat (40mg) (Arlevert) konnten gute therapeutische Erfolge erzielt werden. Cinnarizin wirkt als selektiver Blocker des Kalziumeinstroms in das Neuroepithelium des Vestibularorgans. Es setzt die Hyperreagibilität der vestibulären Haarzellen herab (Arab et al. 2004; Düwel et al. 2005) und sorgt langfristig für eine gesteigerte kochleäre und zerebrale Perfusion. Dimenhydrinat ist ein Antihistaminikum mit anticholinergen Eigenschaften, das den Transport von Histamin sowie auch der cholinartigen Stoffe im Bereich der Vestibulariskerne in der Medulla oblongata sowie im benachbarten Brechzentrum blockiert.

Weitere Arzneimittel, die mit Erfolg angewendet werden, sind Anxiolytika, Lokalanästhetika und Vitamine.

Recht gute Erfahrungen haben wir mit dem „Intra Ear Catheter (IEC)" gemacht. Über diesen IEC werden entweder Kortikoide (bei unbeeinträchtigtem Gehör) oder Gentamycin (bei ertaubtem Ohr) in das Innenohr appliziert. Bezüglich Reduzierung der Schwindelanfälle sowie auch bezüglich der Hörerhaltung haben wir bei einer bislang noch kleinen Gruppe von zehn Patienten gute Erfolge erzielt, d. h. bei 50% der Patienten kam es zu einer dauerhaften Verbesserung von Tinnitus, Hörverminderung und Schwindel.

Bei schwereren Verläufen, die auf medikamentöse Behandlung nicht ansprechen, sind verschiedene operative Maßnahmen in Erwägung zu ziehen. Eine Möglichkeit sind chirurgische Eingriffe, z. B. die Saccotomie um das Innenohr vom Druck zu entlasten oder die Durchtrennung des Nervus vestibularis. Als Zugangsweg hat sich der transtympanale Zugang bewährt.

Eine psychologische Unterstützung der Menière-Patienten ist empfehlenswert. Sie sollten ausführlich über ihre Erkrankung informiert werden um die oftmals vorherrschenden schicksalshaften Vorstellungen über die Menière'sche Erkrankung auszuräumen. Langfristig müssen die Patienten lernen, mit der Krankheit umzugehen. Krankheits-Auslöser (z. B. Stress, Genussmittel) sollten weitestgehend vermieden werden. Gemeinsam mit dem Arzt erarbeitete Verhaltensmaßregeln helfen dem Patienten die Angst vor weiteren Anfällen zu überwinden.

So lässt sich in enger Zusammenarbeit mit dem Patienten und dessen privatem Umfeld die Krankheit sehr gut beherrschen.

Klinische Studien und Fallbeispiele

Abschließend möchte ich kurz eine von uns in Tschechien durchgeführte Studie bei der Therapie der Menière'schen Krankheit und deren Symptomatik (Novotný und Kostřica, 2002) sowie zwei Kasuistiken vorstellen.

In die kontrollierte, doppelblinde, randomisierte klinische Studie wurden insgesamt 82 Patienten (2 drop outs), die seit mindestens 3 Monaten an der Menière'schen Erkrankung litten, aufgenommen. Über 12 Wochen erhielt eine Gruppe die Fixkombination aus 20mg Cinnarizin und 40mg Dimenhydrinat (Arlevert®), die Vergleichsgruppe erhielt Betahistin.

Hauptzielkriterium war die Bewertung der Schwindelsymptome (z. B. Steh- und Gehunsicherheit, Schwanken, Drehgefühl, Fallneigung, Liftgefühl etc.) durch den Patienten mittels einer fünfstufigen visuellen Analogskala. Daneben wurden die vegetativen Begleit-symptome Übelkeit und Erbrechen sowie die Ausprägung des Tinnitus erfasst.

Die statistische Auswertung ergab, dass beide Medikationen ungefähr gleich effektiv waren (Abb. 1, 2, 3).

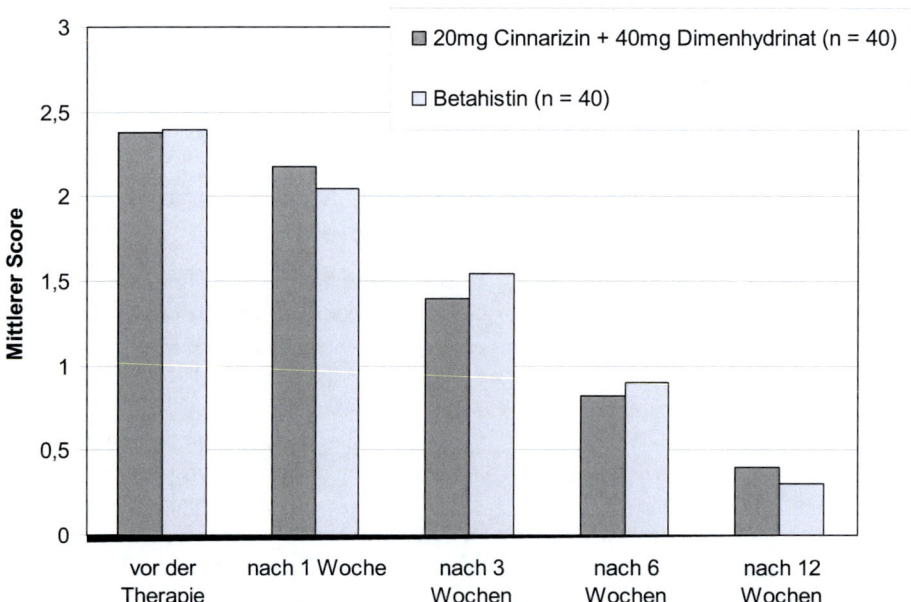

Schwindelsymptome

Abb. 1
Wirksamkeit von Arlevert im Vergleich zu Betahistin in Bezug auf die Schwindelsymptome

Vegetative Symptome

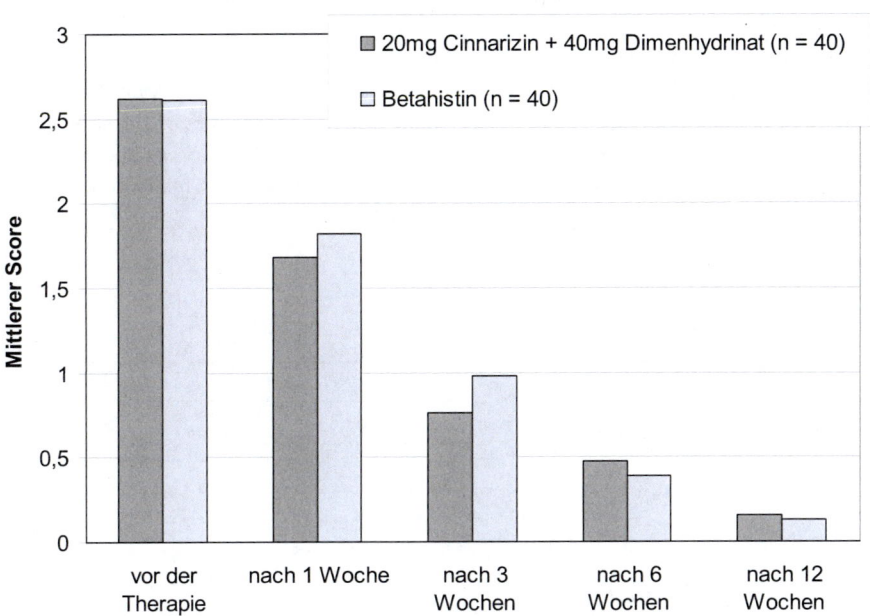

Abb. 2
Wirksamkeit von Arlevert im Vergleich zu Betahistin in Bezug auf die vegetativen Symptome

Tinnitus

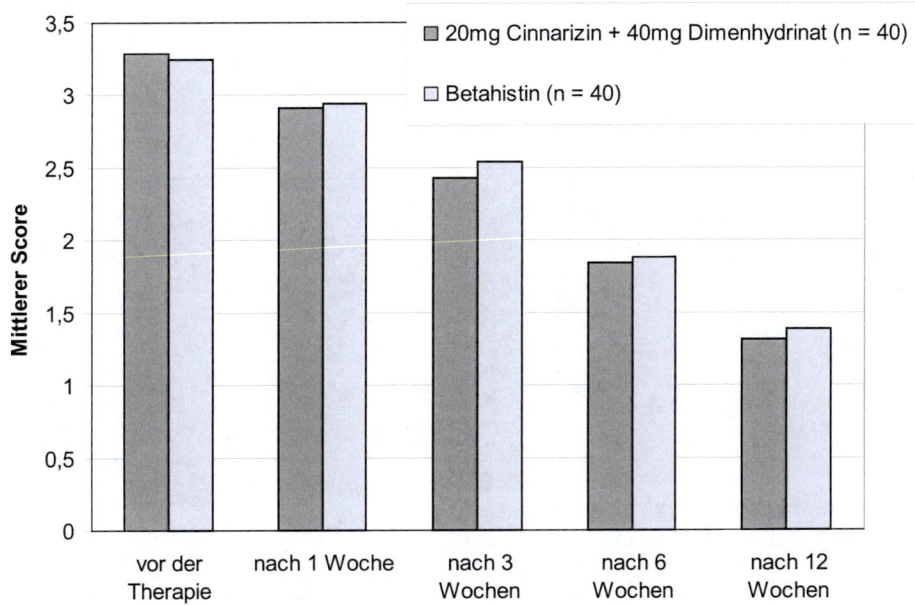

Abb. 3
Wirksamkeit von Arlevert im Vergleich zu Betahistin in Bezug auf den Tinnitus

Nachfolgend sind 2 Fallbeispiele aus der klinischen Praxis von stationären Behandlungen von Menière-Anfällen zusammengestellt.

Dargestellt sind die audiometrischen Befunde der Patienten kurz nach der stationären Aufnahme, vor der Behandlung und nach der antivertiginösen/antiemetischen Therapie mit Thiethylperazin und zusätzlichem Kortisonbolus. Im anfallsfreien Intervall kamen durchblutungsfördende Arzneimittel zum Einsatz.

Kasuistik 1

Patientin, geb. 1948, Morbus Menière rechts seit mehr als 20 Jahren. Nach Therapie deutliche Verbesserung des Hörvermögens und der Schwindelbeschwerden (Abb. 4, 5).

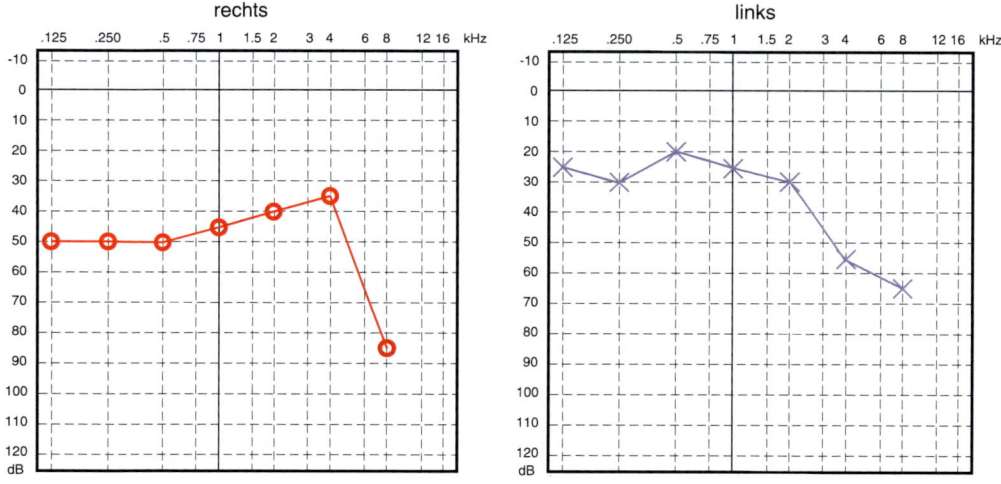

Abb. 4
Audiometrische Befunde nach stationärer Aufnahme, vor der Behandlung (27.09.2006)

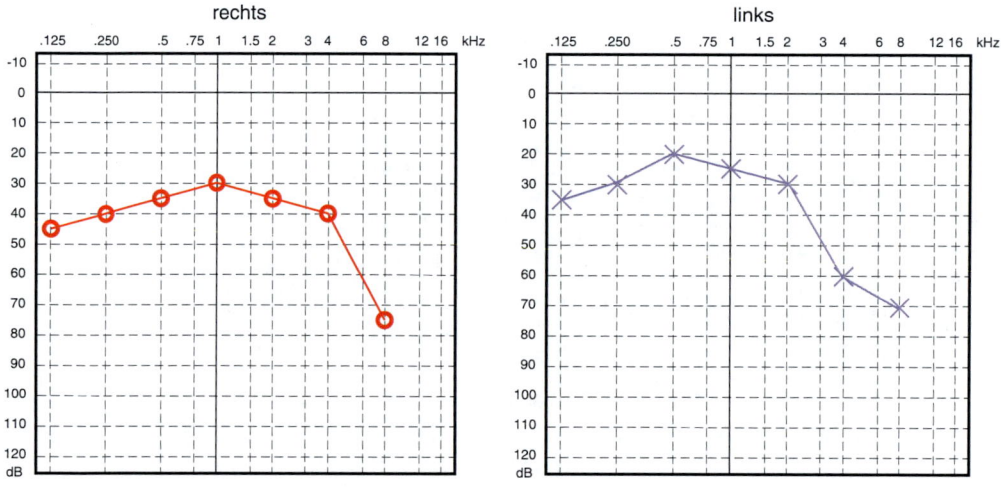

Abb. 5
Audiometrische Befunde nach der Behandlung (06.10.2006)

Kasuistik 2

Patientin, geb. 1958, leidet seit über 5 Jahren an der Menière'schen Krankheit rechts. Nach stationärer Aufnahme und entsprechender antivertiginöser Therapie mit Thiethylperazin und zusätzlichem Kortisonbolus zeigt sich eine deutliche Verbesserung des Gehörs (Abb. 6, 7).

Fazit

Selbst bei schweren Fällen von Menière'scher Erkrankung, auch bei solchen, die schon seit längerer Zeit persistieren, können durch eine kurzzeitige stationäre Aufnahme und Behandlung mit Kortisonbolus und entsprechender antivertiginöser Therapie bereits nach einer Woche deutliche und auch länger anhaltende Erfolge erzielt werden.

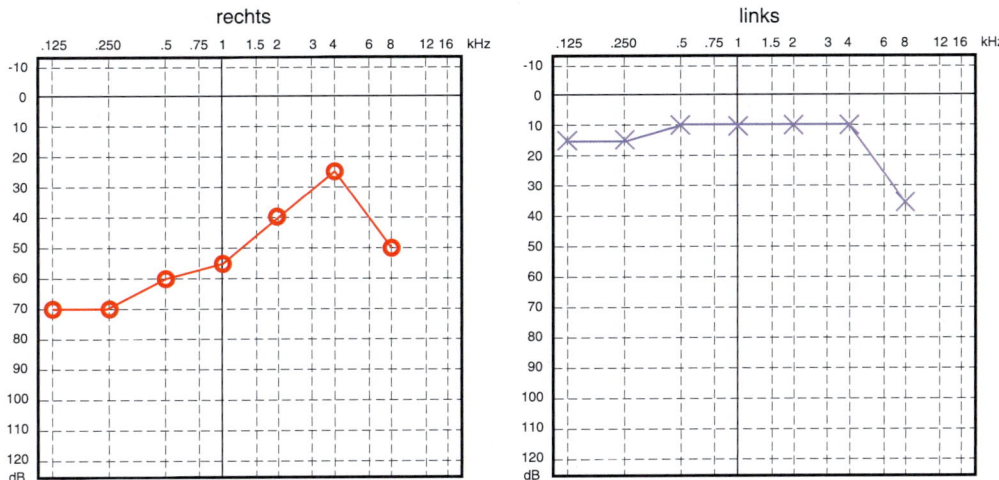

Abb. 6
Audiometrische Befunde nach stationärer Aufnahme, vor der Behandlung (02.10.2006)

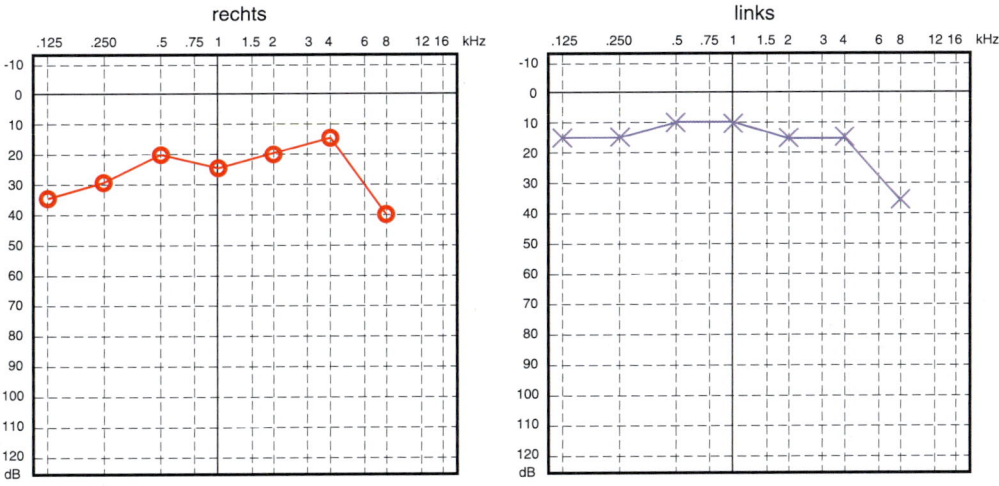

Abb. 7
Audiometrische Befunde nach der Behandlung (17.10.2006)

Literatur

Anderson WD, Kubicek WG (1971) Effects of beta-histine hydrochloride, nicotinic acid and histamine on basilar blood flow in anesthetized dogs. Stroke 2: 409

Arab SF, Düwel P, Jüngling E, Westhofen M, Lückhoff A (2004) Inhibition of voltage-gated calcium currents in type II vestibular hair cells by cinnarizine. Naunyn-Schmiedeberg's Arch Pharmacol 369: 570-575

Düwel P, Haasler T, Jüngling E, Duong TA, Westhofen M, Lückhoff A (2005) Effects of cinnarizine on calcium and pressure-dependent potassium currents in guinea pig vestibular hair cells. Naunyn-Schmiedeberg's Arch Pharmacol 371: 441-448

Haid CT, Watermeier D, Wolf SR, Berg M (1995) Clinical survey of Menière's disease: 574 cases. Acta Otolaryngol Suppl 520: 251-255

Martinez DM (1972) The effect of Serc (betahistine hydrochloride) on the circulation of the inner ear in experimental animals. Acta Otolaryngol (Stockh) 305: 29-47

Michel O: (1998) Der endolymphatische Hydrops. In: Michel O (Hrsg.) Morbue Menière und verwandte Gleichgewichtsstörungen. Thieme, Stuttgart New York, S 34-39

Kitahara M (1991) Bilateral aspects of Menière's disease. Menière's disease with bilateral fluctuant hearing loss. Acta Otolaryngol Suppl (1991) 485: 74-77

Novotný M, Kostřica R (2002) Fixed combination of cinnarizine and dimenhydrinate versus betahistine dimesylate in the treatment of Menière's disease: A randomized, double-blind, parallel group clinical study. Int Tinnitus J 8: 115-123

Paparella MM (1985) The cause (multifactorial inheritance) and pathogenesis (endolymphatimal-absorption) of Menière's disease and its symptoms (mechanical and chemical). Acta otolaryngol (Stockh) 99: 445-451

Rauch SD, Merchant SN, Thedinger BA (1989) Menière's syndrome and endolymphatic hydrops. Double-blind temporal bone study. Ann Otol Rhinol Laryngol (1989) 98: 873-883

Sadé, J, Yaniv E (1984) Menière's disease in infants. Acta Otolaryngol (Stockh.) 97: 33–37

Slattery WH III, Fayad JN (1997) Medical treatment of Menière's disease. Otolaryngol Clin N Am 30: 1027-1037

Stahle J, Stahle C, Arenberg IK (1978) Incidence of Menière's disease. Arch Otolaryngol 104: 99-102

Wackym PA, Sando I (1997) Molecular and cellular pathology of Meniere's disease. Otolaryngol Clin North Am (1997) 30 (6): 947-960

Molekularbiologie des Innenohres unter besonderer Berücksichtigung des Gleichgewichtsorgans

Wirkung von Transmittern im vestibulären System

A. W. Scholtz, R. Glueckert und A. Schrott-Fischer

Anatomische und physiologische Aspekte

Im vestibulären System sind 2 Arten von Sinneszelllagern zu finden: Crista ampullaris in jedem der 3 Bogengänge und Macula utriculi und sacculi in den beiden Otolithenorganen.

Haarzelltypen

Studien über das vestibuläre Sinnesepithel verschiedener Spezies zeigen, dass über Verteilung, Dichte oder spezielle Anordnung der einzelnen vestibulären Haarzelltypen in den Cristae und Maculae sowie deren Innervationsmuster noch keine umfassenden Kenntnisse vorliegen. Trotzdem existieren bei Säugetieren nur zwei Typen von vestibulären Sinneszellen (Haarzellen) (Wersall 1956; Smith und Rasmussen 1967; Engstrom et al. 1974; Smith und Darlington 1996). Beim Menschen wurden etwa 33.000 Sinneszellen in der Macula utriculi und etwa 18.000 Sinneszellen in der Macula sacculi gezählt (Lindemann 1969; Drescher und Drescher 1991). Die vestibulären Typ-I-Haarzellen sind phylogenetisch jünger, erst bei höheren Wirbeltieren nachweisbar und ähneln in ihrer Form einer Chiantiflasche. Sie sind mit Ausnahme der apikalen Oberfläche von einem Nervenkelch umgeben, der als Nervenendigung von einer afferenten Nervenfaser gebildet wird. Die vestibulären Typ-II-Haarzellen existieren schon bei niederen Wirbeltieren und zeigen eine unregelmäßig zylindrische Form, an denen afferente und efferente Nervenendigungen unterschiedlicher Anzahl direkten Kontakt haben. (Engstrom et al. 1972; Spoendlin 1975; Scholtz et al. 1997).

Die vestibulären Haarzellen Typ I und Typ II weisen unterschiedliche Muster der Verteilung und Innervation innerhalb des Sinnesepithels der Maculae und Cristae auf. Bei den Säugetieren sind die Typ-I- und Typ-II-Haarzellen im gesamten Rezeptorfeld von Crista und Macula zu finden. Bei den Reptilien und Vögeln gilt dies nur für die Typ-II-Haarzellen, dagegen sind die Typ-I-Haarzellen hauptsächlich in den zentralen Zonen der Cristae und in der Striola der Maculae nachweisbar. Nach seriellen ultrastrukturellen Rekonstruktionen unterscheidet man zwischen zentralen und peripheren Zonen. Die zentrale Zone der Crista ampullaris des oberen Bogenganges bei Affen enthält beispielsweise dickere Haarzellen mit einem breiteren Nervenkelch. In der Macula utriculi der Ratte gibt es Regionen, in denen sich 2 bis 3 Typ-I-Haarzellen sowie 4 bis 7 Typ-II-Haarzellen befinden (Verhältnis Typ-I / Typ-II-Haarzellen zwischen 1:2 bis 1:4). In diesen Bereichen werden eine oder zwei Typ-I-Haarzellen von jeweils einem afferenten Nervenkelch umschlossen. Andere Bereiche des Rezeptorfeldes weisen eine geringere Anzahl von Typ-II-Haarzellen auf, so dass sich ein Verhältnis der beiden vestibulären Haarzelltypen von nahezu 1:1 ergibt. An anderer Stelle wiederum konnte ein Verhältnis Typ-I und Typ-II-Haarzellen von etwa 1:2 nachgewiesen werden, wobei hier die afferenten Neurone jeweils bis zu 5 Nervenkelche bilden (Ross et al. 1992).

Nervenfasern

Man unterscheidet grundsätzlich 3 Typen von afferenten Nervenendigungen: 1. Nervenendigungen als Kelche in Kontakt mit den Typ-I-Haarzellen; 2. Nervenendigungen in Form eines Button, die ausschließlich bei den Typ-II-Haarzellen vorkommen und 3. dimorphe Nervenendigungen, die sowohl Nervenkelche als auch Buttons ausbilden können.

Dickere afferente Nervenfasern weisen nur einige Verzweigungen auf und scheinen bis zu drei Typ-I-Haarzellen zu innervieren. Die dünneren afferenten Nervenfasern verzweigen sich dagegen mehrfach, bilden bis zu 80 knospenartige Nervenendigungen und innervieren beide Typen von Haarzellen.

Die efferenten Nervenendigungen haben bei Typ-I-Haarzellen in der Regel keinen direkten Kontakt zur Sinneszelle, sondern berühren nur den afferenten Nervenkelch. In Einzelfällen umschließt der afferente Nervenkelch die vestibuläre Typ-I-Haarzelle nicht komplett, sodass efferente Nervenendigungen einen direkten Kontakt zur Sinneszelle aufweisen. Die hiervon betroffenen Zellen werden als intermediäre Haarzelltypen bezeichnet (Morita et al. 1995). Bei Typ-II-Zellen können dagegen eine oder mehrere kleine efferente Nervenendigungen direkten Kontakt zur Sinneszelle und zu den afferenten Neuronen haben (Fernandez et al. 1972; Goldberg et al. 1990).

Etwa 500 efferente Nervenfasern innervieren die vestibulären Endorgane der Säugetiere, im Gegensatz zu über 10000 afferenten Nervenfasern. Die efferenten Neurone zweigen sich mehrfach auf und bilden so eine divergierende Innervation (Fernandez et al. 1995; Warr und Guinan 1979).

Synaptische Signalübertragung

Im vestibulären System sind eine Vielzahl von Neurotransmittern und Neuromodulatoren an der Kontrolle der Bewegung und der Standstabilität beteiligt. Verschiedene Studien zeigen, dass sowohl mehrere neuroaktive Substanzen in einer Nervenendigung vorkommen können als auch nur ein Neurotransmitter auf verschiedene prä- und postsynaptische Rezeptoren einwirken kann (Klinke und Galley 1974; Klinke 1981). Nach Raymond dürften neuroaktive Substanzen sowohl als Neuromodulator als auch als Neurotransmitter fungieren (Raymond et al. 1988). Gegenwärtig werden exzitatorische Aminosäuren, inhibitorische Aminosäuren, biogene Amine, Acetylcholin und Neuropeptide unterschieden.

Die synaptische Signalübertragung kann grundsätzlich auf zwei verschiedenen Wegen erfolgen: elektrisch oder chemisch.

Bei der chemischen Synapse wird durch ein eintreffendes elektrisches Signal (Aktionspotenzial) die präsynaptische Membran depolarisiert, was zur Öffnung spannungsabhängiger Ca^{2+}-Kanäle und damit zu einem massiven Ca^{2+}-Einstrom in die präsynaptische Nervenendigung führt. Durch den Anstieg des Ca^{2+}-Spiegels kommt es schließlich zur Fusion der synaptischen Vesikel mit der Plasmamembran und damit zur Freisetzung der in den Vesikeln enthaltenen Neurotransmitter in den synaptischen Spalt. Durch die Bindung des Neurotransmitters an spezifische Rezeptoren der postsynaptischen Membran wird diese entweder direkt (über ionotrope Rezeptoren) oder indirekt (über metabotrope Rezeptoren) beeinflusst. Dabei wird das Membranpotential entweder erhöht (Depolarisation) und die postsynaptische Zelle entsprechend aktiviert oder das Membranpotential gesenkt (Hyperpolarisation) und die postsynaptischen Zelle gehemmt.

Neurotransmitterrezeptoren werden in zwei Hauptgruppen unterteilt. Die einen bilden ligandengesteuerten Ionenkanäle, die ionotropen Rezeptoren. Hierbei handelt es sich um glykolisierte Transmembranproteine, die gleichzeitig eine Transmitterbindestelle und einen Ionenkanal besitzen. Über die Bindung des Botenstoffes wird das Öffnen und Schließen des Kanals sehr schnell und direkt reguliert. Einige dieser Ionenkanäle sind permeabel für Anionen, wie z.B. die GABA-A- und die Glycin-Rezeptoren. Diese Rezeptoren bewirken im aktivierten Zustand eine Hyperpolarisierung und damit eine Hemmung der post-synaptischen Zelle. Andere Rezeptoren sind permeabel für Kationen und veranlassen so eine Depolarisation, also eine Erregung der postsynaptischen Zelle. Zu diesen zählen die NMDA-, die 5-HT3- sowie die nikotinischen Acetylcholinrezeptoren (nAChR).

Afferente und efferente Neurotransmission

Afferente Regulation
Es besteht ein Zusammenhang zwischen der Ausrichtung der Haarzellen und ihrer Polari-sation. Die Deflektion der Stereozilien zum Ki-nozilium führt in der Regel zu einer Erregung. Dieser Vorgang steht in Übereinstimmung mit dem so genannten „Gating spring" Modell der Haarzelltransduktion, bei dem mechano-sensitive Kanäle geöffnet werden (Pickles und Corey 1992).

Efferente Regulation
Die Stimulation von efferenten Nervenfasern führt im vestibulären System der Säugetiere zu einer Erregungssteigerung der Afferenzen im Gegensatz zum kochleären System, in dem eine efferente Stimulation eine Hemmung der afferenten Aktivität auslöst (Fex und Altschuler 1986). Die Erregung besteht aus einer schnel-len und langsamen kinetischen Phase von 5-20 ms bzw. 10-100 ms. Die Reizantwort un-terscheidet sich nach dem Entladungsmuster. Afferente Nervenfasern mit unregelmäßiger Entladungsrate weisen starke Antworten be-stehend aus schnellen und langsamen Kompo-nenten auf. Die Antworten bei regelmäßiger Entladungsrate sind schwach und zumeist langsam. Die Membranpotentiale waren postsynaptisch und nur auf eine Synapse je-weils begrenzt und konnten experimentell im Nervenkelch und in den dimorphen Fasern nachgewiesen werden. Nicht nur bei Säuge-tieren sondern auch bei Kröten scheint eine efferente Reizung zu einer Stimulation der afferenten Nervenbahnen zu führen, wäh-rend bei Fröschen (Bernard et al. 1985) und Schildkröten sowohl stimulierende als auch hemmende Effekte ausgelöst werden. Nicht nur die verschiedenen Spezies unterscheiden sich in ihrem efferenten Innervationsmuster, sondern auch innerhalb einer Spezies wurden unterschiedliche efferente Wirkungsmechanis-men in den verschiedenen Sinnesepithelien des vestibulären Labyrinths festgestellt. So lö-sen efferente Synapsen an den Typ-II-Haarzel-len des hinteren Bogenganges bei Fröschen und Schildkröten exzitatorische oder inhibito-rische Effekte aus oder zeigen ein gemischtes Antwortmuster. In der gleichen Weise reagie-ren die beiden anderen Bogengänge und der Utrikulus. Eine Ausnahme stellt der Sakkulus dar, dessen efferente Fasern eher hemmend wirken und der selbst als ein Vibrationsre-zeptor angesehen wird (Sugai et al. 1992; Christensen-Dalsgaard und Narins 1993). Es wird angenommen, dass die hemmende Wir-kung ähnlichen Mechanismen unterliegt wie in einem Hör- oder einem Vibrationsrezeptor (Holt et al. 1997). So führt bei Fröschen die Erregung zu einer Modulation der Transmitter-ausschüttung aus den vestibulären Haarzel-len unter Mitwirkung nikotin- und purinerger Rezeptoren (Bernard et al. 1985). Goldberg stellt zudem fest, dass eine nikotinerge Neuro-transmission, die nicht an Kaliumkanäle ge-bunden ist, eine exzitatorische Wirkung verur-sachen kann (Goldberg 2000).

Neurotransmitter und Neuromodulatoren

Erregende Aminosäuren
Glutamat
Glutamat stellt den wichtigsten erregenden Neurotransmitter im Zentralnervensystem dar. Da jedoch gleichartige endogene Strukturen des Glutamats verbunden mit unterschied-lichen funktionellen Eigenschaften existieren, ist der Nachweis der relevanten Transmitter-komponenten in den Synapsen der vestibu-lären Afferenzen schwierig.

Eine komplexere Erfassung der Transmitter-pharmakologie setzt die Entwicklung spezifischer Antikörper gegen Glutamatrezeptoren (GluR) und ihre Substrukturen voraus (Wenthold et al. 1990; Dechesne et al. 1991).

Glutamat bindet an Rezeptoren, die sowohl ionotrop (direkt als Ionenkanal) als auch metabotrop (G-Protein gekoppelt) arbeiten können. Ionotrope GluRs werden nach ihren spezifischen exogenen Agonisten in drei Gruppen eingeteilt:

a) AMPA (α-Amino-3-hydroxy-5-methylisoxzol-4-propionat)-Rezeptoren: GluR1, GluR2, GluR3 und GluR4,

b) Kainat (2-Carboxy-4-(1-isopropenyl)-3-pyrrolidinacetat)-Rezeptoren: GluR5, GluR6, GluR7 (low affinity) sowie Kainat-Rezeptor 1 und 2 (Ka1 und Ka2; high affinity) und

c) NMDA (N-Methyl-D-aspartat)-Rezeptoren: NR1, NR2A-D und NR3A, die im Gegensatz zu den meisten anderen Ionenkanälen sowohl Liganden als auch spannungsgesteuert funktionieren.

Niedzielski und Wenthold entdeckten mit Hilfe der In-Situ-Hybridisierung eine Anzahl von Rezeptorsubeinheiten in Ganglionzellen, die den Schluss zuließen, dass Quisqualat- (AMPA), Kainat- und NMDA-Rezeptoren in den Synapsen zwischen vestibulären Haarzellen und afferenten Nervenendigungen vorhanden sind (Niedzielski und Wenthold 1995).

Bei den vestibulären Haarzellen kommt es in Folge der Deflektion der Stereozilien zum Öffnen von Ionenkanälen und schließlich zur Depolarisation dieser Sinneszellen. Das Öffnen weiterer spannungsabhängiger Kalziumkanäle führt dann zu einer steigenden Transmitterfreisetzung.

Glutamat scheint sich einerseits an subsynaptische Kainat- und AMPA-Rezeptoren zu binden. Das führt zum Öffnen von Kanälen, die sowohl für Natrium- als auch für Kaliumionen durchgängig sind, die direkt die postsynaptische Membran beeinflussen und eine Depolarisation der Afferenzen verursachen. Andererseits wurden Kainat-, AMPA-, NMDA-

und metabotrope Glutamatrezeptoren auf den Membranen der Typ-I-Haarzellen nachgewiesen. So scheint Glutamat nicht nur die postsynaptische Membran zu beeinflussen, sondern kann auch auf die präsynaptischen Autorezeptoren wirken, die die Ausschüttung der Transmitter von der Haarzelle modulieren.

Drescher und Drescher gelang es bei Forellen, Glutamat in Epithelzellverbänden des Sakkulus, bestehend aus Stützzellen, Haarzellen und afferenten Nervenfasern, zu finden (Drescher und Drescher 1991). Mittels immunhistochemischer Techniken konnten intensive Färbungen sowohl in beiden vestibulären Haarzelltypen als auch in afferenten Nervenfasern und Ganglionzellen von Mäusen, Ratten und Katzen bei der Gabe von Antikörpern gegen Glutamat-bindendes Rinderserumalbumin erzielt werden (Dememes et al. 1990, 1995; Panzanelli et al. 1995). In weiteren Studien wurden spezifische Immunreaktionen gegen NMDA-Rezeptortyp 1, gegen Glutamat-Rezeptortyp 2/3 sowie Glutamat-Rezeptortyp 4 in den vestibulären Ganglionzellen verschiedener Spezies beobachtet (Usami et al. 1995). Der Glutamat-Rezeptortyp 1 war nicht nachweisbar. Bei lichtmikroskopischen Untersuchungen des humanen vestibulären Sinnesepithels konnten diffuse Färbungen im Zytoplasma der Haarzellen Typ I und Typ II für Antikörper gegen Glutamat-Rezeptortypen 2/3 und 4 gefunden werden. Elektronenmikroskopisch gelang nur der Nachweis des Glutamat-Rezeptortyps 4 im Gegensatz zu Dememes und Mitarbeitern, die den Glutamat-Rezeptortyp 1 an den subsynaptischen Verdichtungen zwischen Typ-I-Haarzellen und dem afferenten Nervenkelch demonstrierten (Scholtz et al. 1997).

Auch elektrophysiologische Studien untermauern die Anwesenheit von Glutamat oder einer ähnlichen Verbindung als exzitatorische Aminosäure in den Synapsen zwischen vestibulären Sinneszellen und afferenten Nervenendigungen (Devau et al. 1993). Die Gabe von Glutamat im isolierten Froschlabyrinth in-vitro führte zu einem Anstieg der Spontanaktivität in den afferenten Nervenfasern, der durch NMDA-Rezeptor Antagonisten reversibel geblockt werden konnte (Annoni et al.. 1984; Prigoni et al. 1994). Die iontophoretische Anwendung von Glutamat verursacht einen dosisabhängigen Anstieg der intrazellulären Kalziumkonzentration in isolierten Meerschweinchen Typ-I-Haarzellen. Das gleiche Ergebnis erbrachte der Einsatz von spezifischen Stoffwechselrezeptoragonisten, wie Trans-ACPD. Diese Resultate bestätigen die Anwesenheit von AMPA-, NMDA- und anderen metabolischen Rezeptoren an der Membran der Typ-I-Haarzellen. Wenn auch die Funktion der verschiedenen Rezeptortypen der exzitatorischen Aminosäuren noch unklar ist, so wird angenommen, dass Glutamat auch auf die präsynaptischen Autorezeptoren zur Modulation der Haarzellaktivität im Sinne eines Feed-back-Mechanismus wirkt (Devau et al. 1993).

Wenn auch Glutamat als putativer Transmitter der vestibulären Haarzellen gilt, so konnten elektrophysiologische, biochemische, pharmakologische und molekulare Methoden zusätzlich Aspartat, Glycin und Substanz P in den afferenten Nervenfasern zum vestibulären Kerngebiet wie auch zum Kleinhirn nachweisen. Auch die Neurone der vestibulären Kerne weisen eine Anzahl von Glutamatrezeptortypen in ihren Membranen auf. Dünnere vestibuläre afferente Fasern scheinen hauptsächlich AMPA- und Kainat-Rezeptoren zu aktivieren, während dickere Afferenzen sowohl AMPA- und Kainat- als auch NMDA-Rezeptoren sowie metabotrope Glutamatrezeptoren aktivieren. Seit kurzem ist bekannt, dass metabotrope Glutamatrezeptoren eine duale Rolle im medialen Vestibulariskern aufweisen. Sie hemmen die Glutamatausschüttung der vestibulären Afferenzen 1. Ordnung unter den Normalbedingungen und erregen die NMDA-abhängige Plastizität. Glutamat gilt auch als Haupttransmitter in den vestibulären Neuronen 2. Ordnung, die zu den extraokulären motorischen Kernen führen (Grassi et al. 1998).

Die Bedeutung der Glutamatrezeptoren wird noch dadurch unterstrichen, dass Glutamatrezeptoren nach unilateraler Labyrinthektomie nicht in großer Zahl in den Nervenfasern untergehen oder ihre Wirkung verlieren. So wird angenommen, dass Glutamatrezeptoren und besonders die NMDA-Rezeptorsubtypen eine Schlüsselrolle im Auslösen von Kompensationsprozessen nach Labyrinthektomie spielen. NMDA-Rezeptorantagonisten können eine Dekompensation in der Frühphase der Kompensation verursachen, haben aber keinen derartigen Effekt auf einen länger verlaufenden Kompensationsprozess (Smith und Darlington 1996).

Man geht davon aus, dass NMDA-Rezeptorkomplexe wie in einer assoziativen Langzeitpotenzierung wirken. Die Veränderungen, die der Kompensation unterliegen, scheinen durch einen so genannten Hebbschen Effekt in den postsynaptischen Nervenfasern ausgelöst zu werden. Dagegen scheinen permanente Veränderungen in der synaptischen Wirksamkeit präsynaptisch ausgelöst zu sein und schließen Non-NMDA-Rezeptortypen mit ein (Smith und Darlington 1997).

Hemmende Aminosäuren

Während Glutamat als exzitatorischer afferenter Neurotransmitter als gesichert gilt, ist unklar, ob auch andere Aminosäuren eine Überträgerfunktion einnehmen. Mehrere Studien weisen darauf hin, dass auch GABA eine Rolle als afferenter Neurotransmitter zumindest in den vestibulären Endorganen spielen könnte (Guth und Norris 1984; Lopez et al. 1990). Einerseits konnten Flock und Lam GABA aus der Crista ampullaris des Rochenfisches synthetisieren (Flock und Lam 1974). Andererseits konnte im Froschlabyrinth gezeigt werden, dass nach Durchtrennung des Nervus vestibulocochlearis die Aktivität der Glutaminsäuredecarboxylase (GAD) im Gegensatz zur Cholinacetyltransferase, wahrscheinlich auf die Degeneration der efferenten Nervenendigungen zurückzuführen, konstant blieb (Meza et al. 1984). Dagegen reduzierte eine Streptomycin-Gabe, die eine Haarzelldegeneration zur Folge hat, die GAD-Aktivität. Felix und Ehrenberger berichteten, dass GABA iontophoretisch die afferenten Nervenfasern im Sakkulus der Katze reizt und deren Hemmung durch Bicuculline möglich ist (Felix und Ehrenberger 1982). Andere in-vitro Studien an afferenten Nervenfasern im Froschlabyrinth demonstrierten geringe exzitatorische Effekte von GABA auf die afferente Nervenfaseraktivität (Annoni et al. 1984), die darauf hindeuten, dass der Effekt eher präsynaptischen Ursprungs sei und nicht auf die Aktivität der postsynaptischen GABA-Rezeptoren auf den Vestibularnerv zurückzuführen ist.

Der immunhistochemische Nachweis von GABA in den vestibulären Endorganen konnte durch Usami et al. bestätigt werden (Usami et al. 1987a, b). Jedoch zeigten sich Unterschiede in den verschiedenen Spezies. Bei Vögeln war eine Immunreaktivität gegen verschiedene GABA-Antikörper in den vestibulären Haarzellen, nicht aber in den afferenten Nervenendigungen nachweisbar. Bei Meerschweinchen zeigten sowohl die Haarzellen als auch die Nervenfasern eine spezifische Immunantwort (Lopez und Meza 1990). Andere Arbeitsgruppen fanden nur in den afferenten Nervenkelchen und einigen Ganglionzellen von Hamstern, Mäusen und Ratten eine Immunreaktion auf Antikörper gegen GABA-A Rezeptoren (Didier et al. 1990; Foster et al. 1995).

Die Erkenntnisse sowohl der Synthese von GABA in den vestibulären Haarzellen als auch der erregungssteigernden Effekte in den afferenten Nervenbahnen unterstreichen die funktionelle Rolle von GABA in der afferenten Transmission trotz unterschiedlichen immunhistochemischen Nachweis in verschiedenen Spezies.

Die Rolle der GABA in der vestibulären Neurotransmission bleibt umstritten. Flock und Lamm postulierten GABA als afferenten Neurotransmitter in den vestibulären Haarzellen. Andere Studien diskutieren, dass GABA auch einen efferenten Neurotransmitter in den ves-

tibulären Endorganen einiger Spezies darstellen könnte. Elektronenmikroskopisch gelang es bei Ratten, neben ungefärbten efferenten Nervenfasern und -endigungen auch GABA-spezifische Immunantworten hauptsächlich in den axo-dendritischen Synapsen mit den afferenten Nervenkelchen der Typ-I-Haarzellen und sporadisch in den axo-somatischen Synapsen direkt an den Typ-II-Haarzellen zu identifizieren (Abb. 1a,b) (Kong et al. 1998 a, b; Matsubara et al. 1995).

Im zentral-vestibulären System, insbesondere im vestibulären Kerngebiet, sowie im okulomotorischen System sind hemmende Aminosäuretransmitter, wie GABA und Glycin nachweisbar. GABA nimmt hierbei die Hauptrolle in den Verbindungen zwischen den vestibulären

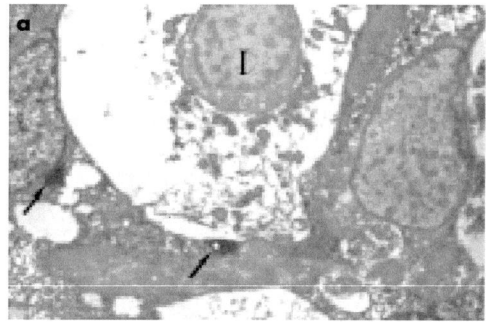

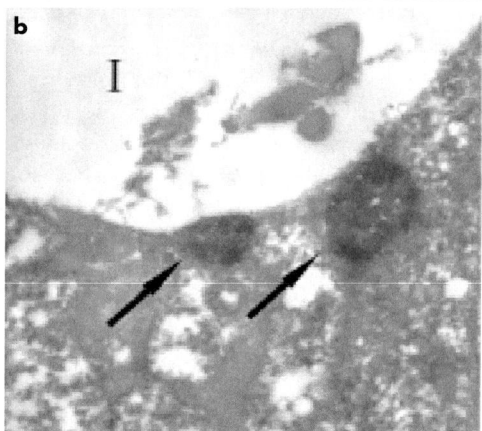

Abb. 1
Elektronenmikroskopischer Querschnitt jeweils durch eine vestibuläre Haarzelle Typ I (I) mit einem afferenten Nervenkelch (**a, b**) im Kontakt mit einer efferenten Nervenendigung, die eine spezifische Immunreaktion auf GABA-Antikörper aufweist.

Kernen, in den verschiedenen Strukturen, die am vestibulo-okulären Reflex teilnehmen, und im akzessorischen optischen System ein. GABA ist hauptsächlich mit aufsteigenden vestibulären Axonen 2. Ordnung assoziiert, die zu den okulomotorischen und kochleären Kernen führen und die im vertikalen vestibulo-okulären Reflex eingebunden sind. Glycin ist dagegen hauptsächlich in den absteigenden Axonen der vestibulären Neurone 2. Ordnung lokalisiert, die zu den Abduzenskernen und zum Rückenmark führen und die in den horizontalen vestibulo-okulären Reflex integriert sind. Diese funktionelle und neurochemische Unterscheidung korreliert auch mit den verschiedenen Aufgaben von GABA und Glycin in den vestibulären Hemmungsmechanismen. Die Mehrzahl der Studien bestätigt, dass die Typ-II medialen vestibulären Neurone, welche die kommissurale Hemmung vermitteln, die ipsilateralen Typ-I-Neurone, die mittels GABA vor allem auf GABA-A-Rezeptoren und weniger auf die GABA-B- oder Glycinrezeptoren wirken, hemmen (Furuya und Koizumi 1998).

Es gibt bisher wenig Daten, dass Veränderungen bei den hemmenden Aminosäuretransmittern einen wesentlichen Beitrag zur partiellen Erholung von Restaktivitäten in den vestibulären Neuronen hervorrufen, die mit den vestibulären Symptomen im Rahmen eines einseitigen Vestibularisausfalls assoziiert sind. Auf der anderen Seite ist bekannt, dass die Hemmung über Hirnstammkommissurenfasern und cerebello-vestibuläre Verbindungen kritisch für eine begrenzte Erholung von dynamischen Antworten der Neurone des vestibulären Kernkomplexes und des dynamischen Verhaltens der vestibulären Reflexe ist. So scheint die Modulation von gestörten MVN und LVN-Neuronen mittels Hemmung bzw. Nichthemmung über kommissuralen Einfluss vom intakten vestibulo-okulären Komplex wahrscheinlich den Hauptmechanismus dazustellen, durch welchen die dynamische Kompensation gesteuert wird. Die verschiedenen Untersuchungen haben auch festgestellt, dass die Wirksamkeit der kommissuralen Hemmung, vermittelt durch GABA auf den GABA-A-Rezeptoren, größer als normalerweise in einem kompensierten Zustand ist (Smith und Darlington 1996).

Andere Transmitter und Neuromodulatoren

Acetylcholin

Acetylcholin, Neuropeptide und andere Transmitter scheinen primär eine neuromodulierende Rolle im vestibulären System zu spielen.

Acetylcholin ist seit langem als Neurotransmitter in den efferenten Nervenendigungen der vestibulären Haarzellen bekannt (Klinke und Galley 1974; Klinke 1986; Lopez und meza 1988; Ohno et al. 1993). Die meisten efferenten Neurone enthalten die Cholinacetyltransferase – das Acetylcholin synthetisierende Enzym – und die Acetylcholinesterase – das Acetylcholin abbauende Enzym (Ohno et al. 1991). Die cholinergen Rezeptoren in den vestibulären Endorganen werden in verschiedenartige nikotinerge und muskarinerge Rezeptoren unterteilt. Im Rahmen der Stimulation und Hemmung scheinen die schnelleren Abläufe über nikotinerge Rezeptoren und die langsameren Vorgänge über muskarinerge Rezeptoren vermittelt zu werden.

Die Acetylcholinesterase wurde histochemisch in den Axonen der Neurone des efferenten vestibulären Systems von jungen (Gacek und Lyon 1974) und ausgewachsenen Katzen (Warr 1975) sowie Eichhörnchen (Goldberg und Fernandez 1980; Carpenter et al. 1987) gefunden. Auch die Acetylcholinesterase-Aktivität wurde histochemisch in den vestibulären Endorganen verschiedener Spezies nachgewiesen. Sie war nicht nur an die efferenten Nerven und ihre Endigungen gebunden, auch war sie in den subepithelialen Verbindungen des vestibulären Sinnesepithels vorhanden (Mclamb und Park 1992). Zusätzlich ist die Cholinacetyltransferase als Marker für die cholinergen Neurone und deren Nervenendigungen bekannt und wurde zur Identifikation der vestibulären Efferenzen bei der Ratte angewandt (Schwarz et al. 1986).

Anniko und Arnold konnten cholinerge Rezeptoren im menschlichen vestibulären Labyrinth nachweisen (Anniko und Arnold 1991). Weitere Untersuchungen demonstrierten die Anwesenheit von Cholinacetyltransferasespezifischen Immunreaktivitäten in den humanen vestibulären Endorganen. Sowohl in den efferenten Neuronen als auch in den asymmetrischen axo-dendritischen Synapsen der efferenten Nervenendigungen zu den Nervenkelchen der Typ-I-Haarzellen und in den axo-somatischen Synapsen zu den Typ-II-Haarzellen konnte das Acetylcholin-abbauende Enzym nachgewiesen werden (Abb. 2a,b).

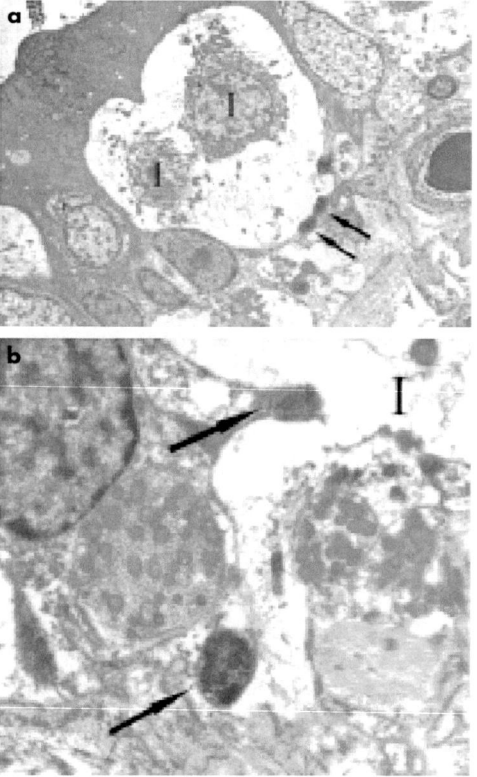

Abb. 2
Elektronenmikroskopischer Querschnitt durch das Sinnesepithel einer Macula utriculi des Menschen. Efferente Nervenendigungen im Kontakt mit dem Nervenkelch einer Typ-I-Haarzelle (I) zeigen ChAT-spezifische Immunreaktionen (**a**). Cholinacetyltransferase-spezifische Immunantwort in der efferenten Nervenendigung im basalen Sinnesepithel einer Macula sacculi des Menschen (**b**).

(Scholtz et al. 1996). Es wurden auch einige ChAT-negative Nervenendigungen, die einen synaptischen Kontakt zu den afferenten Nervenkelchen der Typ-I-Zellen hatten, entdeckt. Da nicht in jeder efferenten vestibulären Nervenendigung cholinerge Rezeptoren nachweisbar sind, ist es nahe liegend, dass auch andere Überträgerstoffe bei der efferenten Transmission von Bedeutung sind.

Acetylcholin ist auch in den aufsteigenden Nervenbahnen vorhanden, die vom kaudalen medialen und unteren Vestibulariskern ausgehen und die bilateral als langsame Fasern zu den Granulazellen des Kleinhirns (Uvula-Nodulus) führen. Auch im Kleinhirnkortex scheint Acetylcholin als Neuromodulator zu wirken. So verursachte die iontophoretische Applikation von Acetylcholin oder eines Agonisten einen Anstieg der Empfindlichkeit der Purkinje Zellen gegenüber Glutamat oder GABA.

Weitere Studien zeigen, dass auch das noradrenerge und andere monoaminerge Systeme als Neuromodulatoren im vestibulären System wirken. Durch einen langsam verlaufenden Anstieg der Empfindlichkeit der entsprechenden Nervenfasern modulieren sie die Aktivitäten stimulierender (Glutamat) und hemmender (GABA) Aminosäuren. Insbesondere die monoaminergen Transmitter aktivieren metabotrope Rezeptoren, die über einen Second-Messenger-Mechanismus wirken und Antworten mit langsamer Zeitkonstante auslösen.

Auch werden bereits in der Therapie verschiedene Agonisten und Antagonisten von monoaminergen Rezeptoren verwendet, um Schwindelbeschwerden und Bewegungskrankheiten zu behandeln oder die vestibuläre Kompensation zu beschleunigen (Pompeiano et al. 1995).

Neuropeptide

Calcitonin gene-related Peptid (CGRP)

In den efferenten vestibulären Neuronen und Endigungen verschiedener Tierspezies wurden auch Neuropeptide, z.B. CGRP, aufgebaut aus 37 Aminosäuen, gefunden (Goldberg und Fernandez 1980; Tanaka et al. 1989; Usami et al. 1991; Wackym 1993; Matsubara et al. 1995). CGRP-typische Immunantworten konnten nicht nur in den Efferenzen der vestibulären Endorganen der Ratte (Wackym 1993) und des Affen (Ishiyama et al. 1994, die einen Kontakt zu den afferenten Nervenkelchen hatten, festgestellt werden, sondern auch in denen der Typ-II-Haarzellen. Dagegen resultierte am vestibulären Sinnesepithel des Eichhörnchens und Huhns kein CGRP-Nachweis (Matsubara et al. 1995). CGRP-typische Immunantworten wurden auch in den efferenten Nervenbahnen der humanen vestibulären Endorgane gefunden. (Wackym et al. 1990) demonstrierten lichtmikroskopisch im humanen vestibulären Sinnesepithel der Crista ampullaris CGRP-spezifische Immunantworten. Der Nachweis der Immunfärbungen wurde sowohl in den efferenten Neuronen als auch in den efferenten Endigungen, die einen direkten Kontakt zu den afferenten Nervenkelchen, zu den afferenten Neuronen und auch zu den Typ-II-Haarzellen hatten, erbracht. Elektronenmikroskopisch konnten die typischen CGRP-Immunprodukte in den synaptischen Vesikeln gefunden werden (Abb. 3) (Kong et al. 2002a, b).

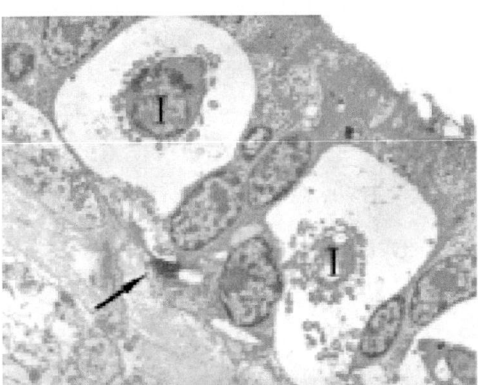

Abb. 3
Elektronenmikroskopischer Querschnitt durch das basale Sinnesepithel einer Macula sacculi des Menschen. Die efferenten Nervenendigungen, die im Kontakt mit afferenten Nervenkelchen von Typ-I-Haarzellen (I) stehen, zeigen immunspezifische Färbungen auf Antikörper gegen CGRP.

Die Funktion von CGRP im peripheren vestibulären System ist noch unklar. In elektrophysiologischen Studien an den vestibulären Haarzellen des Meerschweinchens bewirkte CGRP keine Änderung der intrazellulären Kalziumionenkonzentration (Yamashita et al. 1993). Da CGRP die nikotinergen Acetylcholinrezeptoren in den neuromuskulären Synapsen beeinflusst, würde dieser Effekt für eine Modulation der afferenten Signale sprechen (Wackym 1993).

Auch andere Neuropeptide, wie die Substanz P und das Neuropeptid Y, sind im peripheren vestibulären System nachgewiesen worden (Ylikoski et al. 1989). Substanz P konnte in den vestibulären Ganglionzellen und in den afferenten Nervenendigungen gefunden werden und scheint eher in die afferente Neurotransmission einbezogen zu sein.

Enkephaline

Die als erste nachgewiesene Substanz der großen Gruppe endogener Opiatpeptide (Endorphine) ist das Enkephalin (Hughes 1983). Die Enkephaline gehen letztlich aus den drei bekannten Opiat-Peptid-Trägermolekülen hervor. Die Precursor-Moleküle sind Pro- Opiomelanocortin, Pri-Pro-Enkephalin-A und Pri-Pro-Enkephalin-B. Ein spezielles Merkmal ist, dass Leucin (Leu)-Enkephalin vom Pro-Opiomelanocortin und Pri-Pro-Enkephalin-A abstammt, während das Methionin (Met)-Enkephalin über das Pri-Pro-Enkephalin-A und Pri-Pro-Enkephalin-B gebildet wird. Die Precursor-Moleküle enthalten verschiedene Enkephalinsequenzen. Auch Cross-Reaktionen untereinander sind möglich. Deshalb ist es notwendig, die Lokalisation jedes einzelnen Enkephalins genau zu untersuchen (Cuello et al. 1984).

Leu- und Met-Enkephaline sind in den efferenten vestibulären Nervenbahnen verschiedener Spezies gefunden worden (Ylikoski et al. 1989). Sie weisen ein unterschiedliche Verteilungsmuster auf (Yang et al. 1983). So wurde nur Leu-Enkephalin in den Granula, die die Zellgruppe X der vestibulären Kerne von Affen umgeben, nachgewiesen (Carpenter et al.

1990). In den efferenten Nervenendigungen des humanen vestibulären Labyrinths konnten keine spezifischen Immunreaktionen gegenüber verschiedenen Enkephalinsequenzen demonstriert werden (Abb. 4) (Scholtz et al. 1998).

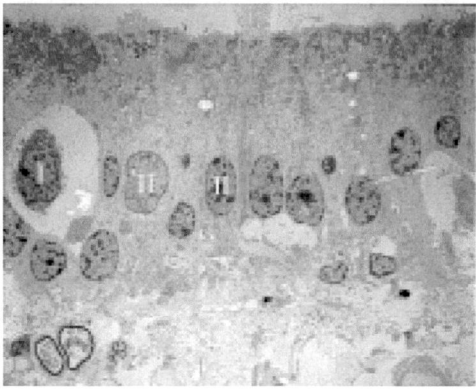

Abb. 4
Elektronenmikroskopische Übersicht des Sinnesepithels einer Macula utriculi des Menschen mit den vestibulären Sinneszellen Typ I (I) und Typ II (II) ohne Nachweis einer spezifischen Immunreaktion gegen Met- / Leu - Enkephaline.

Elektrophysiologische Untersuchungen deuten darauf hin, dass Enkephaline die Erregungsübertragung in den Typ-I-Nervenfasern des medialen vestibulären Kerns hemmen und so den vestibulo-okulären Reflex steuern (Kawabata et al. 1991; Schrott-Fischer et al. 2007). Enkephaline scheinen auch wie CGRP, die Verfügbarkeit der Acetylcholinrezeptoren zu regulieren (Beitz und Anderson 2000; Scholtz und Schrott-Fischer 2001).

Wenn auch die Kenntnisse über vestibuläre Neurotransmission, insbesondere Second-Messenger-Mechanismus und Transkriptionsprozesse, noch unbefriedigend sind, so steht außer Frage, dass exzitatorische und inhibitorische Aminosäuren und deren Rezeptoren die vestibulären Abläufe bestimmen und Acetylcholin, Monoamine und Neuropeptide als Neuromodulatoren wirken (Beitz und Anderson 2000; Scholtz und Schrott-Fischer 2001).

Literatur

Anniko M, Arnold W (1991) Acetylcholine receptor localization in human adult cochlear and vestibular hair cells. Acta Otolaryngol 111: 491-499

Annoni JM, Cochran SL, Precht W (1984) Pharmacology of the vestibular hair cell-afferent fiber synapse in the frog. J Neurosci 4: 2106-2116

Beitz AJ, Anderson JH (2000) Neurochemistry of the vestibular system. Boca Raton, London, New York, Washington D.C.: CRC Press.

Bernard C, Cochran SL, Precht W (1985) Presynaptic actions of cholinergic agents upon the hair cell-afferent fiber synapse in the vestibular labyrinth of the frog. Brain Res 338: 225-236

Carpenter MB, Chang L, Pereira AB, Hersh LB (1987) Comparisons of the immunocytochemical localization of choline acetyltransferase in the vestibular nuclei of the monkey and rat. Brain Res 418: 403-408

Carpenter MB, Huang Y, Pereira AB, Hersh LB (1990) Immunocytochemical features of the vestibular nuclei in the monkey and cat. J Hirnforsch 31: 585-599

Christensen-Dalsgaard J, Narins PM (1993) Sound and vibration sensitivity of VIIIth nerve fibers in the frogs Leptodactylus albilabris and Rana pipiens pipiens. J Comp Physiol [A] 172: 653-662

Cuello AC, Milstein C, Couture R, Wright B, Priestley JV, Jarvis J (1984) Characterization and immunocytochemical application of monoclonal antibodies against enkephalins. J Histochem Cytochem 32: 947-957

Dechesne CJ, Hampson DR, Goping G, Wheaton KD, Wenthold RJ (1991) Identification and localization of a kainate binding protein in the frog inner ear by electron microscopy immunocytochemistry. Brain Res 545: 223-233

Dememes D, Lleixa A, Dechesne CJ (1995) Cellular and subcellular localization of AMPA-selective glutamate receptors in the mammalian peripheral vestibular system. Brain Res 671: 83-94

Dememes D, Wenthold RJ, Moniot B, Sans A (1990) Glutamate-like immunoreactivity in the peripheral vestibular system of mammals. Hear Res 46: 261-269

Devau G, Lehouelleur J, Sans A (1993) Glutamate receptors on type I vestibular hair cells of guinea-pig. Eur J Neurosci 5: 1210-1217

Didier A, Decory L, Cazals Y (1990) Evidence for potassium-induced motility in type I vestibular hair cells in the guinea pig. Hear Res 46: 171-176

Drescher MJ, Drescher DG (1991) N-acetylhistidine, glutamate, and beta-alanine are concentrated in a receptor cell layer of the trout inner ear. J Neurochem 56: 658-664

Engstrom H, Bergstrom B, Ades HW (1972) Macula utriculi and macula sacculi in the squirrel monkey. Acta Otolaryngol Suppl 301: 75-81

Engstrom H, Bergstrom B, Rosenhall U (1974) Vestibular sensory epithelia. Arch Otolaryngol 100: 411-418

Felix D, Ehrenberger K (1982) The action of putative neurotransmitter substances in the cat labyrinth. Acta Otolaryngol 93: 101-105

Fernandez C, Goldberg JM, Abend WK (1972) Response to static tilts of peripheral neurons innervating otolith organs of the squirrel monkey. J Neurophysiol 35: 978-987

Fernandez C, Goldberg JM, Baird RA (1990) The vestibular nerve of the chinchilla. III. Peripheral innervation patterns in the utricular macula. J Neurophysiol 63: 767-780

Fex J, Altschuler RA (1986) Neurotransmitter-related immunocytochemistry of the organ of Corti. Hear Res 22: 249-263

Flock A, Lam DM (1974) Neurotransmitter synthesis in inner ear and lateral line sense organs. Nature 249: 142-144

Foster JD, Drescher MJ, Drescher DG (1995) Immunohistochemical localization of GABAA receptors in the mammalian crista ampullaris. Hear Res 83: 203-208

Furuya N, Koizumi T (1998) Neurotransmitters of vestibular commissural inhibition in the cat. Acta Otolaryngol 118: 64-69

Gacek RR, Lyon M (1974) The localization of vestibular efferent neurons in the kitten with horseradish peroxidase. Acta Otolaryngol 77: 92-101

Goldberg JM (2000) Afferent diversity and the organization of central vestibular pathways. Exp Brain Res 130: 277-297

Goldberg JM, Lysakowski A, Fernandez C (1990) Morphophysiological and ultrastructural studies in the mammalian cristae ampullares. Hear Res 49: 89-102

Goldberg JM, Fernandez C (1980) Efferent vestibular system in the squirrel monkey: anatomical location and influence on afferent activity. J Neurophysiol 43: 986-1025

Grassi S, Malfagia C, Pettorossi VE (1998) Effects of metabotropic glutamate receptor block on the synaptic transmission and plasticity in the rat medial vestibular nuclei. Neuroscience 87: 159-169

Guth SL, Norris CH (1984) Pharmacology of the isolated semicircular canal: effect of GABA and picrotoxin. Exp Brain Res 56: 72-78

Highstein SM (1991) The central nervous system efferent control of the organs of balance and equilibrium. Neurosci Res 12: 13-30

Holt JR, Corey DP, Eatock RA (1997) Mechanoelectrical transduction and adaptation in hair cells of the mouse utricle, a low-frequency vestibular organ. J Neurosci 17: 8739-8748

Hughes J (1983) Biogenesis, release and inactivation of enkephalins and dynorphins. Br Med Bull 39: 17-24

Ishiyama A, Lopez I, Wackym PA (1994) Choline acetyltransferase immunoreactivity in the human vestibular endorgans. Cell Biol Int 18: 979-984

Kawabata A, Sasa M, Ujihara H, Takaori S (1990) Inhibition by enkephalin of medial vestibular nucleus neurons responding to horizontal pendular rotation. Life Sci 47: 1355-1363

Klinke R (1981) Neurotransmitters in the cochlea and the cochlear nucleus. Acta Otolaryngol 91: 541-554

Klinke R (1986) Neurotransmission in the inner ear. Hear Res 22: 235-243

Klinke R, Galley N (1974) Efferent innervation of vestibular and auditory receptors. Physiol Rev 54: 316-357

Kong WJ, Hussl B, Thumfart WF, Schrott-Fischer A (1998a) Ultrastructural localization of GABA-like immunoreactivity in the vestibular periphery of the rat. Acta Otolaryngol 118: 90-95

Kong WJ, Hussl B, Thumfart WF, Schrott-Fischer A (1998b) Ultrastructural localization of GABA-like immunoreactivity in the human utricular macula. Hear Res 119: 104-112

Kong WJ, Scholtz AW, Hussl B, Kammen-Jolly K, Schrott-Fischer A (2002b) Localization of efferent neurotransmitters in the inner ear of the homozygous Bronx waltzer mutant mouse. Hear Res 167: 136-155

Kong WJ, Scholtz AW, Kammen-Jolly K, Gluckert R, Hussl B, von Cauvenberg PB (2002a) Ultrastructural evaluation of calcitonin gene-related peptide immunoreactivity in the human cochlea and vestibular endorgans. Eur J Neurosci 15: 487-497

Lindeman HH (1969) Regional differences in structure of the vestibular sensory regions. J Laryngol Otol 83: 1-17

Lopez I, Juiz JM, Altschuler RA, Meza G (1990) Distribution of GABA-like immunoreactivity in guinea pig vestibular cristae ampullaris. Brain Res 530: 170-175

Lopez I, Meza G (1988) Neurochemical evidence for afferent GABAergic and efferent cholinergic neurotransmission in the frog vestibule. Neuroscience 25: 13-18

Lopez I, Meza G (1990) Comparative studies on glutamate decarboxylase and choline acetyltransferase activities in the vertebrate vestibule. Comp Biochem Physiol B 95: 375-379

Matsubara A, Usami S, Fujita S, Shinkawa H (1995) Expression of substance P, CGRP, and GABA in the vestibular periphery, with special reference to species differences. Acta Otolaryngol Suppl 519: 248-252

McLamb WT, Park JC (1992) Cholinesterase activity in vestibular organs of young and old mice. Hear Res 58: 193-199

Meza G, Carabez A, Ruiz M (1982) GABA synthesis in isolated vestibulary tissue of chick inner ear. Brain Res 241: 157-161

Morita I, Komatsuzaki A, Kanda T, Tatsuoka H, Chiba T (1995) Atypical innervation pattern of human vestibular hair cells. Acta Otolaryngol 115: 31-33

Niedzielski AS, Wenthold RJ (1995) Expression of AMPA, kainate, and NMDA receptor subunits in cochlear and vestibular ganglia. J Neurosci 15: 2338-2353

Ohno K, Takeda N, Kiyama H, Kato H, Fujita S, Matsunaga T, Tohyama M (1993) Synaptic contact between vestibular afferent nerve and cholinergic efferent terminal: its putative mediation by nicotinic receptors. Brain Res Mol Brain Res 18: 343-346

Ohno K, Takeda N, Yamano M, Matsunaga T, Tohyama M (1991) Coexistence of acetylcholine and calcitonin gene-related peptide in the vestibular efferent neurons in the rat. Brain Res 566: 103-107

Panzanelli P, Valli P, Cantino D, Fasolo A (1994) Glutamate and carnosine in the vestibular system of the frog. Brain Res 662: 293-296

Pickles JO, Corey DP (1992) Mechanoelectrical transduction by hair cells. Trends Neurosci 15: 254-259

Pompeiano O, Andre P, D'Ascanio P, Manzoni D (1995) Role of the spinocerebellum in adaptive gain control of cat's vestibulospinal reflex. Acta Otolaryngol Suppl 520 Pt 1: 82-86

Prigioni I, Russo G, Masetto S (1994) Non-NMDA receptors mediate glutamate-induced depolarization in frog crista ampullaris. Neuroreport 5: 516-518

Raymond J, Dememes D, Nieoullon A (1988) Neurotransmitters in vestibular pathways. Prog Brain Res 76: 29-43

Ross MD, Chimento T, Doshay D, Cheng R (1992) Computer-assisted three-dimensional reconstruction and simulations of vestibular macular neural connectivities. Ann N Y Acad Sci 656: 75-91

Ryan AF, Simmons DM, Watts AG, Swanson LW (1991) Enkephalin mRNA production by cochlear and vestibular efferent neurons in the gerbil brainstem. Exp Brain Res 87: 259-267

Scholtz AW, Felder E, Kanonier G, Thurner KG, Schrott-Fischer A (1997) Ultrastructural analyses and reconstruction of human vestibular organs. In: Iurato S and Veldmann JEeds. Progress in human auditory and vestibular histopathology. Amsterdam, New York: Kugler Publications: 91-94

Scholtz AW, Kanonier G, Schrott-Fischer A (1997) Distribution of GluR 1- 4 in vestibular endorgans. In: Abstracts of the Twentieth Midwinter Research Meeting, Association for Research in Otolaryngology: 41

Scholtz AW, Kanonier G, Schrott-Fischer A (1998) Immunohistochemical investigation of enkephalins in the human inner ear. Hear Res 118: 123-128

Scholtz AW, Schrott-Fischer A (2001) Neurotransmission in den vestibulären Endorganen. In: Stoll W ed. Vestibuläre Erkrankungen eine interdisziplinäre Herausforderung. Stuttgart, New York: Thieme: 30-38.

Scholtz AW, Thurner KG, Kanonier G, Schrott-Fischer A (1996) Investigations of neurotransmitters in the human vestibular endorgans. Otolaryngol Head Neck Surg 115: P212

Schrott-Fischer A, Kammen-Jolly K, Scholtz A, Rask-Andersen H, Glueckert R, Eybalin M (2007) Efferent neurotransmitters in the human cochlea and vestibule. Acta Otolaryngol 127: 13-19

Schwarz DW, Satoh K, Schwarz IE, Hu K, Fibiger HC (1986) Cholinergic innervation of the rat's labyrinth. Exp Brain Res 64: 19-26

Smith C, Rasmussen PE (1967) Nerve endings in the maculae and cristae of the chinchilla vestibule, with special reference to the efferents. In: Third Symposium on the Role of the Vestibular Organs in Space Exploration. NASA SP-152. Washington, DC: NASA SP-152: 183-201

Smith PF, Darlington CL (1996) Recent advances in the pharmacology of the vestibulo-ocular reflex system. Trends Pharmacol Sci 17: 421-427

Smith PF, Darlington CL (1997) The contribution of N-methyl-D-aspartate receptors to lesion-induced plasticity in the vestibular nucleus. Prog Neurobiol 53: 517-531

Spoendlin H (1975) [Relation between structure and function of the vestibular receptor]. Acta Otorhinolaryngol Belg 29: 75-91

Sugai T, Yano J, Sugitani M, Ooyama H (1992) Actions of cholinergic agonists and antagonists on the efferent synapse in the frog sacculus. Hear Res 61: 56-64

Tanaka M, Takeda N, Senba E, Tohyama M, Kubo T, Matsunaga T (1989) Localization, origin and fine structure of calcitonin gene-related peptide-containing fibers in the vestibular end-organs of the rat. Brain Res 504: 31-35

Usami S, Hozawa J, Tazawa M, Jin H, Matsubara A, Fujita S (1991) Localization of substance P-like immunoreactivity in guinea pig vestibular endorgans and the vestibular ganglion. Brain Res 555: 153-158

Usami S, Igarashi M, Thompson GC (1987a) GABA-like immunoreactivity in the squirrel monkey vestibular endorgans. Brain Res 417: 367-370

Usami S, Igarashi M, Thompson GC (1987b) GABA-like immunoreactivity in the chick vestibular end organs. Brain Res 418: 383-387

Usami S, Matsubara A, Shinkawa H, Matsunaga T, Kanzaki J (1995) Neuroactive substances in the human vestibular end organs. Acta Otolaryngol Suppl 520 Pt 1: 160-163

Wackym PA (1993) Ultrastructural organization of calcitonin gene-related peptide immunoreactive efferent axons and terminals in the vestibular periphery. Am J Otol 14: 41-50

Wackym PA, Micevych PE, Ward PH (1990) Immunoelectron microscopy of the human inner ear. Laryngoscope 100: 447-454

Warr WB (1975) Olivocochlear and vestibular efferent neurons of the feline brain stem: their location, morphology and number determined by retrograde axonal transport and acetylcholinesterase histochemistry. J Comp Neurol 161: 159-181

Warr WB, Guinan JJ (1979) Efferent innervation of the organ of corti: two separate systems. Brain Res 173: 152-155

Wenthold RJ, Altschuler RA, Hampson DR (1990) Immunocytochemistry of neurotransmitter receptors. J Electron Microsc Tech 15: 81-96

Wersall J (1956) Studies on the structure and innervation of the sensory epithelium of the cristae ampullaris in the guinea pig. A light and electron microscopic investigation. Acta Otolaryngol Suppl 126: 1-85

Yamashita T, Ohnishi S, Ohtani M, Kumazawa T (1993) Effects of efferent neurotransmitters on intracellular Ca2+ concentration in vestibular hair cells of the guinea pig. Acta Otolaryngol Suppl 500: 26-30

Yang HY, Panula P, Tang J, Costa E (1983) Characterization and location of Met5-enkephalin-arg6-phe7 stored in various rat brain regions. J Neurochem 40: 969-976

Ylikoski J, Pirvola U, Happola O, Panula P, Virtanen I (1989) Immunohistochemical demonstration of neuroactive substances in the inner ear of rat and guinea pig. Acta Otolaryngol 107: 417-423

Effekt von Cinnarizin auf die isolierten utriculären Haarzellen des Meerschweinchens

T. A. Duong Dinh und M. Westhofen

Zusammenfassung

Die Pathogenese des M. Menière und seines histopathologischen Korrelats, des endolymphatischen Hydrops ist bisher nur partiell verstanden. Unklar sind auch die in Zusammenhang mit M. Menière auftretenden pathophysiologischer Vorgänge an der vestibulären Typ II Haarzelle sowie deren Beeinflussbarkeit durch Pharmaka. Angesichts der bekannten Rolle des Calciums bei der Depolarisation und Repolarisation cochleärer und vestibulärer Haarzellen sind Calciumantagonisten von besonderem Interesse. Cinnarizin ist ein Calciumantagonist, welcher in Vergangenheit zur Therapie vestibulärer Funktionsstörungen eingesetzt wurde. Im Rahmen zellphysiologischer Studien wurde durch die Aachener Arbeitsgruppe die Wirkung von Cinnarizin auf Ionenströme an vestibulären Typ II Haarzellen des Meerschweinchens untersucht. Dabei konnte erstmals ein drucksensitiver calciumabhängiger Kaliumkanal nachgewiesen werden. Cinnarizin entfaltet neben seiner Eigenschaft als Calciumantagonist auch seine Wirkung auf den calciumabhängigen Kaliumauswärtsstrom, welcher für die Repolarisation der vestibulären Haarzelle verantwortlich ist. Cinnarizin hebt die Drucksensitivität des Kaliumauswärtsstroms auf, welche für die vestibuläre sensorische Funktionsstörung bei endolymphatischem Hydrops eine entscheidende Funktion haben könnte. Ferner beeinflusst Cinnarizin die Transmitterausschüttung und unterbindet somit die Signalweiterleitung der vestibulären Typ II Haarzelle. Die Untersuchungen ergaben ferner, dass Cinnarizin einen wesentlichen Einfluss auf den TRPA1-Kanal der vestibulären Haarzelle nimmt. TRP-Kanäle stellen eine der größten Ionenkanalfamilien dar und spielen bei mannigfaltigen physiologischen Vorgängen eine entscheidende Rolle. Für das vollständige Verständnis der Pathophysiologie des M. Menière sind Untersuchungen an der

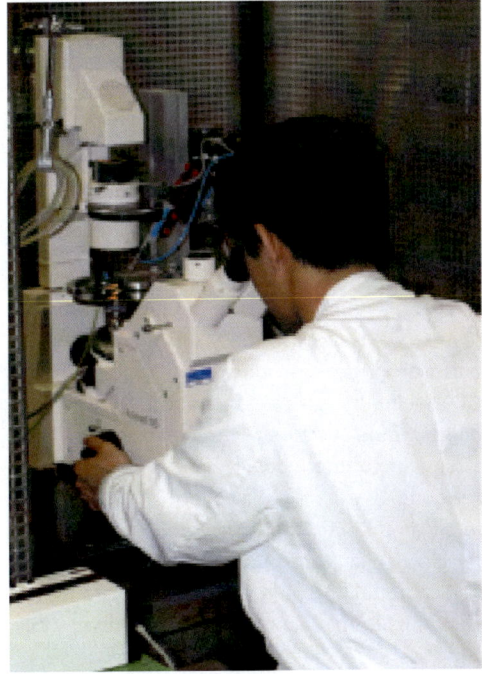

Abb. 1
Aufbau des Patch Clamp Arbeitsplatzes

vestibulären Haarzelle unerlässlich. Die gezeigten Wirkungen von Cinnarizin an der Typ II Haarzelle des Meerschweinchens bestätigen nicht nur den Einsatz von Cinnarizin beim M. Menière, sondern ermutigen zu neuen Therapieansätzen mit lokaler Applikation.

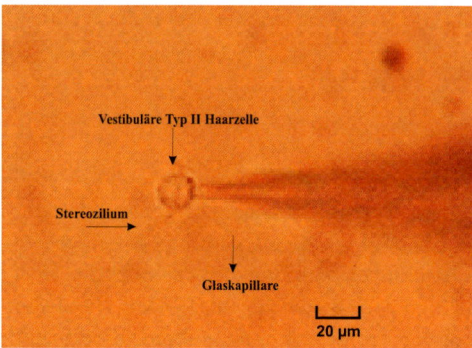

Abb. 2
Vestibuläre Typ II Haarzelle während des Patch-Vorgangs

Ionenkanäle an der vestibulären Haarzelle und ihre Funktion bei der Mechanotransduktion

Vestibuläre Haarzellen sind primäre sensorische Zellen im Vestibularorgan des Innenohrs. Ihre Aufgabe besteht in der mechanoelektrischen Reizweiterleitung, welche durch Bewegungen der Endolymphe in Gang gesetzt wird und in eine Transmitterausschüttung der Haarzellen und damit der neuralen Weiterleitung der vestibulären Information mündet. Eine Abfolge einzelner zellulärer Prozesse im Rahmen der Transduktion und der Erregung und derer Weiterleitung werden durch eine Reihe von Ionenkanälen innerhalb der Haarzellmembran aufrecht erhalten. Abb. 3 stellt modellhaft eine Typ II vestibuläre Haarzelle mit ihren wichtigen Ionenkanälen dar. Dazu gehören unter anderem der Transduktionskanalkomplex, der calciumabhängige Kaliumkanal sowie die spannungsabhän-

gigen Calcium- und Kaliumkanäle. Bei M. Menière und anderen Erkrankungen, welche zu endolymphatischem Hydrops oder perilymphatischen Hypertension führen, ist das Labyrinth in seiner Funktion gestört (Thomsen et al. 1984). Es ist jedoch unklar, wie die endolymphatische Druckerhöhung die Dysfunktion der vestibulären Haarzelle nach sich zieht. Wichtige Angriffspunkte der im Rahmen der o.g. Erkrankungen auftretenden Druckeinflüsse wurden durch die Aachener Arbeitsgruppe durch Untersuchungen der letzten Jahre, welche die Druckabhängigkeit des Kaliumskanals zum Gegenstand hatten, geklärt (Düwel et al, 2003). In diesem Zusammenhang konnte ein weiterer wichtiger Bestandteil im Ionenkanalkomplex, der direkt an der Transmitterausschüttung mitwirkt, der spannungsabhängige Calciumkanal, durch Arab et al. (Arab et. al 2004) charakterisiert werden. Hierbei handelt es sich um einen L-Typ Calciumkanal, welcher hinsichtlich des Inaktivierungsverhaltens wesentliche Unterschiede zum klassischen L-Typ Calciumkanal aufweist. Seit einiger Zeit konzentriert sich das Interesse auf den Transduktionskanalkomplex. Da dieser zu Beginn der der Haarzellerregung aktiviert wird, kommt

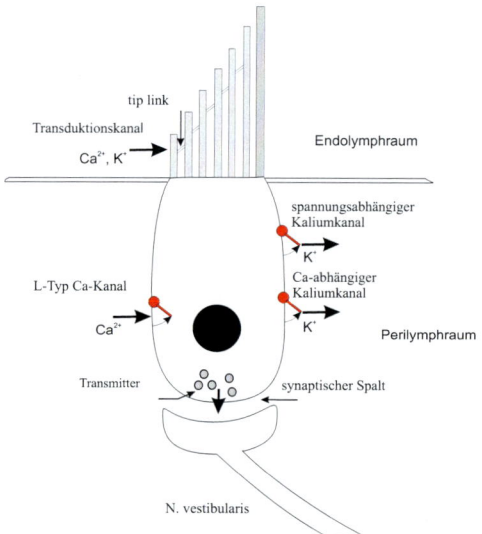

Abb. 3
Ionenkanäle an der vestibulären Typ II Haarzelle

ihm für potenzielle therapeutische Eingriffe besondere Bedeutung zu. Der zur TRP-Ionenkanalfamilie zählende TRPA1-Kanal ist Teil des Transduktionskanalkomplexes. Es liegen u.a. immunohistochemische sowie mittels der in-situ Hybridisierung ermittelte Nachweise dieses Kanals in Gleichgewichtsorganen vor, u.a. in den sensorischen Haarzellen der Bogengänge und Otolithenorgane. Die Rolle des TRPA1-Kanals bei der mechanoelektrischen Transduktion ist bislang jedoch nur partiell entschlüsselt.

Herkömmliche Therapeutika, welche bei M. Menière zum Einsatz kommen, beinhalten Glukokortikoide, Pentoxifyllin sowie Betahistin (Colletti et al. 2000). Für keines dieser Medikamente konnte jedoch bislang eine Wirkung auf die Erregung vestibulären Haarzellen zellphysiologisch nachgewiesen werden. Einflüsse auf die mechanoelektrische Transduktion und die zelluläre Transmitterfreisetzung sind für vestibuläre Haarzellen nicht breit untersucht. Die durch gezielte Studien gewonnenen Erkenntnisse über die bei der Transduktion beteiligten Ionenkanäle bieten vielversprechende therapeutische Optionen für den M. Menière.

Spannungsabhängige Kaliumkanäle und ihre Druckabhängigkeit

Der druckabhängige Kaliumkanal an der isolierten Typ II Haarzelle wurde erstmalig von Düwel et al. im Jahre 2003 beschrieben (Düwel et al. 2003). Dabei wurde der Utriculus des Meerschweinchens mikrochirurgisch präpariert und einer enzymatischen Dissoziation zugeführt. Die so gewonnenen Typ II Haarzellen wurden elektrophysiologisch hinsichtlich ihres Kaliumstroms charakterisiert. Für das Frequenzverhalten spielt der auswärtsgerichtete Kaliumstrom eine entscheidende Rolle, da dadurch das Ruhemembranpotenzial nach einem Aktionspotenzial schneller erreicht werden kann. Es ist deshalb für die Pathophy-

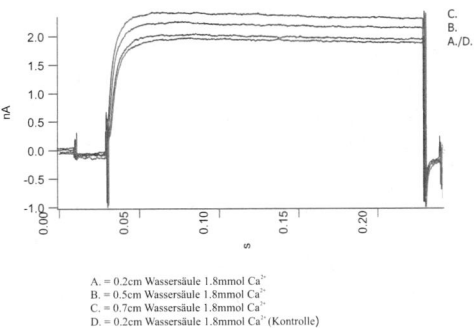

A. = 0.2cm Wassersäule 1.8mmol Ca^{2+}
B. = 0.5cm Wassersäule 1.8mmol Ca^{2+}
C. = 0.7cm Wassersäule 1.8mmol Ca^{2+}
D. = 0.2cm Wassersäule 1.8mmol Ca^{2+} (Kontrolle)

Abb. 4
Erhöhung des hydrostatischen Drucks induziert vermehrten Kaliumausstrom

siologie des M. Menière von großer Bedeutung, den auswärtsgerichteten Kaliumstrom zu charakterisieren, um diesen pharmakologisch gezielt beeinflussen zu können. Die o.g. Studie belegte, dass dieser für die Repolarisation verantwortliche calciumabhängige Kanal als einziger eine drucksensitive Komponente besitzt. Bereits bei einer Druckerhöhung von ca. 0,3 cm H_2O wies er eine signifikante Zunahme des Kaliumauswärtsstroms auf (Düwel et al. 2003, siehe Abb.4). Druckerhöhungen von 0,3 cm H_2O werden für die Auslösung eines akuten endolymphatischen Hydrops allgemein angenommen (Andrews et al. 1997). Die Druckzunahme lag somit genau in dem Bereich, der auch bei experimentell induziertem endolymphatischen Hydrops durch

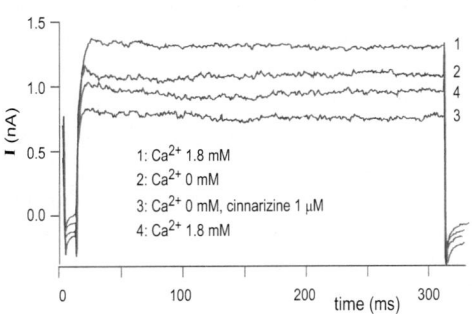

1: Ca^{2+} 1.8 mM
2: Ca^{2+} 0 mM
3: Ca^{2+} 0 mM, cinnarizine 1 µM
4: Ca^{2+} 1.8 mM

Abb. 5
Effekt von Cinnarizin in Abwesenheit extrazellulären Calciums (Kurve 3) auf die drucksensitiven Kaliumströme

andere Arbeitsgruppen gemessen wurde. Zudem wurde eine vollständige Reversibilität dieser Druckabhängigkeit der vestibulären Typ II Haarzelle festgestellt (Düwel et al. 2003). Die pharmakologische Sensibilität dieses Kanals wurde nachfolgend durch Zugabe unterschiedlicher spezifischer Blocker untersucht. Im Gegensatz zu Nifedipin, welches keine Wirkung auf den Kaliumkanal aufwies, wirkte Cinnarizin bereits in einer Konzentration von 1 μM auch in Abwesenheit extrazellulären Calciums der druckabhängigen Komponente entgegen, indem es den Kaliumauswärtsstrom relevant senkte (Düwel et al. 2005, siehe Abb. 5). Hierbei war die Konzentration von Cinnarizin weitaus geringer als die für eine direkte Blockade benötigte Konzentration (IC_{50}: 1,5 μM). Es ist deshalb anzunehmen, dass der drucksensitive Auswärtsstrom und der calciumabhängige Kaliumstrom identisch sind. Diese inhibitorische Wirkung auf die drucksensitiven Ströme scheint eine wichtige Komponente von Cinnarizin in der Therapie des M. Menière zu sein.

Calciumkanäle und ihre Rolle bei der mechanoelektrischen Transduktion

Der spannungsabhängige Calciumkanal ist ein wichtiger Bestandteil im Netzwerk der Ionenkanäle der vestibulären Haarzelle. Dieser wird dem L-Typ-Calciumkanal zugeordnet, besitzt aber im Vergleich zu den klassischen L-Typ-Kanälen ein anderes Inaktivierungsmuster (Arab et al. 2004). Dabei spielt dieser Kanal bei der mechanoelektrischen Transduktion eine sehr wichtige Rolle. Das Calcium, welches bei der Depolarisation in die Zelle hineinströmt, ist für weitere Freisetzung intrazellulären Calciums verantwortlich. Ferner wird die Transmitterausschüttung in den synaptischen Spalt dadurch induziert. Die Inhibition der spannungsabhängigen Calciumeinwärtsströme ist zur medikamentösen Therapie des M. Menière grundsätzlich geeignet. Arab et

al. untersuchten L-Typ-Calciumkanäle isolierter vestibulärer Typ II Haarzellen, um deren pharmakologische Beeinflussung zu klären. Dabei wurden Nifedipin und das bei M. Menière verwendete Cinnarizin zur Inhibition spannungsabhängiger Calciumströme eingesetzt. Es wurde bei Cinnarizin eine lokale Konzentration (IC_{50}) von 3μM festgestellt, welche deutlich unter der für die Vasodilatation benötigten Konzentration lag (Arab et al. 2004; Petkov et al. 2001). Es besteht deshalb Grund zur Annahme, dass die klinische Effektivität von Cinnarizin nicht nur auf Vasodilatation und Sedation beruht, sondern es besteht auch ein direkter Einfluss auf die vestibuläre Haarzelle und deren mechanoelektrische Transduktion.

TRPA1-Kanal: Bestandteil des Transduktionskanalkomplex?

Der TRPA1-Kanal gehört zur Familie der TRP-Kanäle. Diese stellen eine der größten Ionenkanalfamilien dar, sind ubiquitär verbreitet und gelten als multifunktionell. TRP-Kanäle werden in 3 große Subfamilien differenziert:

- TRPC, TRPV, TRPP Subfamilie
- TRPV5, TRPV6, TRPP1 Subfamilie
- TRPV, TRPM, TRPA Subfamilie

Während die ersten beiden Subfamilien in ZNS, Lunge, glatten Muskelzellen, Niere, Magen-Darm-Trakt und Plazenta nachgewiesen und dort u.a. für den intrazellulären Calciumhaushalt verantwortlich sind, werden Kanäle vom Typ TRPV, TRPM und TRPA in Zellen exprimiert, welche für die Thermosensation und die Mechanosensation funktionell bedeutsam sind. Der TRPA1-Kanal gehört ebenfalls zur Gruppe der TRP-Kanäle und fungiert in vielen Zellen als Nozizeptor sensorischer Neuronen (Story et al. 2003) und ist unter anderem für das Temperaturempfinden verantwortlich (Story et al. 2003; Kwan et al. 2006; Bautista et al. 2006). Auch an kochleären und vestibulären Haarzellen ist der TRPA1-Kanal inzwischen nachgewiesen (Corey et al. 2004).

Dort ist er an den Stereozilien und Kinozilien lokalisiert. Hier spielt der Kanal als Bestandteil des Transduktionskanal-Komplexes möglicherweise eine relevante Rolle in der elektromechanischen Reizweiterleitung der Haarzelle (Corey et al. 2004). Für die Transduktionsströme der vestibulären Haarzellen an TRPA1-Knockout-Mäusen bestätigten Kwan et al. dementgegen eine untergeordnete Rolle (Kwan et al. 2006). Die Autoren konnten allerdings eine schnellere Adaptation der Transduktionsströme nachweisen, was eine adäquate Charakterisierung der TRPA1-Kanal Funktion für den Transduktionsmechanismus erschwerte.

Betrachtet man die molekulare Struktur des TRPA1-Kanals, so weist dieser am N-Terminus 17 Ankyrinsequenzen auf, was ihm offenbar eine gewisse Elastizität verleiht (Sotomayor et al. 2005). Diese mechanosensitive Eigenschaft des TRPA1-Kanals, aber auch seine Lokalisation an beiden Enden der sog. tip links der Haarzelle (Denk et al. 1995) deuten auf die partielle Beteiligung von TRPA1 im Transduktionskanalkomplex hin. Es wurden deshalb in jüngerer Vergangenheit Studien veröffentlicht, welche sich mit diesem Kanal als potentiellem Bestandteil des Transduktionskanalkomplex befassen (Corey et al. 2004; Gillespie et al. 2005, Lin et al. 2005). Übereinstimmend wird dem TRPA1-Kanal eine mögliche Rolle bei der Mechanotransduktion attestiert. Im Schrifttum wird diese Ansicht alledings kontrovers diskutiert. Während sich der Kanal pharmakologisch wie andere TRP-Kanäle verhält und durch Gadolinium und Rutheniumrot blockiert wurde, inhibierten zusätzlich Aminoglykoside und Amilorid den TRPA1-Kanal (Nagata et al. 2005). Dies ist angesichts der bekannten pharmakologischen Eigenschaften des Transduktionskanals zu erwarten. Die experimentell ermittelte IC_{50} war jedoch jeweils unterschiedlich (Nagata et al. 2005).

Es ist viel mehr ein Zusammenspiel verschiedener Untereinheiten, welche den Transduktionskanalkomplex darstellen, anzunehmen. Der TRPA1-Kanal scheint in diesem Zusam-menhang ein wichtiger Baustein im Netzwerk zu sein. Es bedarf jedoch weiterer Studien, welche auf diese Fragestellung fokussieren, um letztendlich zu Erkenntnissen zu gelangen, die eine medikamentöse Therapie vestibulärer Funktionsstörungen, insbesondere des sog. M. Menière durch lokale und Befund-adaptierte Applikation von Pharmaka zulassen.

Literatur

Arab SF, Düwel P, Jüngling E, Westhofen M, Lückhoff A (2004) Inhibition of voltage-gated calcium currents in type II vestibular hair cells by cinnarizine. Naunyn Schmiedebergs Arch Pharmacol 369: 570-575

Bautista DM, Jordt SE, Nikai T, Tsuruda PR, Read AJ, Poblete J, Yamoah EN, Basbaum AI, Julius D (2006) TRPA1 mediates the inflammatory actions of environmental irritants and proalgesic agents. Cell 124: 1269-1282

Colletti V (2000) Medical treatment in Meniere`s disease: avoiding vestibular neurectomy and facilitating postoperative compensation. Acta Otolaryngol (Suppl) 544: 27-33

Corey DP, Garcia-Anoveros J, Holt JR, Kwan KY, Lin SY, Vollrath MA, Amalfitano A, Cheung EL, Derfler BH, Duggan A, Geleoc GS, Gray PA, Hoffman MP, Rehm HL, Tamasauskas D, Zhang DS (2004) TRPA1 is a candidate for the mechanosensitive transduction channel of vertebrate hair cells. Nature 432: 723-730

Denk W, Holt JR, Shepherd GM, Corey DP (1995) Calcium imaging of single stereocilia in hair cells: localization of transduction channels at both ends of tip links. Neuron 15: 1311-1321

Düwel P, Jüngling E, Westhofen M, Lückhoff A (2003) Potassium currents in vestibular type II hair cells activated by hydrostatic pressure. Neuroscience 116: 963-972

Düwel P, Haasler T, Jüngling E, Duong TA, Westhofen M, Lückhoff A (2005) Effects of cinnarizine on calcium and pressure-dependent potassium currents in guinea pig vestibular hair cells. Naunyn Schmiedebergs Arch.Pharmacol. 371: 441-448

Gillespie DP, Dumont RA, Kachar B (2005) Have we found the tip link, transduction channel, and gating spring of the hair cell?. Curr. Opin. Neurobiol. 15: 389-396

Kwan KY, Allchorne AJ, Vollrath MA, Christensen AP, Zhang DS, Woolf CJ, Corey DP (2006) TRPA1 Contributes to Cold, Mechanical, and Chemical

Nociception but Is Not Essential for Hair-Cell Transduction. Neuron 50: 277-289

Lin SY, Corey DP (2005) TRP channels in mechanosensation. Curr. Opin. Neurobiol. 15: 350-357

Nagata K, Duggan A, Kumar G, Garcia-Anoveros J (2005) Nociceptor and hair cell transducer properties of TRPA1, a channel of pain and hearing. J. Neurosci. 25: 4052-4061

Petkov GV, Fuse F, Saponara S, Gagov HS, Sgaragli GP, Boev KK (2001) Characterisation of voltage-gated calcium currents in freshly isolated smooth muscle cells from rat tail main artery. Acta Physiol Scand 173: 257-265

Sotomayor M, Corey DP, Schulte, K (2005) In search of the hair-cell gating spring elastic properties of ankyrin and cadherin repeats. Structure 13: 669-682

Story GM, Peier AM, Reeve AJ, Eid SR, Mosbacher J, Hricik TR, Earley TJ, Hergarden AC, Andersson DA, Hwang SW, McIntyre P, Jegla T, Bevan S, Patapoutian A (2003) ANKTM1, a TRP-like channel expressed in nociceptive neurons, is activated by cold temperatures. Cell 112: 819-829

Thomsen J, Schroder H, Klinken L, Jorgsen MB (1984) Meniere`s disease: peripheral or central origin. A neuroanatomical study. Acta Otolaryngol (Suppl) 406: 46-51

Regeneration und Zelltod von Sinneszellen der Cochlea und des Vestibularorgans

B. Mazurek, H. Haupt und A. Szczepek

Sinneszellen der Cochlea und des Vestibularorgans

Das Innenohr kann in drei Bereiche unterteilt werden: (1) Cochlea mit Corti-Organ, (2) Gleichgewichtsorgan mit Bogengangssystem und Crista ampularis sowie (3) Sacculus und Utriculus. In allen drei Bereichen befinden sich Sinneszellen (Haarzellen) und Stützzellen. Die Sinneszellen der menschlichen Cochlea unterteilen sich in ca. 12.000 äußere Haarzellen (ÄHZ) und ca. 3600 innere Haarzellen (IHZ) (Naumann et al. 1994). Die ÄHZ sind in drei Reihen und die IHZ in einer Reihe angeordnet. Sowohl IHZ als auch ÄHZ haben Stereozilien. Die Besonderheit der ÄHZ ist, dass sie sich durch das Motorprotein Prestin kontrahieren bzw. elongieren können. Zu den Stützzellen der Cochlea gehören die Deiters-Zellen, Hensen-Zellen, Pfeilerzellen, Phalangenzellen, Interdental-Zellen und Innere Sulkuszellen. Die Stützzellen spielen für die Regeneration eine bedeutende Rolle.

Die Sinneszellen des Vestibularorgans kommen in 2 Arten vor. Typ I ist vom Nervenkelch komplett umgeben und entwicklungsgeschichtlich jünger, der Typ II ist eher zylindrisch mit Kontakt zu mehreren Nervenfasern. Im Unterschied zu den Sinneszellen der Cochlea haben die des Vestibularorgans neben ca. 50-70 Stereozilien ein Kinozilium. Der Utriculus hat ca. 30.000 Sinneszellen, der Sacculus 18.000 (Naumann et al. 1994).

Der Zelltod

Da die Sinneszellen beim Säugetier in begrenzter Anzahl vorkommen, sind der Pathomechanismus des Zelltodes und die Möglichkeit, wie man den Zelltod beeinflussen kann, von besonderem Forschungsinteresse. Der Zelltod kann durch ein schädigendes Ereignis, z. B. Hypoxie, Ischämie, Stress oder Toxine, ausgelöst werden. Ein damit verbundener Mechanismus ist die ATP-Abnahme und nachfolgend die Membrandepolarisation. Dies bewirkt: Mitochondriendysfunktion, Aktivierung der Glykolyse, Anstieg der intrazellulären Kalzium-Konzentration, Glutamat-Ausschüttung.

In Abhängigkeit vom Grad der Schädigung kommt es zum Zelltod. Es gibt zwei Arten des Zelltodes: Apoptose und Nekrose. Beide Arten des Zelltodes kommen im Innenohr vor.

Die Nekrose ist eine passive Form des Zelltodes. Zeichen der Nekrose sind Zellschwellung, Schädigung der Zytoplasmamembran, Organellenschaden und -lyse, unterschiedlich lange DNA-Fragmente und Kondensation der DNA. Mit der Zerstörung der Zellmembran werden proteolytische Enzyme aus dem Zytoplasma freigesetzt, welche die Nachbarzellen zerstören. Das besondere Kennzeichen der Nekrose ist die ablaufende Entzündungsreaktion, die durch das Anlocken von Immunzellen hervorgerufen wird (Majno und Joris 1995).

Die Apoptose ist der programmierte Zelltod. Zeichen der Apoptose sind Zellschrumpfung, 'membrane blebbing', die Bildung von apoptotischen Körperchen, Chromatinverdichtung und DNA-Fragmentierung. Die Phagozytose der geschädigten Zellen erfolgt durch Nachbarzellen und Makrophagen ohne Entzündungsreaktionen (Lefebvre et al. 2002).

Von klinischer Sicht ist die Apoptose interessanter, da sie therapeutisch beeinflussbar ist. Die Apoptose kann allgemein durch ein externes Signal (extrinsischer Weg) oder durch ein inneres Signal (intrinsischer Weg) ausgelöst werden (Van De Water et al. 2004). Die gemeinsame Endstrecke beider Apoptosewege ist die Initiierung einer Signal-Kaskade, bei der verschiedene Proteasen (z. B. Caspasen) eine Rolle spielen und über Degradation von Proteinen und DNA den unumkehrbaren Zelltod einleiten (Ashe und Berry 2003). Der intrinsische Weg wird z. B. durch oxidativen Stress, in deren Folge sich reaktive Sauerstoffradikale bilden, ausgelöst. Das Protein Apaf1 ('apoptotic protease activating factor') wird von dem mitochondrienständigen Protein Bcl-2 gelöst. Es kommt zu einer Hemmung von Bcl-2 (antiapototisches Protein) und Aktivierung von Bax (proapototisches Protein) und damit zur Freisetzung von Cytochrome C aus den Mitochondrien. Im Zytoplasma bildet sich aus Apaf1, Cytochrom C, Procaspase 9 und dATP das Apoptosom. Dadurch wird die Caspase 9 aktiviert, was zur Aktivierung der Caspase 3 führt. Beim extrinsischen Weg werden durch Bindung externer Liganden an Membranrezeptoren intrazellulär Caspase 8 und 10 und dadurch Caspase 3 aktiviert, die als eine der wichtigsten Effektor-Proteasen der Apoptose gilt (Chen und Wang 2002; Nicotera et al., 2003).

Darüber hinaus existieren aber auch caspaseunabhängige Signalkaskaden, die ebenso zum Zelltod führen (Cande et al. 2002). Der JNK-Signalweg kann sowohl caspaseabhängig als auch caspasenunabhängig aktiviert werden (Davis, 2000).

Wie erfolgt die Verteilung des Zelltodes in der Cochlea, z. B. nach Lärm? Zahlreiche Arbeiten konnten zeigen, dass sich unter Lärm im Corti-Organ sowohl apotatische als auch nekrotische Zellkerne darstellen (Hu et al. 2000; Nicotera et al. 2001). Das bedeutet, dass bei Lärm die Sinneszellen sowohl über Apoptose als auch Nekrose untergehen und demzufolge nur ein Teil therapeutisch beeinflussbar ist. Interessant ist dabei die Rolle des Cytochrom C, das für die Zelltodentwicklung eine entscheidende Rolle spielt. Unter physiologischen Bedingungen ist die Cytochrom C-Freisetzung in der Cochlea relativ niedrig. Unmittelbar nach Lärm zeigt sich nur eine punktförmige Ablösung von Cytochrom C. Mit zunehmender Zeit nach Lärmbelastung wird verstärkt Cytochrom C freigesetzt. Interessant ist, dass sowohl apoptotische als auch nekrotische ÄHZ Cytochrom C freisetzen (Nicotera et al. 2003). Dies deutet darauf hin, dass Apoptose und Nekrose initial einen gemeinsamen Pathomechanismus benutzen.

In eigenen Experimenten konnten wir zeigen, dass die Haarzellen der Cochlea nach Schädigung durch Ischämie ebenfalls über Apoptose und Nekrose untergehen. Wachstumsfaktoren wie z. B. rhEPO ('recombinant human erythropoietin') oder rhIGF1 ('recombinant human insulin-like growth factor') konnten sowohl die apoptotische als auch nekrotische Haarzelltodesrate reduzieren (Andreeva et al. 2006). Dies spricht ebenfalls für einen initial gemeinsamen Pathomechanismus von Apoptose und Nekrose.

Vom therapeutischen Standpunkt aus kann man die zeitliche Entwicklung des Zelltodes prinzipiell in eine frühe und eine späte Phase unterteilen. Pathologische Veränderungen der frühen Zelltod-Phase sind Radikal-Bildung, Aktivierung von Transkriptionsfaktoren wie z. B. cJun, der cJun-N-terminal Kinase aber auch die Kalzium-Freisetzung (Matsui und Cotanche 2004). Therapeutische Ansätze in der frühen Phase sind demzufolge Antioxidanzien (Kawamoto et al. 2004) oder die Blockierung von c-Jun (Pirvola et al. 2000; Wang et al. 2003; Ylikoski et al. 2002). In der späten Phase sind Veränderungen in der Cytochrom C-Freisetzung, Bax- und Caspasen-Aktivierung zu verzeichnen. Daraus folgen als Therapieansätze in der späten Phase die Hochregulation von antiapoptotischen Faktoren wie Bcl-2 (Cunningham et al. 2004) oder Caspase-Inhibitoren (BAF, zVAD) (Forge und Li, 2000; Matsui et al., 2003; Raphael, 2002). Forge und Li (2000) konnten an mit Gentamycin behandelten Kulturen des Utriculus zeigen, dass die Zugabe von BAF ('benzyloxycarbonylaspartyl-(O-methyl)fluoromethyl ketone') die Haarbündel der Utriculus-Zellen wieder ohne morphologische Veränderung darstellen lässt.

Regeneration

Um Einblick in Regenerationsprozesse zu bekommen, ist das Verständnis von biologischen Abläufen der Zellteilung eine wichtige Voraussetzung. Die Grundlage hierfür bildet der Zellzyklus, der aus einer G1-, S-, G2- und M-Phase besteht. In der G1-Phase erfolgt die Entscheidung, ob sich eine Zelle teilt oder nicht. Die Entscheidungsstelle hierfür ist der so genannte Restriktionspunkt, von dem ab die Zellen mitogenunabhängig sind und den Zellzyklus nach einem starren Programm beenden. Bleiben z. B. mitogene Stimuli aus, können die Zellen den Restriktionspunkt nicht überwinden und bleiben im Zellzyklusarrest (Löwenheim 2002). In der S-Phase kommt es zur DNA-Synthese, die G2-Phase dient der direkten Vorbereitung zur Mitose, und in der M-Phase erfolgt die eigentliche Kern- und Zellteilung (Walshe et al. 2003). Zwei Proteine sind im Zellzyklus besonders hervorzuheben: 'cyclin dependent kinase inhibitor' p27 und Retinoblastomaprotein pRb. Nach dem Austritt aus dem Zellzyklus und der terminalen Mitose erfolgt die phänotypische Differenzierung, die normalerweise beim Säugetier irreversibel ist.

Bei der Differenzierung des Innenohres entwickeln sich aus der Otozyste sowohl Neuroblasten, nichtsensorische Zellen als auch prosensorische Zellen. Die prosensorischen Zellen können sich spezialisieren in vestibuläre oder auditorisch prosensorische Zellen, aus denen dann sowohl Haarzellen als auch Stützzellen des Vestibularorgans und der Cochlea entstehen können. Für die Haarzellentwicklung ist der Transkriptionsfaktor Atoh1 von besonderer Bedeutung. Die Anzahl der Zellen, die zu Haarzellen werden, ist durch die Aktivierung des Notch1-Signalweges festgelegt. Notch aktiviert in den Haarzellen die zwei Notch-Liganden Gene Jag2 und Delta1 (Dll1) und in den angrenzenden Stützzellen die Gene HES1 und HES5, deren Hochregulation zur Blockierung von Atoh1 führt (Kelley 2006). Bei der Entwicklung des Innenohres der Maus stellt sich am embryonalen Tag E 10 die Otozyste dar, am E 13,5 findet die terminale Mitose statt, und zwischen dem E 13,5 und 14,5 schließt sich die Differenzierung in Haarzellen, Stützzellen und Neurone an. Am postnatalen Tag P 14 ist die Differenzierung abgeschlossen und das Ohr der Maus funktionstüchtig (Holley 2005).

Prinzipiell lässt sich der Prozess der Regeneration von Sinneszellen in 5 Schritte unterteilen: Schädigung, Proliferation, Differenzierung, Reifung und funktionelle Ausprägung. Im Gegensatz zur Situation beim Menschen und Säugern besitzen andere Vertebraten, z. B. der Vogel, die Fähigkeit zu spontaner Haarzellregeneration. Diese beruht im Wesentlichen auf einer Neubildung von Haarsinneszellen, die aus Zellteilung benachbarter Stützzellen hervorgehen. Auch Fische und Urodelen haben die Fähigkeit zur Haarzellregeneration und bilden ihr gesamtes Leben neue Haarzellen (Löwenheim 2002).

Beim Gleichgewichtsorgan des Vogels befinden sich die Stützzellen im Zustand kontinuierlicher Proliferation, d. h. Sinneszellen werden alle 20 Tage neu gebildet (Jorgensen und Mathiesen 1988; Kil et al. 1997). In der Cochlea des Vogels zeigen die Haarzellen/Stützzellen keine spontane Zellteilung, d. h. sie sind primär nicht proliferativ, aber die Stützzellen können durch einen Triggermechanismus in den Zellzyklus erneut eintreten (Corwin und

Cotanche 1988; Cotanche,1987). Dagegen konnte beim Säuger im Gleichgewichtsorgan nur eine begrenzte, geringe Proliferation der Stützzellen festgestellt werden, während in der Cochlea keine Proliferation nach Schädigung zu verzeichnen ist (Warchol et al. 1993). So entstehen im Vestibularorgan des Säugers nach Schädigung Ersatzhaarzellen durch zelluläre Reparatur überlebender Haarzellen (Zheng et al. 1999) oder durch direkte Konversion (Umwandlung) von Stützzellen (Forge et al. 1998; Li und Forge 1997). Folgende Wege werden für eine Haarzellregeneration beim Säugetier diskutiert (Yamasoba und Kondo 2006): 1. Regeneration von Sinneszellen aus Stützzellen durch Mitose (Schlüsselgene p27, p19, pRb), 2. Regeneration (Haarzellerneuerung) von Sinneszellen durch Konversion aus Stützzellen ohne Mitose (Aktivierung von Atho1, Hes1, Hes5), 3. Regeneration (Haarzellerneuerung) von Sinneszellen aus Stamm- oder Vorläuferzellen.

Beeinflussung des Zellzyklus

Bei der Beeinflussung des Zellzyklus sind 2 Gene von besonderer Bedeutung: p27 und pRb. Im entwickelten Innenohr verlassen die prosensorischen Zellen den Zellzyklus und beginnen p27 zu exprimieren. p27 ist ein negativer Regulator der Mitose. Die Vorläuferzellen differenzieren dann in Haarzellen und Stützzellen. In den Stützzellen wird p27 kontinuierlich exprimiert (Holley 2005). In den Haarzellen ist p27 runterreguliert bevor sie beginnen zu differenzieren (Taylor und Forge 2005).

Dagegen wird pRb in den Haarzellen beim Beginn der Differenzierung exprimiert. Das pRb ist ebenfalls ein negativer Regulator der Mitose; er hemmt die Haarzellen daran, in den Zellzyklus wieder einzutreten. pRb ist auch als Tumorsuppressor bekannt und kommt in zwei unterschiedlichen Formen in Abhängigkeit von Phosphorylierungszustand vor. In der aktiven, dephosphorylierten Form bindet und hemmt pRb den Transkriptionsfaktor E2F und verhindert so die Überwindung des Restriktionspunktes und den Eintritt in den Zellzyk-

lus. In der inaktiven phosphorylierten Form verliert pRb seine Bindung an E2F und leitet die Transkription zur S-Phase ein (Löwenheim 2002).

Ein anderer negativer Inhibitor des Zellzyklus ist p19, das mit p27 koexprimiert wird und in differenzierten Haarzellen persisiert. Mäuse mit einem homozygoten Gendefekt von p19 bilden ein normales Epithel in der Cochlea aus, aber die Haarzellen treten in den ersten Wochen nach der Geburt in den Zellzyklus erneut ein und sterben durch Apoptose (Chen et al. 2003). Demzufolge können durch Abwesenheit/Delektion von p27 die Stützzellen oder von pRb die Haarzellen wieder in den Zellzyklus eintreten und sich durch Mitose regenerieren.

Löwenheim et al. (1999, 2003) und Kanzaki et al. (2006) konnten an homozygoten Knockout-Mäusen (P 7 und P 21), an denen das Gen p27 komplett ausgeschaltet wurde, phänotypisch 3 bis 4 Reihen ÄHZ und 1 bis 2 Reihen IHZ Regionen sowie die daraus resultierende Verengung des Cortischen Tunnels und der Nuelschen Räume nachweisen. Gleichzeitig wurde in der homozygoten Maus eine Zunahme der Anzahl der Deiters-Zellen und Pillar-Zellen gefunden (Löwenheim et al. 1999; Löwenheim 2003). Der allgemeine Phänotyp der p27 Knock-out-Maus besteht in Gigantismus, Multiorganhyperplasie, weiblicher Sterilität und Hypophysentumoren (Fero et al. 1996). Bezüglich der Proliferationskapazität lässt sich feststellen, dass bei der p27 homozygoten Maus die Zellteilung nicht während der embryonalen Entwicklung abgeschaltet wird, sondern über den Zeitpunkt der terminalen Mitose bis zum Alter, wenn hier auch reduziert, spontan weiter verläuft. Interessant ist, dass es aufgrund der veränderten Zytostruktur zu einer Anhebung der Hörschwelle und zum Hörverlust kommt (Chen und Segil 1999; Kanzaki et al. 2006; Löwenheim et al. 1999; Löwenheim 2003). Dies wird so interpretiert, dass die Innervation in den vermehrten Haarzellen in der p27 Knock-out-Maus anormal ist, obwohl p27 auch eine

Rolle in der Differenzierung von neuronalem Gewebe spielt (Baldassarre et al. 2000; Sasaki et al. 2000).

Ein anderes wichtiges Gen des Zellzyklus ist pRb, das als Schlüsselmediator der terminalen Mitose gilt und von postnatalen Haarzellen prominent exprimiert wird. Wenn Mutationen des pRb vorliegen, können Haarzellen wieder in den Zellzyklus eintreten und neue Haarzellen bilden. So konnte bei pRb homozygoten Mäusen (E 18,5) eine starke Zunahme von Haarzellen im Utriculus und in der Cochlea nachgewiesen werden (Sage et al. 2005; Taylor und Forge 2005). Unglücklicherweise sterben die pRb Knock-out-Mäuse bei der Geburt, so dass der Effekt der Überproduktion der Haarzellen auf die Cochlea-Funktion im reifen Corti-Organ nicht bekannt ist (Matsui et al. 2005). Prinzipiell besteht beim Nutzen von Zellzyklus-Genen für die Gentherapie das Risiko des Entstehens maligner Tumore durch das Eingreifen in den Zellzyklus (Atar und Avraham 2005).

Beeinflussung der Differenzierung

Ein spezieller Transkriptionsfaktor für die Differenzierung von Haarzellen ist Atoh1. Man konnte zeigen, dass homozygote Atoh1-Mutationen keine Haarzellen und Vestibularis-Sinneszellen entwickeln (Bermingham et al. 1999; Jones et al. 2006). In ausgewachsenen Haarzellen ist Atoh1 runterreguliert. Hes1 und Hes5 sind negative Regulatoren von Atoh1. Mutationen der Gene Hes1 und 5 führen zu einer Zunahme von Haarzellen im Vergleich zum Wildtyp. Hes1 Knock-out-Tiere weisen mehr IHZ und Hes5 Knock-out-Tiere mehr ÄHZ auf (Zheng et al. 2000; Zine et al. 2001). Atoh1 ermöglicht die direkte Transdifferenzierung aus den Stützzellen. *In vivo* Experimente konnten zeigen, dass Meerschweinchen, die adenoviral mit Atoh1 transfiziert wurden, nach kompletter Haarzellzerstörung durch Gentamycin neue Haarzellen bilden (Oshima und Heller 2005). Bereits nach 4 Tagen konnte man Atoh1-positive Zellen identifizieren. Zwei Monate später zeigten sich neue

Haarzellen, die eine normale Morphologie und Orientierung aufwiesen. Die strikte Anordnung der 3 Reihen ÄHZ war gestört (Izumikawa et al. 2005; Minoda et al. 2004). Zusätzlich wurden ektope Haarzellen außerhalb des Corti-Organs gefunden. Sie finden sich auch im Gebiet der Hensen-Zellen, der inneren Sulkuszellen und Interdental-Zellen. Die ektopen Haarzellen sind nicht vollständig differenziert und ihre Stereozilien erscheinen dysmorph (Izumikawa et al. 2005; Minoda et al. 2004). Gleichzeitig konnte gezeigt werden, dass sowohl zu den ektopen als auch zu den neuen Haarzellen im Corti-Organ Axone auswachsen (Kawamoto et al. 2003). Diese morphologischen Erkenntnisse wurden durch die Hörmessung unterstrichen. Die mit Kanamycin beidseits ertaubten Tiere zeigten auf dem adenoviral transfizierten Ohr eine deutliche Hörverbesserung gegenüber dem nicht-transfizierten Ohr (Izumikawa et al. 2005).

Stammzellen

Eine weitere Möglichkeit der Regeneration ist die Implantation von Stammzellen. Auch hier handelt es sich um eine Konversion von Stammzellen in neue Haarzellen ohne Zellteilung. Insgesamt bringt der Ersatz von Körpergewebe durch Stammzellen eine große Hoffnung für die Medizin der kommenden Jahrzehnte. Forschungsgebiete zum jetzigen Zeitpunkt sind u. a. die Parkinson Erkrankung und insulinpflichtiger Diabetes (Bjorklund et al. 2002; Rajagopal et al. 2003).

Stammzellen haben prinzipiell das Potenzial zur Selbsterneuerung. Man unterscheidet embryonale und adulte Stammzellen. Embryonale Stammzellen sind pluripotent und können in mesodermales, ektodermales und endodermales Gewebe differenzieren. Die adulten Stammzellen, wie z. B. die hämopoetischen, neuronalen und intestinalen Stammzellen, sind dagegen multipotent und können sich in mehrere Zellarten eines Gewebes differenzieren (Parker und Cotanche 2004). Aktuelle biologische Probleme der Stammzellenforschung sind die gerichtete Differenzierung und die

Immunabstoßung. Hinzu kommen ethische Überlegungen. *In vitro* konnten aus embryonalen Stammzellen der Maus Vorläuferzellen von Haarsinneszellen generiert werden (Li et al., 2003b). Die Vorläuferzellen exprimierten sensorische Markergene und ließen sich nach Implantation in das Innenohr von Hühner-Embryos integrieren. *In vivo* bildeten diese Zellen auch Stereozilienbündel. Ebenso gelang es, aus adulten Stammzellen die Differenzierung in haarsinneszellähnliche Zellen anhand typischer Markerexpression nachzuweisen (Li et al. 2003a). So konnten in ersten Experimenten adulte neuronale Stammzellen in die Scala tympani implantiert werden. Nach 4 Wochen konnte das Überleben der Stammzellen, ihr Einwandern in Cochlea-Gewebe und das Einnehmen von Haarzell-Positionen nachgewiesen werden (Ito et al. 2001; Tateya et al. 2003). Allerdings lag die Überlebensrate von adulten neuronalen Stammzellen der Maus, die in die ausgereifte Cochlea von Meerschweinchen gegeben wurden, nach 4 Wochen nur bei 0,4-0,7 % (Hu et al. 2005). Die Hoffnung ist, dass sich Tochterzellen in Spiralganglien, Haarzellen und Stützzellen entwickeln.

Ausblick

Eine wesentliche Grundlage für Fortschritte der Regeneration verschiedener Sinneszellen sind Microarray-Untersuchungen. Microarrays stellen neue experimentelle Techniken dar, wodurch man Tausende von Genen gleichzeitig untersuchen und damit eine Momentaufnahme der Genexpression in Zellen liefern kann. Das bietet zwei Vorteile: 1. ein besseres Verständnis komplexer molekularer Prozesse und 2. die Analyse unbekannter Genprodukte.

Das Prinzip der Microarray-Untersuchung besteht darin, dass eine große Anzahl von DNA-Fragmenten bekannter und unbekannter Gene auf einem Chip fixiert ist. RNA aus Versuchsgewebe wird isoliert, in cDNA umgeschrieben, mit Fluoreszenzfarbstoff markiert und mit komplementären Sequenzen auf dem DNA-Chip hybridisiert. Die Intensität der Flu-

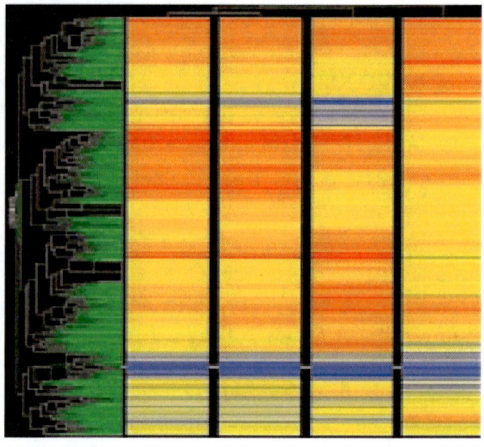

Abb. 1
Ergebnis der Berechnung von hierarchischen Clustern einer eigenen vergleichenden Microarray-Untersuchung von Corti-Organ (2x), Stria vascularis und Modiolus (von links) der neugeborenen Ratte. Rot = hohe Expression, blau = niedrige Expression, gelb = mittlere Expression.

oreszenz-Signale erlaubt eine quantitative Aussage über den Genexpressionsstatus. Abbildung 1 zeigt das Ergebnis (hierarchische Clusteranalyse) einer eigenen vergleichenden Microarray-Untersuchung von Corti-Organ, Stria vascularis und Modiolus der neugeborenen Ratte. Dabei wird jedes Gen durch eine farbige Linie repräsentiert. In der Darstellung bedeutet die Farbe Rot eine hohe, die Farbe Blau eine niedrige und die Farbe Gelb eine mittlere Genexpression. Man sieht, dass sich die 3 cochleären Regionen unterscheiden und dass die Genexpressionen von Corti-Organ und Modiolus ähnlicher sind als die der Stria vascularis.

Ein anderer wichtiger Punkt für die Haarzell-Regeneration ist das Einschleusen von DNA in die Zelle. Es gibt unterschiedliche Möglichkeiten, um genetische Regulatoren in die Cochlea zu bekommen. Adenoviren transfizieren effizient und haben eine große Aufnahmefähigkeit und keine zytotoxischen Effekte. Adenoassoziierte Viren haben hingegen eine geringere Aufnahmefähigkeit für Fremdgene. Herpes-Viren besitzen eine langfristige Aktivität, die zum Teil unerwünscht ist. Nichtvirale Shuttle-Verfahren, wie z. B. Liposomen, zeichnen sich durch eine geringe Gentransfereffizienz aus, beinhalten aber keine Fremd-DNA außer dem transferierten Gen (Holt 2002; Maiorana und Staecker 2005). Neuere nichtvirale Shuttle-Verfahren, die diskutiert werden, sind Nanopartikel.

Für das Innenohr spielen die Zugangswege für die Applikation von Genmodulatoren eine nicht unerhebliche Rolle. Zugangswege, die im Moment für die Innenohrregeneration genutzt werden, sind das runde Fenster, die Cochleostomie und die Utriculostomie (Duan et al. 2004).

Zusammenfassend sind die Zelltodprävention, die Hemmung negativer Regulatoren wie p27 und pRb, die Genmanipulation wie mit Atoh1 und die Stammzelltherapie potenzielle therapeutische Ansätze zur Sinneszellerneuerung.

Literatur

Andreeva N, Nyamaa A, Haupt H, Gross J, Mazurek B (2006) Recombinant human erythropoietin prevents ischemia-induced apoptosis and necrosis in explant cultures of the rat organ of Corti. Neurosci Lett 396: 86-90

Ashe PC, Berry MD (2003) Apoptotic signaling cascades. Prog Neuropsychopharmacol Biol Psychiatry 27: 199-214

Atar O, Avraham KB (2005) Therapeutics of hearing loss: expectations vs reality. Drug Discov Today 10: 1323-1330

Baldassarre G, Boccia A, Bruni P, Sandomenico C, Barone MV, Pepe S, Angrisano T, Belletti B, Motti ML, Fusco A, Viglietto G (2000) Retinoic acid induces neuronal differentiation of embryonal carcinoma cells by reducing proteasome-dependent proteolysis of the cyclin-dependent inhibitor p27. Cell Growth Differ 11: 517-526

Bermingham NA, Hassan BA, Price SD, Vollrath MA, Ben Arie N, Eatock RA, Bellen HJ, Lysakowski A, Zoghbi HY (1999) Math1: an essential gene for the generation of inner ear hair cells. Science 284: 1837-1841

Bjorklund LM, Sanchez-Pernaute R, Chung S, Andersson T, Chen IY, McNaught KS, Brownell AL, Jenkins BG, Wahlestedt C, Kim KS, Isacson O (2002) Embryonic stem cells develop into functional dopaminergic neurons after transplantation in a Parkinson rat model. Proc Natl Acad Sci U S A 99: 2344-2349

Cande C, Cecconi F, Dessen P, Kroemer G (2002) Apoptosis-inducing factor (AIF): key to the conserved caspase-independent pathways of cell death? J Cell Sci 115: 4727-4734

Chen M, Wang J (2002) Initiator caspases in apoptosis signaling pathways. Apoptosis 7: 313-319

Chen P, Segil N (1999) p27(Kip1) links cell proliferation to morphogenesis in the developing organ of Corti. Development 126: 1581-1590

Chen P, Zindy F, Abdala C, Liu F, Li X, Roussel MF, Segil N (2003) Progressive hearing loss in mice lacking the cyclin-dependent kinase inhibitor Ink4d. Nat Cell Biol 5: 422-426

Corwin JT, Cotanche DA (1988) Regeneration of sensory hair cells after acoustic trauma. Science 240: 1772-1774

Cotanche DA (1987) Regeneration of hair cell stereociliary bundles in the chick cochlea following severe acoustic trauma. Hear Res 30: 181-195

Cunningham LL, Matsui JI, Warchol ME, Rubel EW (2004) Overexpression of Bcl-2 prevents neomycin-induced hair cell death and caspase-9 activation in the adult mouse utricle in vitro. J Neurobiol 60: 89-100

Davis RJ (2000) Signal transduction by the JNK group of MAP kinases. Cell 103: 239-252

Duan M, Venail F, Spencer N, Mezzina M (2004) Treatment of peripheral sensorineural hearing loss: gene therapy. Gene Ther 11 Suppl 1: S51-S56

Fero ML, Rivkin M, Tasch M, Porter P, Carow CE, Firpo E, Polyak K, Tsai LH, Broudy V, Perlmutter RM, Kaushansky K, Roberts JM (1996) A syndrome of multiorgan hyperplasia with features of gigantism, tumorigenesis, and female sterility in p27(Kip1)-deficient mice. Cell 85: 733-744

Forge A, Li L (2000) Apoptotic death of hair cells in mammalian vestibular sensory epithelia. Hear Res 139: 97-115

Forge A, Li L, Nevill G (1998) Hair cell recovery in the vestibular sensory epithelia of mature guinea pigs. J Comp Neurol 397: 69-88

Holley MC (2005) Keynote review: The auditory system, hearing loss and potential targets for drug development. Drug Discov Today 10: 1269-1282

Holt JR (2002) Viral-mediated gene transfer to study the molecular physiology of the Mammalian inner ear. Audiol Neurootol 7: 157-160

Hu BH, Guo W, Wang PY, Henderson D, Jiang SC (2000) Intense noise-induced apoptosis in hair cells of guinea pig cochleae. Acta Otolaryngol 120: 19-24

Hu Z, Wei D, Johansson CB, Holmstrom N, Duan M, Frisen J, Ulfendahl M (2005) Survival and neural differentiation of adult neural stem cells transplanted into the mature inner ear. Exp Cell Res 302: 40-47

Ito J, Kojima K, Kawaguchi S (2001) Survival of neural stem cells in the cochlea. Acta Otolaryngol 121: 140-142

Izumikawa M, Minoda R, Kawamoto K, Abrashkin KA, Swiderski DL, Dolan DF, Brough DE, Raphael Y (2005) Auditory hair cell replacement and hearing improvement by Atoh1 gene therapy in deaf mammals. Nat Med 11: 271-276

Jones JM, Montcouquiol M, Dabdoub A, Woods C, Kelley MW (2006) Inhibitors of differentiation and DNA binding (Ids) regulate Math1 and hair cell formation during the development of the organ of Corti. J Neurosci 26: 550-558

Jorgensen JM, Mathiesen C (1988) The avian inner ear. Continuous production of hair cells in vestibular sensory organs, but not in the auditory papilla. Naturwissenschaften 75: 319-320

Kanzaki S, Beyer LA, Swiderski DL, Izumikawa M, Stover T, Kawamoto K, Raphael Y (2006) p27(Kip1) deficiency causes organ of Corti pathology and hearing loss. Hear Res 214: 28-36

Kawamoto K, Ishimoto S, Minoda R, Brough DE, Raphael Y (2003) Math1 gene transfer generates new cochlear hair cells in mature guinea pigs in vivo. J Neurosci 23: 4395-4400

Kawamoto K, Sha SH, Minoda R, Izumikawa M, Kuriyama H, Schacht J, Raphael Y (2004) Antioxidant gene therapy can protect hearing and hair cells from ototoxicity. Mol Ther 9: 173-181

Kelley MW (2006) Regulation of cell fate in the sensory epithelia of the inner ear. Nat Rev Neurosci 7: 837-849

Kil J, Warchol ME, Corwin JT (1997) Cell death, cell proliferation, and estimates of hair cell life spans in the vestibular organs of chicks. Hear Res 114: 117-126

Lefebvre PP, Malgrange B, Lallemend F, Staecker H, Moonen G, Van De Water TR (2002) Mechanisms of cell death in the injured auditory system: otoprotective strategies. Audiol Neurootol 7: 165-170

Li H, Liu H, Heller S (2003a) Pluripotent stem cells from the adult mouse inner ear. Nat Med 9: 1293-1299

Li H, Roblin G, Liu H, Heller S (2003b) Generation of hair cells by stepwise differentiation of embryonic stem cells. Proc Natl Acad Sci U S A 100: 13495-13500

Li L, Forge A (1997) Morphological evidence for supporting cell to hair cell conversion in the mammalian utricular macula. Int J Dev Neurosci 15: 433-446

Löwenheim H (2002) Grundlagen der In-vivo-Regeneration im Kopf-Hals-Bereich. Laryngorhinootologie 81 Suppl 1: 1-23

Löwenheim H (2003) Regenerative medicine for diseases of the head and neck: principles of in vivo regeneration. DNA Cell Biol 22: 571-592

Löwenheim H, Furness DN, Kil J, Zinn C, Gultig K, Fero ML, Frost D, Gummer AW, Roberts JM, Rubel EW, Hackney CM, Zenner HP (1999) Gene disruption of p27(Kip1) allows cell proliferation in the postnatal and adult organ of corti. Proc Natl Acad Sci U S A 96: 4084-4088

Maiorana CR, Staecker H (2005) Advances in inner ear gene therapy: exploring cochlear protection and regeneration. Curr Opin Otolaryngol Head Neck Surg 13: 308-312

Majno G, Joris I (1995) Apoptosis, oncosis, and necrosis. An overview of cell death. Am J Pathol 146: 3-15

Matsui JI, Cotanche DA (2004) Sensory hair cell death and regeneration: two halves of the same equation. Curr Opin Otolaryngol Head Neck Surg 12: 418-425

Matsui JI, Haque A, Huss D, Messana EP, Alosi JA, Roberson DW, Cotanche DA, Dickman JD, Warchol ME (2003) Caspase inhibitors promote vestibular hair cell survival and function after aminoglycoside treatment in vivo. J Neurosci 23: 6111-6122

Matsui JI, Parker MA, Ryals BM, Cotanche DA (2005) Regeneration and replacement in the vertebrate inner ear. Drug Discov Today 10: 1307-1312

Minoda R, Izumikawa M, Kawamoto K, Raphael Y (2004) Strategies for replacing lost cochlear hair cells. Neuroreport 15: 1089-1092

Naumann HH, Helms J, Herberhold C, Kastenbauer E (1994) Oto-Rhinolaryngologie in Klinik und Praxis. Band 1 Ohr. Thieme, Stuttgart

Nicotera TM, Henderson D, Hu BH, Zheng XY (2001) Noise exposure and mechansims of hair cell death. In: Henderson D, Prasher D, Kopke R, Salvi R, Hamernik R (Hrsg) Noise induced hearing loss: basic mechanisms, prevention and control. Noise research Network Publications, London S 99-117

Nicotera TM, Hu BH, Henderson D (2003) The caspase pathway in noise-induced apoptosis of the chinchilla cochlea. J Assoc Res Otolaryngol 4: 466-477

Oshima K, Heller S (2005) Sound from silence. Nat Med 11: 249-250

Parker MA, Cotanche DA (2004) The potential use of stem cells for cochlear repair. Audiol Neurootol 9: 72-80

Pirvola U, Xing-Qun L, Virkkala J, Saarma M, Murakata C, Camoratto AM, Walton KM, Ylikoski J (2000) Rescue of hearing, auditory hair cells, and neurons by CEP-1347/KT7515, an inhibitor of c-Jun N-terminal kinase activation. J Neurosci 20: 43-50

Rajagopal J, Anderson WJ, Kume S, Martinez OI, Melton DA (2003) Insulin staining of ES cell progeny from insulin uptake. Science 299: 363

Raphael Y (2002) Cochlear pathology, sensory cell death and regeneration. Br Med Bull 63: 25-38

Sage C, Huang M, Karimi K, Gutierrez G, Vollrath MA, Zhang DS, Garcia-Anoveros J, Hinds PW, Corwin JT, Corey DP, Chen ZY (2005) Proliferation of functional hair cells in vivo in the absence of the retinoblastoma protein. Science 307: 1114-1118

Sasaki K, Tamura S, Tachibana H, Sugita M, Gao Y, Furuyama J, Kakishita E, Sakai T, Tamaoki T, Hashimoto-Tamaoki T (2000) Expression and role of p27(kip1) in neuronal differentiation of embryonal carcinoma cells. Brain Res Mol Brain Res 77: 209-221

Tateya I, Nakagawa T, Iguchi F, Kim TS, Endo T, Yamada S, Kageyama R, Naito Y, Ito J (2003) Fate of neural stem cells grafted into injured inner ears of mice. Neuroreport 14: 1677-1681

Taylor R, Forge A (2005) Developmental biology. Life after deaf for hair cells? Science 307: 1056-1058

Van De Water TR, Lallemend F, Eshraghi AA, Ahsan S, He J, Guzman J, Polak M, Malgrange B, Lefebvre PP, Staecker H, Balkany TJ (2004) Caspases, the enemy within, and their role in oxidative stress-induced apoptosis of inner ear sensory cells. Otol Neurotol 25: 627-632

Walshe P, Walsh M, McConn WR (2003) Hair cell regeneration in the inner ear: a review. Clin Otolaryngol 28: 5-13

Wang J, Van De Water TR, Bonny C, de Ribaupierre F, Puel JL, Zine A (2003) A peptide inhibitor of c-Jun N-terminal kinase protects against both aminoglycoside and acoustic trauma-induced auditory hair cell death and hearing loss. J Neurosci 23: 8596-8607

Warchol ME, Lambert PR, Goldstein BJ, Forge A, Corwin JT (1993) Regenerative proliferation in inner ear sensory epithelia from adult guinea pigs and humans. Science 259: 1619-1622

Yamasoba T, Kondo K (2006) Supporting cell proliferation after hair cell injury in mature guinea pig cochlea in vivo. Cell Tissue Res 325: 23-31

Ylikoski J, Xing-Qun L, Virkkala J, Pirvola U (2002) Blockade of c-Jun N-terminal kinase pathway attenuates gentamicin-induced cochlear and vestibular hair cell death. Hear Res 163: 71-81

Zheng JL, Frantz G, Lewis AK, Sliwkowski M, Gao WQ (1999) Heregulin enhances regenerative proliferation in postnatal rat utricular sensory epithelium after ototoxic damage. J Neurocytol 28: 901-912

Zheng JL, Shou J, Guillemot F, Kageyama R, Gao WQ (2000) Hes1 is a negative regulator of inner ear hair cell differentiation. Development 127: 4551-4560

Zine A, Aubert A, Qiu J, Therianos S, Guillemot F, Kageyama R, de Ribaupierre F (2001) Hes1 and Hes5 activities are required for the normal development of the hair cells in the mammalian inner ear. J Neurosci 21: 4712-4720

Experimente an der Ampulle bei BPPV

Experiments of semicircular ampulla and BPPV mechanism

M. Suzuki

Introduction

BPPV is the most common vestibular disorder with good prognosis. The pathophysiology has been debated for long time, but recently canalolithiasis has been credited as the most potential mechanism since physical maneuver and posterior canal plugging operation were developed (Epley 1997; Parnes und McClure 1992). However, there are some cases that resist treatments or recur for many times. The mechanism of these cases should be further investigated. One of the feasible approach to pathophysiology of BPPN is to study basic vestibular structure, such as otolith and cupula. In this paper, basic aspects of the otolithic organ and the semicircular canal (SC) cupula as well as model experiments using the isolated labyrinth are presented.

This paper consists of two major parts, one is morpho-physiological properties of cupula and semicircular canal, and the second is model experiments of BPPV.

Morpho-physiological properties of cupula and semicircular canal

This section includes 4 topics, 1: Sensitivity of cupula surface, 2: Removal and replacement of cupula, 3: Physiological localization of SC receptors. 4: Change of cupula shape due to aminoglycosides. Most of these experiments were performed using bull frog labyrinths. There are several reasons of using frog's labyrinth. First, the labyrinth with rather tough membrane tolerates experimental manipulation. Secondly, vestibular sensory cells can survive in Ringer's solution for several hours after decapitation. Thirdly, frog's vestibular organ is very similar to that of the mammals. Finally, it has been used intensively for vestibular research for many years.

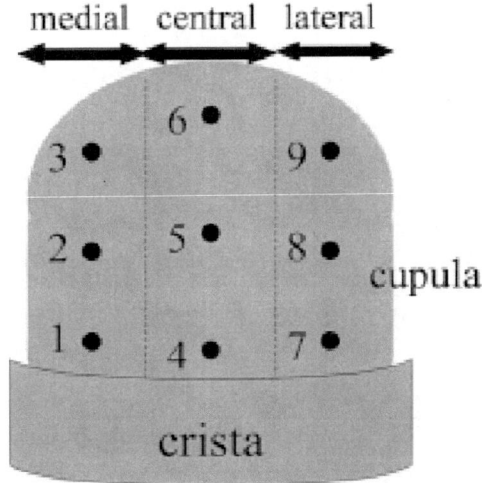

Fig. 1
Points of stimulation on the cupula surface. The cupula surface of the utricular side of PC was divided into 3 sections. Three points from the base to the top were selected in each section.

Sensitivity of cupula surface

Sensitivity of the cupula surface as a mechanical transducer was studied using isolated posterior semicircular canal (PC) (Suzuki und Harada 1985). The membranous wall was cut around the ampullary dome and was removed, thus exposing the entire cupula as is attached to the crista with the base.

Nine points of the cupula surface of the utricular side were selected as stimulus points (Fig. 1). Each point was mechanically depressed using a fine glass pipette for 10 μ m and the PC ampullary action potentials (CAP)were recorded via glass suction electrode. Three points at the cupula base yielded the greatest potentials in terms of the maximum spike counts. The CAP of other points were expressed in percentage with that of the center-base point as 100 %. The CAP decreased as the stimulus points go to the cupula top (Fig. 2), resulting in about 50% at the top 3 points. There is a gradient of response sensitivity on the cupula surface. This indicates that BPPV symptom may differ according to the location of the otolith attached on the cupula which is known as cupulolithiasis.

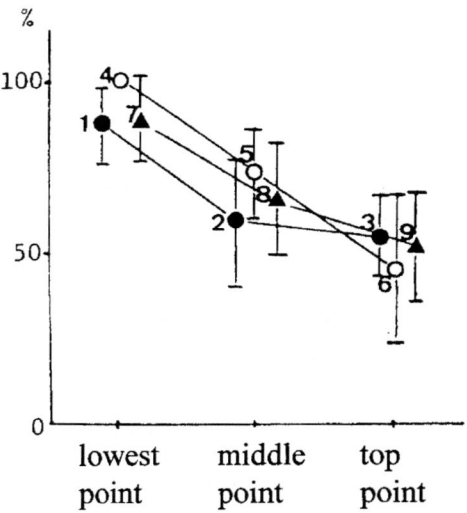

Fig. 2
CAP induced by depression to each point. The maximum spike counts of each point is expressed in % with that of point 4 as 100%.

Removal and replacement of the cupula

The cupula was removed using a fine glass hook from the crista (Suzuki et al. 1984). CAP in response to mechanical endolymphatic flows with 5 grades were compared before and after the cupula removal. Also, CAP were recorded when the cupula was replaced back on the crista. Before the cupula removal, CAP were recorded that increased according to the stimulus increase. After the cupula removal, no CAP was seen, although the spontaneous discharge remained. When the cupula was replaced, CAP well recovered, but the response to the smallest stimulus was extremely small (Fig. 3). This indicates the contact between the cupula base and the crista, particularly insertion of the long cilia into the cupula body is most essential for sensory cell activation. When the cupula was turned over and replaced, so that the cupula top faces the crista, the CAP markedly reduced. This is because the cupula shape tapers toward the top, thus markedly reducing the contact between the cupula and the crista.

Physiological localization of semicircular canal receptors.

The distribution of the time constants of SC CAP in response to direct stimulation to the sensory cilia was mapped out across the crista surface (Suzuki et al. 1986). The cupula of PC was removed to expose the crista surface. Seven points on the crista surface were selected for stimulation. The cilia were depressed by 30 µm using a fine glass pipette to provoke CAP. The decremental time constant of PC was the longest at the two most lateral points (10.8 sec and 8.9 sec in average). It progressively shortened toward the central point (2.8 sec in average), resulting in a V shaped curve (Fig. 4). Since the cilia are generally longer at the lateral part, the cilia length is involved in the degree of adaptation. However, the present results indicate a possibility of adaptation of sensory origin, since the depression amount to the cilia was

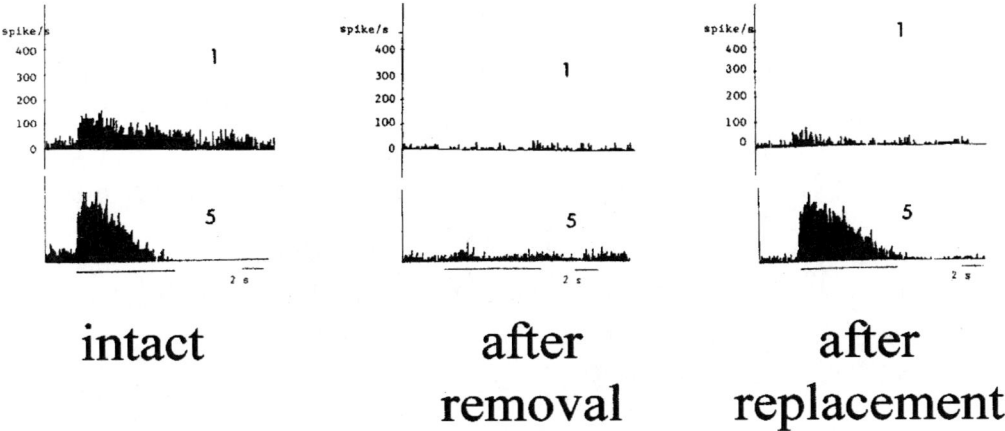

intact

after
removal

after
replacement

Fig. 3
Spike density histograms of CAP before cupula removal and after replacement. After replacement, CAP from the smallest stimulus (1) is very small.

the same for each point. When cupulolithiasis occurs, the nature of dizziness may differ according to a location of otoconia attached on the cupula.

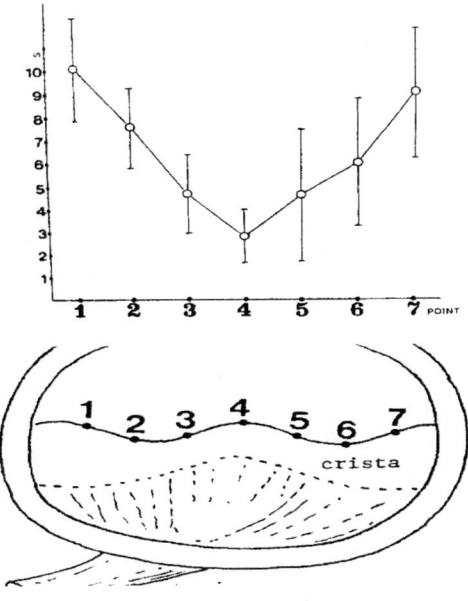

Fig. 4
Time constant curve derived from each point on the crista.

Change of cupula shape due to aminoglycosides

The cupula is a delicate structure with dense mucopolysaccharide including a number of fine fibrils. These fine fibrils give rather solid frame work of the cupula body. Generation, morphological change and regeneration of the cupula have not been studied in detail, probably because of its fragile nature. It is suggested that the cupula may sustain various changes when the endolymphatic environment, including pH, ion contents, or osmolarity changes, or aminoglycoside agents are given. In this study, cupula change was observed after injecting Gentamycin (GM) into the perilymphatic space of the bull frogs. The saline was injected into the other ear as a control. After 14 days, the labyrinth was removed. The cupula stained with India ink was observed under dissection microscope. The sensory epithelia of the PC were observed using scanning electron microscope.

All cupula of the control side showed normal appearance. However, about 63% of the specimens with GM injection showed change of the cupula shape (Fig. 5). The changes varied from asymmetry to marked shrinkage of the cupula body. The cupula change tended

Saline

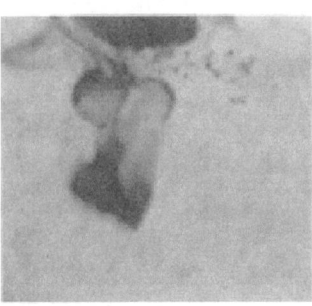

GM

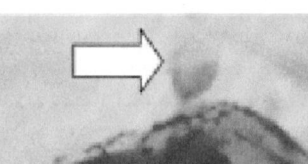
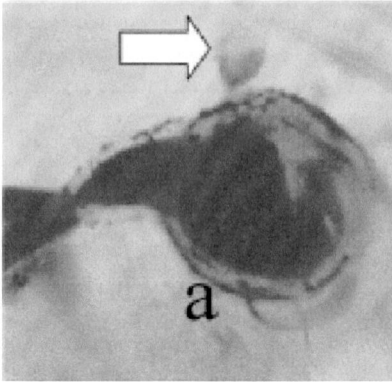

a

Fig. 5
Markedly shrunken cupula after GM intoxication. The cupula was normal after saline treatment. The arrow is the shrunken cupula after GM treatment. a: ampulla

Membranous labyrinth was left intact. Changing position of the specimen allowed the dislodged otoconia move into PSC , or attach on the cupula. The former was a model of canalolithiasis and the latter, a model of cupulolithiasis. PC CAP was recorded after changing the specimen position. In canalolithiasis model, the otoconia were found to move along the canal lumen and induce CAP with a latency and short duration. Cupulolithiasis model, however, yielded CAP with longer duration (Fig. 6). The averaged latency was 3.5 sec in canalolithiasis and 1.8 sec in cupulolithiasis. The averaged time constant was 6.8 sec in canalolithiasis and more than 43 sec in cupulolithiasis model (Otsuka et al. 2003). In both models, CAP reversed from excitatory to inhibitory or vice versa when the direction of positional change was reversed. These results indicate that both models effectively stimulate SC. However, canalolithiasis is potentially a most valid mechanism of BPPV with nystagmus of latency and short duration. While, cupulolithiasis is a valid model for BPPV with nystagmus of longer duration.

to be severer with severer change of the sensory epithelia. Change of the cupula shape is possibly implicated in the development of positional vertigo. Further study is needed to clarify mechanism of the cupula production and regeneration.

Model experiments of BPPV

BPPV is the most common vestibular disorder, but many questions arose as we see many patients in the clinic. The following experiments were carried out in order to study physiological features of BPPV.
1. Physiological validity of canalo- and cupulolithiasis.
2. Effect of BPPV pathology on SC function.
3. Behavior of the otoconia returned from SC to the macula.
4. Caloric response after canal plugging surgery.

Physiological validity of canalo- and cupulolithiasis
Utricular otoconia of the bull frog were dislodged using vibration stimulus. Surgical bur was applied to the isolated bony labyrinth.

The otoconia within the canal were observed under dissection microscope. They moved in a variety of manners. For instance, the speed of the otoconial move changes according to the friction with canal lumen. The otoconia sometimes split into several clots while moving (Fig. 7). Canalolithiasis can change into cupulolithiasis while moving, resulting in their combination. The otoconia easily attach to cupula surface and sometimes will not fall off. This may be a cause of intractable BPPV. The

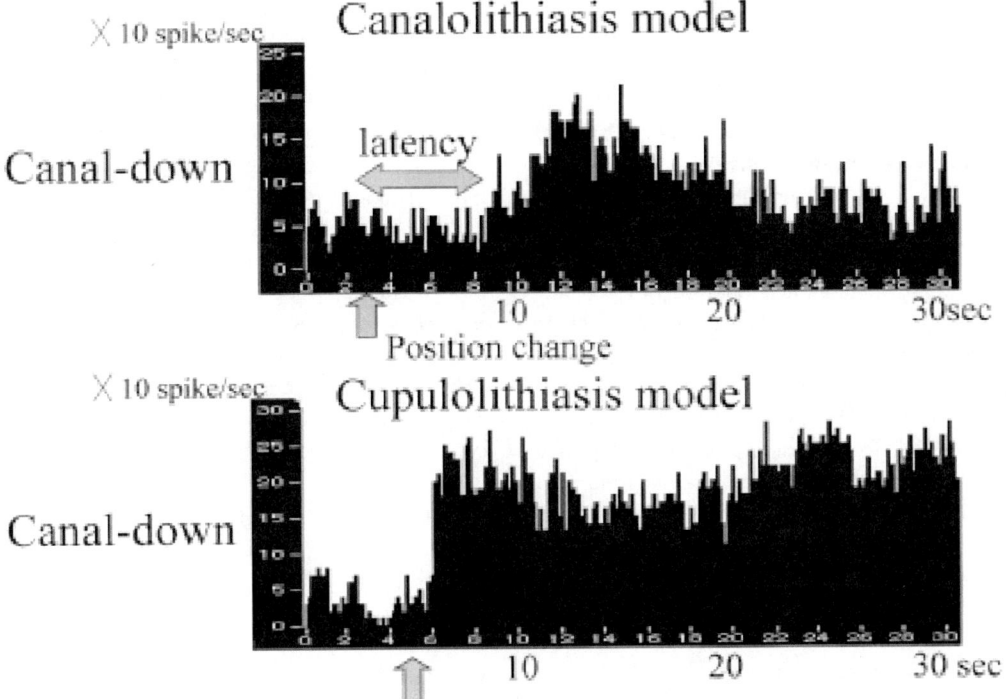

X 10 spike/sec

Canalolithiasis model

Canal-down

latency

Position change

X 10 spike/sec

Cupulolithiasis model

Canal-down

Fig. 6
Spike density histograms of CAP of canalolithiasis and cupulolithiasis models. Note a significant latency in the canalolithiasis model.

otoconia can enter into not only one SC, but multiple SC, depending on the manner of position change, thus giving rise to complex lesions of BPPV. The otoconia even pass between the cupula side part and ampullary sidewall.

Fig. 7
Split clots of the otoconia.

This may modify nystagmus or effect of a physical maneuver. We must be aware that the otoconia or any sort of debris existing within the canal may behave in different manners.

Effect of BPPV pathology on SC function.

It has been reported that caloric response or VOR gain reduces in BPPV patients (Sekine et al. 2004; Korres et al. 2004). SCC responses to sinusoidal rotation were recorded. The isolated PC was placed on the rotating table The whole specimen was rotated with angle of 270 degrees and frequency of 0.1 Hz. The induced CAP was recorded. The CAP maximum spikes were compared between the normal, canalolithiasis and cupulolithiasis models. The cupulolithiasis model resulted in more marked reduction of CAP than the canalolithiasis model (Inagaki et al. 2006). This is a comparable result with the clinical study. Marked reduction of caloric response most likely suggests cupulolithiasis as a pathology.

Behavior of the otoconia returned from SC to the macula

The effect of physical maneuvers such as Epley's canalith repositioning procedure (1) is well known. However, some patients complain of dizziness immediately after the physical maneuver. This study was performed in order to investigate the mechanism of this dizzy sensation after the maneuver. An otoconial mass was introduced into the PC to create a canalolithiasis model. The otoconia were further guided onto the utricular macula to mimic returning otoconia after a physical maneuver. Right after the otoconia returned on the macula, they moved around on the macula when the preparation was tilted. However, in 5 minutes they became stable and won't move. This move possibly irritates the utricle, thus leading to dizziness right after the maneuver.

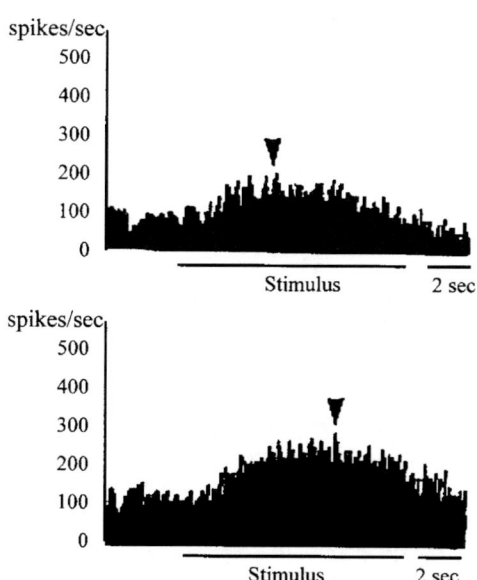

Fig. 8
Spike density histograms of CAP induced by cooling stimulus before and after canal suturing. Before canal suturing: upper trace After canal suturing: lower trace. After canal suturing, CAP was greater. The arrowheads: response peak

Post maneuver dizziness was further studied in detail using the isolated utricular macula placed on the rotating table (Inagaki et al. 2006). The table was sinusoidally rotated in the same manner as the experiment 2. The utricular CAP was recorded before and after placing otoconial mass on the macula. After the otoconial placement, the sinusoidal CAP either increased or decreased for at least 10 min. This CAP change may be responsible for dizziness lasting after the physical therapy. The CAP change into increase or decrease possibly depends on the direction of depressing effect of the otoconia either into excitatory or inhibitory across the striola.

Caloric response after canal plugging operation

The majority of BPPV has a good prognosis, but there are a few intractable cases.
Canal plugging operation is indicated to these cases. The efficacy of this operation is well known (Parnes und McClure 1992; Suzuki et al. 2000), but the author is particularly interested in how the plugged canal retains its function and caloric response.
Isolated PC of the bull frog was used. One end of the canal was sutured with fine nylon thread, thus creating a canal-plugging model (Takenouchi et al. 2005). The specimen was placed in the horizontal plane so that no thermoconvective effect occurs. Cooling stimulus of 20 sec was given to a center of the canal arm and induced PC CAP was recorded. The CAP was compared before and after the canal suturing. After the canal suturing, CAP always became greater. The maximum spike counts were greater by 17 % and the response duration was greater by 20 % (Fig. 8). This indicates that canal plugging enhances the endolymphatic volume change induced by local cooling.

I had a patient with intractable horizontal canal BPPV who underwent horizontal canal plugging surgery. Vertigo and nystagmus completely disappeared after surgery. Cool caloric test was performed to the operated

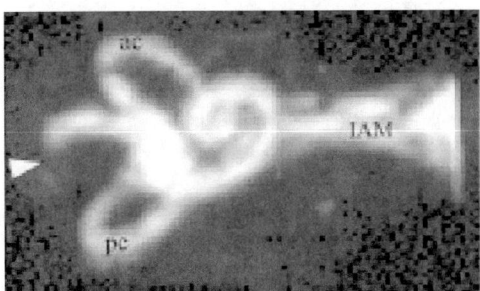

Fig. 9
Inner ear MRI after lateral canal plugging. Marking is the location of the canal plugging. Note the fluid space from the plugged point to the canal end disappeared. ac: anterior canal, pc:posterior canal, IAM:internal auditory meatus

ear, which showed a distinct caloric nystagmus beating toward the intact ear. This nystagmus did not reverse its direction when the head was put down at a sitting position. This indicates that this caloric nystagmus was not evoked by thermoconvection but was evoked by local volume change. It is known from the animal studies that sensory epithelia remain intact both morphologically and physiologically after canal plugging surgery (Suzki et al. 1991). MRI of this patient also showed that the ampullary area of the plugged canal retained fluid space (Fig.9). Canal plugging should be a soft surgery that sufficiently inhibits irritation of canalolithiasis, but preserves SC function.

References

Epley JM (1997) Caveats in particle repositioning for treatment of canalithiasis (BPPV). Otolarygol Head Neck Surg 8: 68-76

Inagaki T, Suzuki M, Otsuka K, et al. (2006) Model experiments of BPPV using isolated utricle and posterior semicircular canal. ANL 33: 129-134

Korres SG, Balatsouras DG, Ferekidis E (2004) Electronystagmographic findings in benign paroxysmal positional vertigo. Ann Otol Rhinol Laryngol 113: 313-318

Otsuka K, Suzuki M, Furuya M (2003) A model experiment of BPPV mechanism using the whole membranous labyrinth. Acta Otolaryngol 123: 515-518

Parnes LS, McClure JA (1992) Free-floating endolymph particles: A new operative finding during posterior semicircular canal occlusion. Laryngoscope 102: 988-992

Sekine K, Imai T, Nakamae K et al. (2004) Dynamics of the vestibulo-ocular reflex in patients with the horizontal semicircular canal variant of benign paroxysmal positional vertigo. Acta Otolaryngol 124: 587-94

Suzuki J-I, Kodama A, Cohen B, et al. (1991) Canal-plugging in the rhesus monkey. Acta Otolaryngol (suppl.) 481: 91-93

Suzuki M, Harada Y (1985) An experimental study on cupular function; Mapping of the cupula by direct stimulation. Arch Otorhinolaryngol 241: 237-242

Suzuki M, Harada Y, Oue K (1986) Physiological localization of the semicircular canal receptors in the crista. Arch Otorhinolaryngol 242: 195-201

Suzuki M, Harada Y, Sugata Y (1984) An experimental study on a function of the cupula. Effect of cupula removal on the ampullary nerve action potential. Arch Otorhinolaryngol. 241: 75-81

Suzuki M, Ichimura A, Ueda K et al. (2000) Clinical effect of canal plugging on paroxysmal positional vertigo with lateral canal lesion. J Laryngol Otol 114: 959-962

Takenouchi T, Suzuki M, Furuya M et al. (2005) Contribution of endolymphatic fluid shift to caloric response in plugged semicircular canals. ORL 67: 266-271

Neurofeedback in der Rehabilitation von Gleichgewichtsstörungen

Beitrag zur Sitzung „Neurofeedback in der Rehabilitation von Gleichgewichtsstörungen"

Visuelle und somatosensible Rehabilitation

M. Pavlou
King's College London University of London

Zu unserem großen Bedauern haben wir von M. Pavlou keinen Text zu Ihrem o.g. Vortrag erhalten. Frau Pavlou war nach der Geburt eines Kindes in der Mutterschutzzeit und nicht erreichbar. Wir haben dafür Verständnis. Ihr Vortrag wird hier als Zusammenfassung wiedergegeben.

Frau Pavlou arbeitet im Rehabilitationszentrum des King's College. Sie leitet die physiotherapeutische Behandlung von Patienten mit peripher- und zentralvestibulären Störungen. Im Vortrag beschrieb sie die Trainingsmethoden, die ihr zur Verfügung stehen, so z.B. Messplattformen, auf denen die Patienten sowohl auf fester, als auch auf weicher (Schaumgummi) Unterlage stehen und über Monitor bzw. Rechner-gestützt eine Erfolgskontrolle für ihr Stehvermögen haben. Außerdem wurden unterschiedliche krankengymnastische Übungen beschrieben. Eine große Rolle spielen optokinetische Reize, die auf einem großen Fernsehapparat als Streifenmuster angeboten werden. Großer Wert wird auf die somatosensible Rehabilitation gelegt, die mit Krankengymnasten durchgeführt wird. Behandelt werden nicht nur Patienten mit peripheren und zentral-vestibulären Störungen, sondern auch Patienten nach Schlaganfall, Parkinson'sche Erkrankung oder Multipler Sklerose.

Einen Einblick in das System erhält man über den Namen von Frau Pavlou und King's College London über das Internet. Genauere Nachfragen über marousa.pavlou@kcl.ac.uk

Neue Ansätze zur Sturzprävention
mittels einer multi-modalen Gleichgewichtsprothese

J. H. J. Allum, J. R. Davis, M. G. Carpenter, R. Tschanz, S. Meyes, D. Debrunner und J. Burger

Zusammenfassung

Das Biofeedback des Körperschwankens stellt eine Möglichkeit dar, Patienten mit Gleichgewichtsproblemen alternative Sinnesreize zur Verfügung zu stellen, was zu einer Verbesserung ihrer Lebensqualität führt. Als Ansatz wählten wir ein multi-modales Biofeedback-Vorgehen, das den Patienten entscheidende Sinnesinformationen über das Schwanken ihres Körpers liefert. Wir gingen von der Annahme aus, dass über am Kopf befestigte Signalwandler auditive, vibro-taktile und vibro-vestibuläre Sinneseindrücke erzeugt werden können, die dazu führen, dass wenig oder gar nicht genutzte sensorineurale Informationen zum Gleichgewichtszentrum aktiviert werden. Für diesen Zweck werden die künstlich erzeugten Biofeedback-Signale mit einer globalen Messung des Körperschwankens kodiert; diese Messung geschah mit Hilfe von Neigungswinkelgeschwindigkeits-Sensoren, die in der Nähe des Körperschwerpunkts angebracht wurden. Die Ergebnisse sowohl an jungen als auch an älteren Probanden ergaben, dass mit Hilfe des Biofeedbacks eine bemerkenswerte 40–60%ige Reduktion des Körperschwankens erzielt werden konnte, die deutlich grösser ausfiel als mit einem reinen Gleichgewichtstraining. Zukünftige Untersuchungen sollen die Frage beantworten, ob ein langfristiger Lerneffekt der Biofeedback-Anwendung existiert. In jedem Fall haben wir die Rahmenbedingungen für die Entwicklung einer Prothese geschaffen, mit deren Hilfe Gleichgewichtsprobleme reduziert werden können. In Zukunft kann ein derartiges System auf die Größe etwa eines Hörgerätes miniaturisiert werden.

Einleitung

Die Anwesenheit von entweder vestibulären oder propriozeptiven Signalen gilt als ausschlaggebend für ein stabiles Gleichgewicht. Wenn nun im Stehen oder Gehen eine Störung einwirkt und diese Signale nicht verfügbar sind, kann keine der Störung angemessene schnelle Gleichgewichtskorrektur erfolgen, und der Patient droht zu fallen (Bloem et al. 2001, 2002; Carpenter et al. 2001). Fehlt entweder die vestibuläre oder die propriozeptive Sinnesinformation, wie es häufig bei älteren Personen der Fall ist, werden entweder die langsameren visuellen Sinneseindrücke verwendet (Allum und Pfaltz 1985), oder es kommt zu einer verstärkten Nutzung der propriozeptiven Informationen, wenn die vestibulären Signale fehlen (Allum und Adkin 2003). Sogar Monate nach dem Beginn eines peripheren vestibulären Defizits haben solche Patienten Schwierigkeiten, mit geschlossenen Augen auf einem Schaumstoff-Untergrund zu stehen, mit geschlossenen Augen auf einem Bein zu stehen, über niedrige Hindernisse oder Treppen hinauf oder hinunter zu gehen (Allum et al. 2001; Allum und Adkin 2003). Wegen dieses schleppenden Heilungsprozesses bei diesen Patienten haben mehrere Autoren Wege beschrieben, die Instabilität von Personen mit Gleichgewichtsproblemen mittels künstlich erzeugtem Biofeedback des Körperschwankens zu verbessern (Hegeman et al. 2005; Wall et al. 2001; Wall und Kentala 2005; Dozza et al. 2005, 2006; Tyler et al. 2003). Bisher konzentrierten sich diese Untersuchungen mit Ausnahme der von Hegeman et al. (2005) auf das Gleichgewicht im Stehen, entweder wegen Beschränkungen aufgrund des Mess-Sensors oder der fehlenden Tragbarkeit des Geräts.

Biofeedback-Systeme zur Verbesserung der Gleichgewichtskontrolle zielen allgemein darauf ab, Informationen über den Körperschwerpunkt zu liefern; dabei geht man von der Annahme aus, dass letztlich das ZNS diese Variable steuert (Peterka und Loughlin 2004; Hsu et al. 2007), wenngleich dies in stärkerem Maße für die Pitchrichtung (vorwärts-rückwärts) im Stand und in stärkerem Maße für die Rollrichtung (seitlich) beim Gehen gilt (Allum und Adkin 2003; Winter et al. 1993). Visuelle, akustische und taktile Biofeedback-Systeme wurden verwendet, um die Gleichgewichtskontrolle von Patienten zu verbessern (Wall und Kentala 2005; Wu 1997; Easton et al. 1998; Hamann et al. 1990; Hegeman et al. 2005; Dozza et al. 2005). Visuelle Systeme liefern einen schnellen Feedback, stören aber häufig die freie Bewegung des Patienten, es sei denn, es handelt sich um einfache und am Kopf befestigte Systeme. Auditive Systeme, die mit Luftleitungs-Übertragungswegen arbeiten, liefern ebenfalls ein schnelles Signal (Dozza et al. 2005). Diese Signalwandler wechselwirken jedoch nicht nur mit den normalen Kommunikationskanälen des Anwenders (Dozza et al. 2005), sondern erzeugen auch ein allgemein störendes Geräusch für alle in der Nähe des Anwenders befindlichen Personen (Hegeman et al. 2005). Vibro-taktile Systeme bestanden bisher aus mehreren kleinen Vibratoren, die um die Gürtellinie befestigt waren, was zu einer entsprechend grossen Übertragungsverzögerung an das ZNS führte. Um die oben erwähnten Probleme zu lösen, haben wir ein multi-modales, am Kopf befestigtes Biofeedback-System entwickelt, das 1) bilateral auditive Knochengeleitete Signale 2) einen Ring von vibro-taktilen Signalen am Kopf und 3) ein zusätzliches visuelles Signal liefert. Wir hofften, auf diese Weise das akustische Umgebungs-Geräusch zu reduzieren und den Luftleitungs-Signalweg für die normale Konversation zu öffnen, die Übertragungszeit der vibro-taktilen Signale

ans ZNS zu verkürzen und schliesslich die Tatsache auszunutzen, dass sowohl Knochenleitungs- als auch vibro-taktile -Signale am Kopf auch den otolithären Übertragungsweg aktivieren können (Curthoys et al. 2006; McAngus Todd et al. 2003).

Verschiedene Untersuchungen dokumentierten Verbesserungen bei der Gleichgewichtskontrolle durch Training (Cohen 1994; Shumway-Cook und Horak 1990). Einer der Haupt-Kritikpunkte an solchen Untersuchungen ist, dass man ohne eine Kontrollgruppe, welche normalerweise für eine Interventions-Studie notwendig ist, nicht weiß, ob Training allein einen gleichermassen signifikanten Einfluss hat wie die geplante Intervention, in unserem Fall der Biofeedback. Eine Kontrollgruppe ist daher unverzichtbar, wenn man die Wirksamkeit des Biofeedbacks zeigen will. Einen anderen Aspekt des Trainings mit Biofeedback stellt der Lerneffekt dar. Wenn das Training mit dem Biofeedback einen grossen Lerneffekt hätte, wäre es nicht nötig, den Biofeedback permanent in Form einer Prothese zu verwenden. In dieser Untersuchung führten wir Versuche an zwei Gruppen von jungen und älteren Versuchspersonen mit einem multi-modalen, am Kopf befestigten Feedback-System durch; bei einer Gruppe war das Gerät eingeschaltet, bei der anderen Gruppe, der Kontrollgruppe für den Trainingseffekt, war es abgeschaltet.

Methoden

Wir führten die Tests an 32 jungen (Alter 26.1 ± 3.1 Jahre) and 32 älteren (Alter 63.7 ± 4.3 Jahre) Versuchspersonen durch. Die Untersuchungen waren von der Ethikkommission der University of British Columbia genehmigt worden. Alle Probanden wiesen keinerlei orthopädische und neurologische Erkrankungen auf, wie anhand eines Fragebogens ermittelt wurde. Alle Probanden waren in der Lage, mehr als 10 Sekunden mit geschlossenen Augen auf einem Bein zu stehen. Einige (3) potentielle ältere Versuchspersonen wurden ausgeschlossen, da ein Körper-Tremor von 5 Hz auf den möglichen Beginn einer Parkinson-Erkrankung hindeutete (Adkin et al. 2005).

Die Probanden wurden zwei Mal untersucht. Die zweite Untersuchung folgte auf die Erste nach 3-5 Tagen. Für die erste Untersuchung sollten die Probanden 14 Aufgaben ausführen. Die 7 Aufgaben im Stehen für 30 Sekunden (außer Aufgabe 5) waren folgende:

1. Mit geschlossenen Beinen und offenen Augen auf festem Untergrund
2. Mit geschlossenen Beinen und geschlossenen Augen auf festem Untergrund
3. Mit geschlossenen Beinen und offenen Augen auf Schaumstoff-Untergrund
4. Mit geschlossenen Beinen und geschlossenen Augen auf Schaumstoff-Untergrund
5. 20 Sekunden Stehen auf einem Bein mit geschlossenen Augen auf festem Untergrund
6. Mit einem Bein vor dem anderem (Tandem-Stehen) mit offenen Augen
7. Mit einem Bein vor dem anderem (Tandem-Stehen) mit geschlossenen Augen

Die 7 Aufgaben im Gehen waren folgende:
8. 8 Tandemschritte Gehen mit offenen Augen
9. 8 Tandemschritte Gehen mit geschlossenen Augen
10. 3 m Gehen mit gleichzeitiger Kopfrotation
11. 3 m Gehen mit gleichzeitigem Kopfnicken
12. 8 m normales Gehen
13. Aufstehen von einem Stuhl und 3 m Gehen auf festem Untergrund
14. Aufstehen von einem Stuhl und 3 m Gehen auf Schaumstoff-Untergrund

Das Rumpf-Schwanken wurde für die oben aufgelisteten 14 Aufgaben aufgezeichnet. Dazu trug jede Versuchsperson ein SwayStar™ System (Balance Int. Innovations GmbH, Schweiz), das aus zwei Winkelgeschwindig-

keits-Sensoren mit einer Drift von weniger als 6 Grad/Stunde besteht. Das Gerät wurde so an einem umfunktionierten Motorrad-Gürtel befestigt, dass ein Sensor die Pitchbewegung (vorwärts-rückwärts), der andere die Rollbewegung (seitlich) des Körpers bei L1-3 (Abb. 1A) aufzeichnete.

Vor der zweiten Untersuchung trainierten die Probanden 30 Minuten lang mehrere der obengenannten Aufgaben; anschliessend wurde das Rumpf-Schwanken für dieselben Aufgaben wie für die erste Untersuchung aufgezeichnet. Das Training bestand aus folgenden Aufgaben, wenn nötig mit Pausen:

1. 3 Minuten (Gesamtzeit) Stehen mit geschlossenen Augen (Aufgabe 2)
2. 1 Minute Stehen auf einem Bein mit offenen Augen (Aufgabe 5)
3. 1 Minute Stehen mit geschlossenen Augen auf Schaumstoff (Aufgabe 4)
4. 1 Minute Stehen mit geschlossenen Augen im Tandem-Stehen (Aufgabe 7)
5. 3 Minuten Gehen im Tandem-Schritt mit geschlossenen Augen (mindestens 5 Mal, Aufgabe 9)
6. 3 Minuten Gehen mit Kopfrotation (Aufgabe 10)
7. 3 Minuten 8 m Gehen mit offenen Augen (Aufgabe 12)

Die Probanden wurden einer von zwei Trainings-Gruppen zugeteilt. Eine Gruppe (16 junge und 16 ältere Probanden) wurde getestet, während die mit dem SwayStar™ gemessenen Körperschwankungen mittels eines Biofeedback-Systems rückgemeldet wurden. Der Biofeedback wurde beim Überschreiten definierter Schwellenwerte ausgelöst. Die Schwellenwerte beruhten auf den Populations-Durchschnittswerten, die für die ersten Versuchsreihen aufgezeichnet wurden. Die Schwellenwerte wurden progressiv grösser für die vibro-taktilen, auditiven und visuellen Feedbacks, allerdings unterschiedlich für die Roll- und Pitch-Richtungen gesetzt, doch immer mit den gleichen Faktoren. Wenn beispielsweise die Durchschnitts-Amplitude der Population für

SwayStar™ Mess System

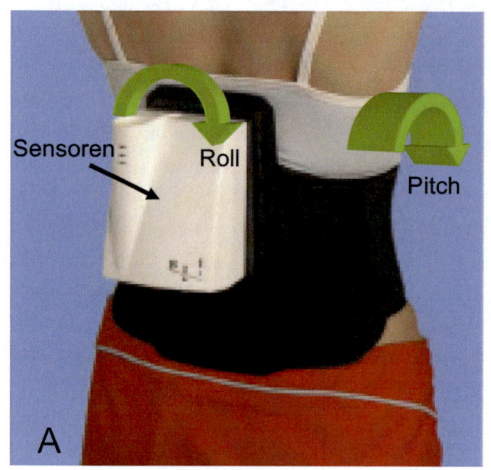

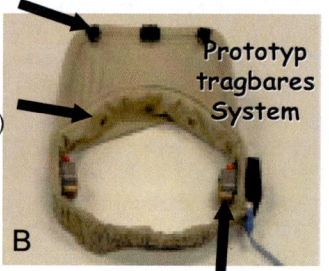

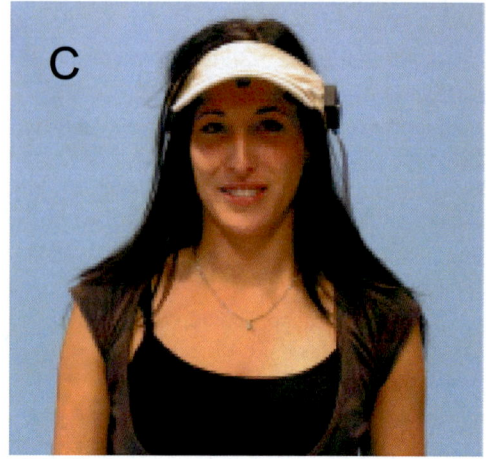

Abb. 1
Komponenten des Biofeedback-Systems. A. Auf Höhe des unteren Rückens L 1-3 angebrachte Winkelgeschwindigkeits-Sensoren zur Messung der Winkelgeschwindigkeit der Roll- und Pitchbewegung des Körpers in der Nähe des Körperschwerpunkts. Durch Integration der Winkelgeschwindigkeits-Signale erhielt man die Winkelpositions-Signale. B. System mit am Kopf angebrachten Feedback-Signalwandlern zur Übermittlung vibro-taktiler, auditiver und visueller Informationen über das Körperschwanken. Bei Überschreitung der Winkel-Schwellenwerte für jeden Modus waren die Signalwandler aktiv. C. Probandin mit Stirnband, auf dem die Signalwandler angebracht sind.

die 90% Spitze-Spitze-Schwankungs-Amplitude bei der Aufgabe "30 Sekunden Stehen mit geschlossenen Beinen und offenen Augen auf festem Untergrund" 1 Grad betrug, wurde der vibro-taktile Schwankungs-Grenzwert auf 0.4 Grad (Faktor 40%), der akustische Grenzwert auf 0.8 Grad (Faktor 80%) und der visuelle Grenzwert auf eine Amplitude von 1,5 Grad (Faktor 150%) festgesetzt. Die Feedback-Einheit ist in Abbildung 1B und C zu sehen. Sie besteht aus 8 vibro-taktilen Vibratoren, die sich einschalten, wenn die Schwankungsrichtung in Richtung des Vibrators am Kopf wies und den Schwellenwert für die kombinierten Richtungen von Roll und/oder Pitch überschritt. Zwei Knochen-leitende akustische Signalwandler wurden verwendet, um eine Au-

dio-Kodierung des Schwankens auf die Versuchspersonen zu übertragen. Der linke oder rechte Signalwandler oszillierte bei 870 oder 500 Hz, je nachdem, ob das Schwanken des Probanden nach links oder nach rechts ausfiel. Beide waren bei 260 bzw. 1370 Hz aktiv, wenn die Schwankungsbewegung nach vorne bzw. nach hinten gerichtet war. Der visuelle Feedback bestand aus grünen, blauen, roten und gelben LEDs, die eingeschaltet wurden, wenn der visuelle Schwellenwert für Schwankungsbewegungen nach rechts, links, hinten und vorne überschritten wurde (Abb. 1B).
Die zweite Trainings-Gruppe, 16 junge und 16 ältere der insgesamt 32 Probanden, wurden trainiert und getestet, indem sie während

der zweiten Versuchsreihe das nicht einge-schaltete Biofeedback-System trugen.

Als Messwerte der Ergebnisse wurden die Spitze-Spitze-Schwankungs-Amplituden der Winkel-position und -geschwindigkeit in Richtung der Roll- und Pitchbewegung verwendet. Wir analysierten diese Werte sowohl im Hinblick auf ihre absolute Amplitude, für den 90%-Bereich dieser Amplituden sowie für jede Aufzeichnung in die Fläche innerhalb der Umhüllung der x-y-Auftragungen der Pitch- und der Rollbewegung. Abbildung 3 zeigt die gemessenen Spitze-Spitze-Amplituden sowie die Umhüllungsprofile.

Ergebnisse

Bei den meisten Personen konnte bei Verwendung des Biofeedbacks unabhängig vom Alter eine Reduktion des Schwankens bei den Auf-gaben im Stehen beobachtet werden. Abb. 2 zeigt ein typisches Beispiel dieses Effekts für die Aufgabe, mit offenen Augen auf einer Schaumstoff-Unterlage zu stehen. Aus den Aufzeichnungen ist ersichtlich, dass weniger niederfrequenter Drift und höherfrequente Oszillationen auftreten, wenn die Versuchsperson den multi-modalen Feedback zur Kontrolle des Körperschwankens verwenden kann. In Abb. 3 sind diese Aufzeichnungen als x-y-Auftragungen der Roll- gegen die Pitchbewegung dargestellt, so dass das Körperschwanken des Probanden „aus der Vogelperspektive" sichtbar wird. Diese x-y-Auftragungen werden in Abb. 3 sowohl für die Winkelposition als auch für die Winkelgeschwindigkeit dargestellt und weisen darauf hin, dass beide Grössen mit Hilfe des Biofeedbacks in Pitch- und Roll-Richtung verringert werden.

Insgesamt konnte bei jungen Versuchspersonen eine grössere Reduktion des Schwan-

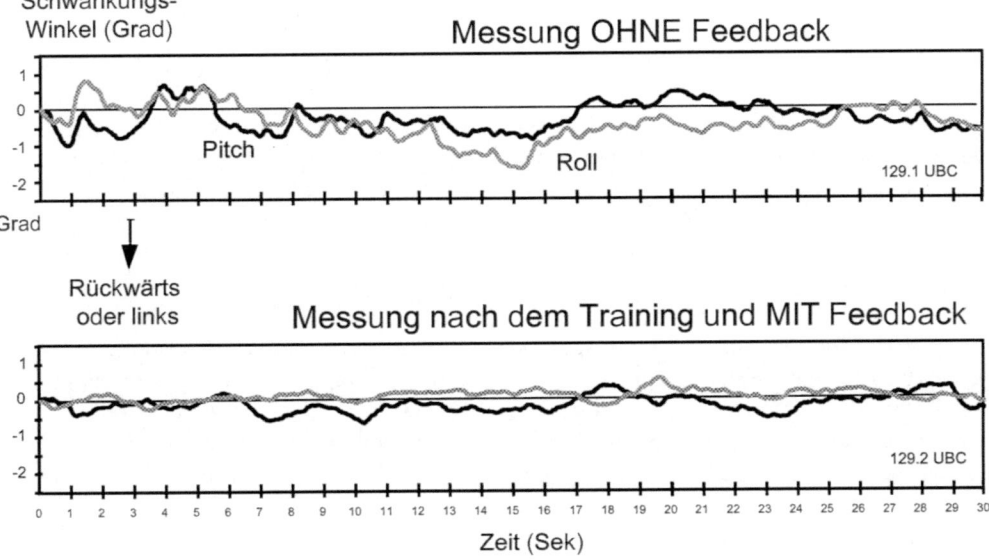

Abb. 2
Aufzeichnungen der Körperschwankungswinkel ohne (obere Messkurven) und mit Biofeedback aus Messungen mit einer typischen jungen Versuchsperson. Die Ordinaten-Skalen sind für beide Messkurven-Gruppen gleich.

Stehen auf zwei Beinen, Füße zusammen, Augen geöffnet, auf Schaumstoff

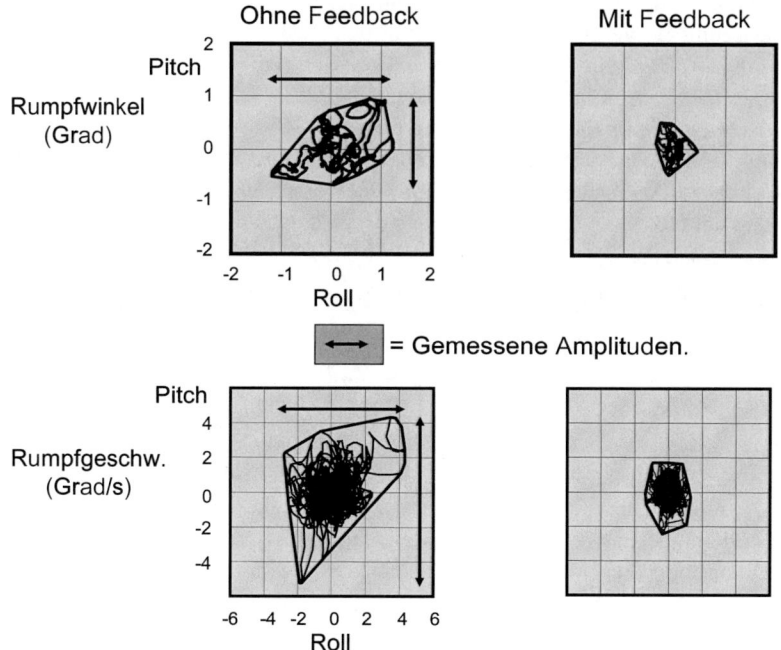

Abb. 3
x-y-Plot des Roll- gegen den Pitchwinkel (oberer Plot) und der jeweiligen Winkelgeschwindigkeiten (unterer Plot) der Messkurven aus Abb. 2. Die linken x-y-Plots wurden ohne, die rechten mit Biofeedback aufgezeichnet. Die für die Spitze-Spitze-Amplituden verwendeten Bewegungen sind markiert. Auch die 90%-Bereiche wurden berechnet, indem der Spitze-Spitze-Bereich für die Roll- und Pitchwerte in 40 Bereiche unterteilt und ein Histogramm konstruiert wurde.

kens bei den Aufgaben im Stand beobachtet werden, während sich bei älteren Leuten der Biofeedback beim Stehen und Gehen als gleichermassen effektiv erwies. Abbildung 4 zeigt die Daten der jungen Probanden mit Biofeedback im Vergleich zu der zuerst aufgezeichneten Kontroll-Versuchsreihe ohne Feedback. Die grösste Reduktion konnte für die schwierigsten Tests auf Schaumstoff im Tandem-Stand mit geschlossenen Augen erzielt werden. Bei den jungen Probanden konnte bei den Aufgaben im Gehen nur eine geringe Reduktion beobachtet werden. Im Gegensatz dazu zeigten sich bei den älteren Versuchsteilnehmern Reduktionen sowohl beim Stehen als auch beim Gehen, wobei allerdings die Reduktion bei den Aufgaben im Stehen geringer ausfiel als bei den jungen Probanden (Abb. 5). Interes-

santerweise zeigte sich bei den zwei schwierigsten Aufgaben, die eine Feinkontrolle der Rollbewegung erforderte (Stehen und Gehen in Tandemposition mit Augen geschlossen), die größte Reduktion des Schwankens bei den älteren Probanden (Abb. 5). Im Vergleich dazu traten beim Training ohne Biofeedback (d.h. das ganze Verfahren wurde mit einer anderen Gruppe von gesunden jungen und älteren Probanden wiederholt) keine signifikanten Verbesserungen auf

Da wir Schwellenwerte für den Biofeedback verwendeten, die auf Werten für eine Durchschnittspopulation basierten, erwarteten wir, dass nur dann eine Reduktion des Schwankens auftrat, wenn die Schwankungswerte über diesen Schwellenwerte lagen. Tatsächlich stellten wir eine generalisierte Reduktion

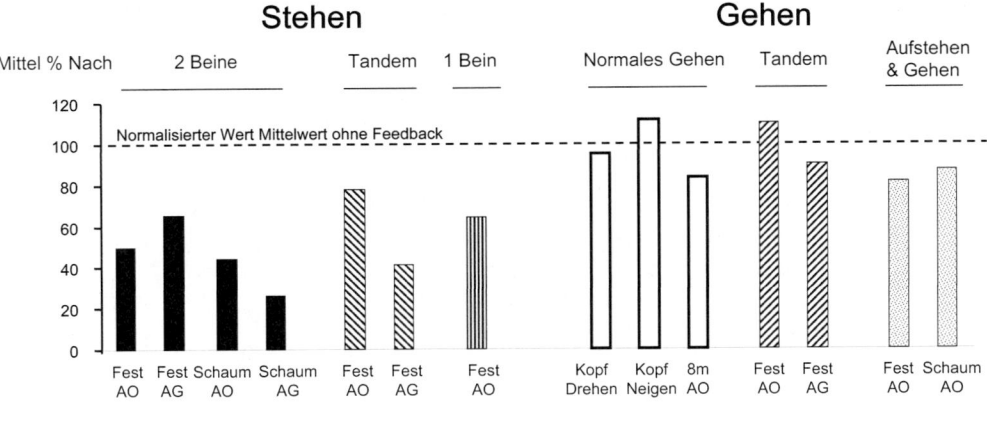

Abb. 4
Prozentuale Reduktion im Umhüllungs-Winkelbereich in allen Tests für die junge Versuchsgruppe. Die Mess-werte sind der gesamte Winkelbereich innerhalb der Umhüllung der x-y-Winkel-Plots in Abb. 3, obere Mess-reihen. Die Reduktionen werden berechnet als das Verhältnis aus dem Wert mit Biofeedback (zweite Testse-rie) zum Wert ohne Biofeedback (erste Testserie) in Prozent.

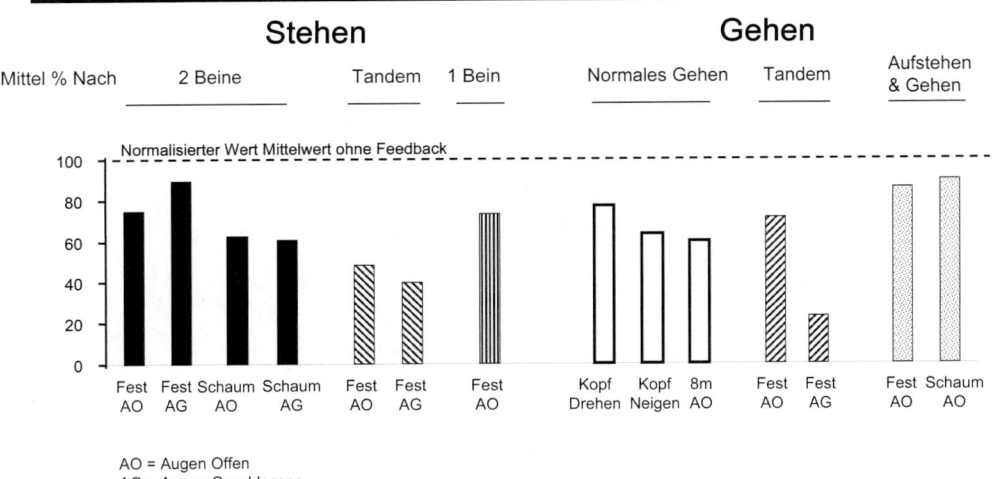

Abb. 5
Prozentuale Reduktion im Umhüllungs-Winkelbereich in allen Tests für die ältere Versuchsgruppe. Für eine Erklärung der Abbildung siehe Abb. 4.

30 Sek Stehen mit geschlossenen Beinen AO auf Schaumstoff

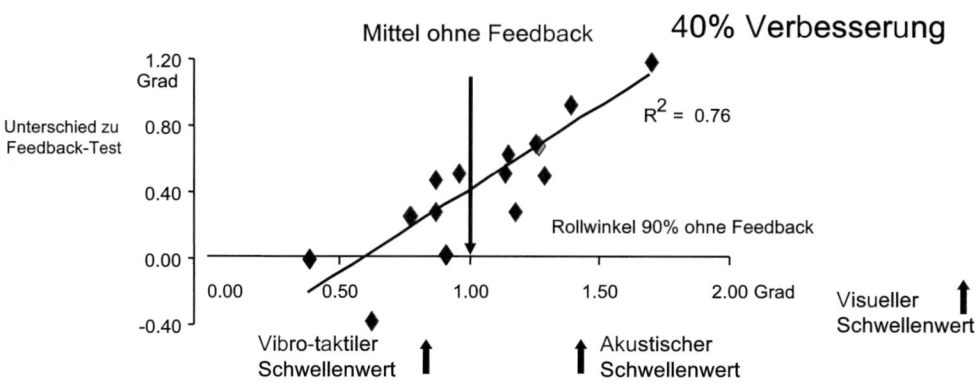

Abb. 6
Zusammenhang zwischen dem Unterschied der Testergebnisse mit und ohne Feedback aufgetragen gegen den Wert ohne Feedback für die junge Versuchsgruppe. Die aufgetragene Variable ist der 90% Rollwinkel; gezeigt ist der Test im Stehen mit offenen Augen auf Schaumstoff. Für diese Variable ergeben sich für die in den Abbildungen dargestellen Zusammenhänge signifikant lineare Regressionen.

30 Sek Stehen mit geschlossenen Beinen AO auf Schaumstoff

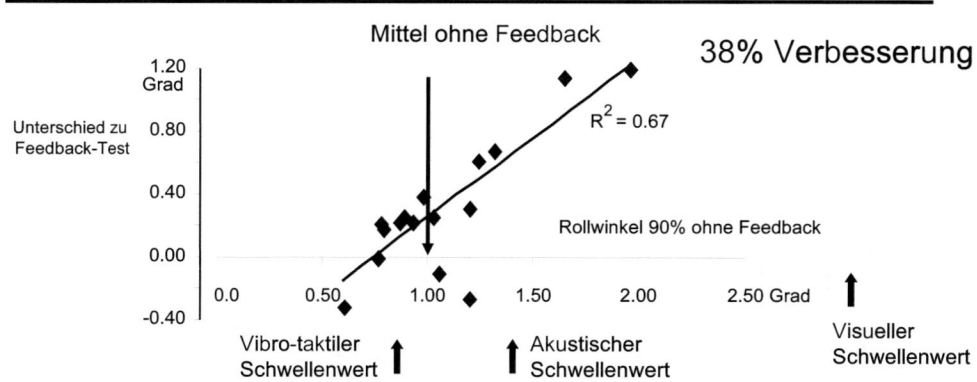

Abb. 7
Zusammenhang zwischen dem Unterschied der Testergebnisse mit und ohne Feedback aufgetragen gegen den Wert ohne Feedback für die ältere Versuchsgruppe. Die aufgetragene Variable ist der 90% Rollwinkel; gezeigt ist der Test im Stehen mit offenen Augen auf Schaumstoff wie in Abb. 6.

des Schwankens quer über alle Aufgaben fest, die proportional zum Ausmaß des Schwankens ohne Feedback war. Abbildungen 6 und 7 zeigen Beispiele für diesen Zusammenhang sowohl für die Population an jungen als auch an älteren Leuten für die Aufgabe, Stehen auf einer Schaumstoff-Unterlage.

Diskussion

Die Ergebnisse dieser Untersuchung weisen darauf hin, dass der Einsatz des multi-modalen Positions-Biofeedbacks zu einer Verbesserung des Körperschwankens sowohl im Stehen als auch im Gehen führte, welches proportional zum Ausmass des Schwankens ohne Biofeedback war. Das heißt die Verbesserung ist umso größer, je größer das Schwanken ohne Biofeedback war. Diese Verbesserung war größer als der Einfluss eines simplen Trainings der Aufgaben, bei welchem die gesamte Versuchsserie 3 Tage später wiederholt wurde. Wir sind der Meinung, dass dies die erste Untersuchung ist, die einen Einfluss des Biofeedbacks zeigt, unabhängig vom Trainingseffekt durch nochmalige Wiederholung der Tests an den Probanden mit dem Biofeedback. Auch ist wichtig festzuhalten, dass sich sowohl das Training vor der Aufzeichnung der Testserie als auch die Testserie selbst nicht auf ein oder zwei Arten von Tests im Stehen beschränkte, wie dies bei vielen früheren Untersuchungen der Fall ist (Tyler et al. 2003; Dozza et al. 2005; Wall und Kentala 2005).

Unsere Ergebnisse weisen darauf hin, dass ältere Versuchspersonen besonders bei den Versuchen im Gehen einen grösseren Nutzen aus dem Biofeedback-System zogen als junge. Ob dies darauf zurückzuführen ist, dass ältere Leute aufgrund eines möglicherweise grösseren sensorischen Defizits, das eine Möglichkeit für eine Verbesserung des Schwankens mit künstlichem sensorischen Feedback bietet, stärker profitierten, bleibt Gegenstand weiterer Untersuchungen. Es wurde auch vorgeschlagen, dass gesunde Versuchspersonen vermehrt Verstärkung aus propriozeptiven Eingängen ziehen können, wenn vestibuläre Eingänge weniger effektiv sind (Peterka und Loughlin 2004). Um zu zeigen, dass dies für Patienten mit mangelhaften vestibulären Eingangssignalen der Fall ist, müssen Patienten mit verschiedenen Grössen von vestibulären Funktionsdefiziten untersucht werden. Die Aufgabe, die für diese Versuchspersonen angegangen werden muss, wäre die Festlegung von Schwellenwerten, für die Aktivierung des vibro-taktilen, auditiven und visuellen Signalgebers. In der vorliegenden Untersuchung legten wir die Schwellenwerte anhand von statistischen Auswertungen der jeweils durchgeführten Aufgabe an einer Population von Personen mit normaler Gleichgewichtsfähigkeit fest; insbesondere gilt dies für den 90%-Bereich des Bewegungswinkels, gemittelt über die Population. Für Patienten könnte es sinnvoll sein, für jede Aufgabe individuelle Werte festzulegen, beispielsweise bei 50% des Spitze-Spitze-Bereiches der Versuchsperson für die jeweilige Aufgabe (Allum und Carpenter 2005). Andere Autoren verwendeten sowohl personenspezifische (Dozza et al. 2005; Hegeman et al. 2005) als auch festgelegte Schwellenwerte (Wall und Kentala 2005). Da wir zeigen konnten, dass das Ausmass der Verbesserung mit Biofeedback direkt proportional zur vorher – ohne Feedback – vorhandenen Größe des Schwankens ist, könnte die Konzentration auf individuell festgelegte Schwellenwerte zu einer effektiveren Gesamt-Verbesserung des Schwankens führen. Eine solche Methode könnte sich aber als zeitraubender in der Handhabung erweisen als die Verwendung eines konstant festgelegten Schwellenwertes auf der Grundlage eines Bevölkerungsdurchschnittswertes, da individuell gesetzte Schwellenwerte jeweils berechnet und in die Regelungs-Software eingegeben werden müssten.

Wenn bei Patienten mit Gleichgewichtsstörungen die Reduktion des Schwankens mit Biofeedback proportional zum Ausmass des Ausgangswertes des Schwankens ohne Feedback ist, erhebt sich die Frage, ob auch die Proportionalitätsfaktoren bei Patienten mit Gleichgewichtsstörungen die gleichen sind. Man könnte argumentieren, dass ihre Kapazität für eine Verbesserung größer ist, besonders, wenn es sich um einen sensorischen Ausfall handelt. Dies bleibt zu untersuchen.

Es ist wohlbekannt, dass das Training spezifischer Übungen bei Personen mit vestibulären Defiziten sowie bei älteren Leuten zu einer Verbesserung der Haltung führt (Cohen 1994, Shumway-Cook und Horak 1990). In beiden Versuchsgruppen stellten wir keine Verbesserung durch das Training fest. Die entscheidende Frage ist jedoch die nach dem Lerneffekt, die in unseren Tests nicht untersucht wurde. Wenn, wie wir vermuten, der Lerneffekt mit dem Biofeedback sehr gross ist (Allum und Carpenter 2005), dann wäre es nicht nötig, den Biofeedback dauernd zu verwenden; eine Wiederholung in regelmässigen Intervallen könnte dann ausreichen, um den Lerneffekt beizubehalten. Wenn es hingegen gar keinen langfristigen Lerneffekt geben sollte, sollte man intensive Anstrengungen unternehmen, unser System zu miniaturisieren, so dass es als Gleichgewichtsprothese eingesetzt werden kann.

Wir gaben den Probanden hauptsächlich zwei Arten von Feedback – vibro-taktilen und auditiven. Der visuelle Feedback wurde so eingestellt, dass er bei der jeweiligen Aufgabe nur im Bereich der Stabilitätsextreme aktiv ist. Es sollte aber festgehalten werden, dass das vibro-taktile Feedback auch als auditiver Stimulus wirkt für die vibro-taktilen Signalwandler, die in der Nähe des Mastoids liegen, weil die Haarzellen der Schnecke dem Mastoid nahe liegen. Weiterhin bedeutet die hohe Empfindlichkeit der otolithären Organe – besonders der Haarzellen des Sacculus – gegenüber knochengeleiteten Tönen (Curthoys et al. 2006), dass sowohl unser knochengeleiteter auditiver Stimulus als auch die vibro-taktilen Signalwandler in der Nähe des Mastoids auch vestibuläre Übertragungswege anregen.

Danksagung

Diese Arbeit wurde vom Schweizerischen Nationalfonds (Projektnummer 3100A0-104212, Projekt JHJ Allum) und vom KTI (Projektnummer 7812 LSPP-LS, Projekt der vier Autoren der Hochschule für Technik und Informatik in Biel, Schweiz) finanziell unterstützt.

Literatur

Adkin AL, Bloem BR, Allum JHJ (2005) Trunk sway measurements during stance and gait tasks in Parkinson's disease. Gait and Posture 22: 240-249

Allum JHJ, Pfaltz CR (1985) Visual and vestibular contributions to pitch sway stabilization in the ankle muscles of normals and patients with bilateral peripheral vestibular deficits. Exp Brain Res 58: 82-90

Allum JHJ, Adkin AL (2003) Improvements in trunk sway observed for stance and gait tasks during recovery from an acute unilateral peripheral vestibular deficit. Audiology and Neuro-Otology 8: 286-302

Allum JHJ, Carpenter MG (2005) A speedy solution for balance and gait analysis: angular velocity measured at the centre of mass, Current Opinions in Neurology 18: 15-21.

Allum JHJ, Held-Ziolkowska M, Adkin AL, Carpenter MG, Honegger F (2001) Trunk sway measures of postural stability during clinical balance tests: effects of a unilateral vestibular deficit. Gait and Posture 14: 227-237

Bloem BR, Allum JHJ, Carpenter MG (2002) Triggering of balance corrections and compensatory strategies in a patient with total leg proprioceptive loss. Exp Brain Res 142: 91-107

Bloem BR, Allum JHJ, Carpenter MG, Honegger F (2000) Is lower leg proprioception essential for triggering human balance corrections? Exp Brain Res 130: 375-391

Carpenter MG, Allum JHJ, Honegger F (2001) Vestibular influences on human postural control in combination of pitch and roll planes reveal differences in spatio temporal processing, Exp Brain Res 140: 95-111

Cohen H (1994) Vestibular rehabilitation improves daily life function. Am J Occup Ther, 48: 919-925

Curthoys IS, Kim J, McPhedran SK, Camp AJ (2006) Bone conducted vibration selectively activates irregular primary otolithic vestibular neurons in the guinea pig, Exp Brain Res 175: 256-267

Dozza M, Chiari L, Chan B, Rocchi L, Horak FB (2005) Cappello A, Influence of a portable audiobiofeedback device on structural properties of postural sway, J. Neuroengineering Rehabil 2: 13

Dozza M, Horak FB, Chiari L (2006) Auditory biofeedback substitutes for loss of sensory information in maintaining stance. Exp Brain Res

Easton RD, Greene AJ, DiZio P, Lackner JR (1998) Auditory cues for orientation and postural control in sighted and congenitally blind people. Exp Brain Res 118: 541-550

Hamann KF, Krausen C (1990) Clinical applications of posturography – Body tracking and biofeedback training. In: Brandt T, Paulus W, and Bles W (Eds.) Disorders of Posture and Gait. Georg Thieme, Stuttgart New York, pp. 295-298

Hegeman J, Honegger F, Kupper M, Allum JHJ (2005) The balance control of bilateral peripheral vestibular loss subjects and its improvement with auditory prosthetic feedback. J Vest Res 15: 109-117

Hsu WL, Scholz JP, Schöner G, Jeka JJ, Kiemel T, (2007) Control and estimation of posture during quiet stance depends on multijoint coordination. J Neurophysiol 97: 3024-3035

Huang H, Wolf SL, He J (2006) Recent developments in biofeedback for neuromotor rehabilitation. J Neuroengineering Rehabil 3: 11. 11

McAngus Todd NP, Rosengren SM, Colebatch JP, A short latency vestibular evoked potential (VsEP) produced by bone-conducted acoustic stimulation. J Acoust Soc Am 114 (6): 3264-3272

Peterka RJ, Loughlin PJ (2004) Dynamic regulation of sensorimotor integration in human postural control. J Neurophysiol 91: 410-423

Shumway-Cook A, Horak FB (1990) Rehabilitation strategies for patients with vestibular deficits. Neurol Clin 8: 441-457

Tyler M, Danilov Y, Bach-y-Rita P (2003) Closing an open-loop control system: vestibular substitution through the tongue. J Integr Neurosci 2: 159-164

Wall III C, Kentala E (2005) Control of sway using vibrotactile feedback of body tilt in patients with moderate and several postural control deficits. J Vestib Res 15: 313-325

Wall III C, Weinberg MS, Schmidt PB, Krebs DE (2001) Balance prosthesis based on micromechanical sensors using vibrotactile feedback of tilt. IEEE Trans Biomed Eng 48: 1153-1161

Winter DA, MacKinnon CD, Ruder GK, Wieman C (1993) An integrated EMG/biomechanical model of upper body balance and posture during human gait. Prog Brain Res 97: 359-67

Wu G (1997) Real-time feedback of body center of gravity for postural training of elderly patients with peripheral neuropathy. IEEE Trans Rehabil Eng 5: 399-402

Elektrische und vibrotaktile Rehabilitation von nicht-kompensierten Vestibulopathien

F. Singbartl, D. Basta, I. Todt, R. Seidl und A. Ernst

Schwindelbeschwerden und dadurch ausgelöste Stürze (mit sekundären Verletzungen – wie z.B. Oberschenkelhalsfrakturen) spielen in den alternden westlichen Gesellschaften eine immer größere Rolle. Daneben spielen internistische, neurologische, ophthalmologische oder orthopädische Begleiterkrankungen eine Rolle, die den alten Menschen relativ instabil machen (Murray et al. 2005). Im höheren Lebensalter können vorhandene chronische Vestibulopathien schlechter kompensiert werden, hinzu kommt eine altersbedingte Degeneration der Sinneszellen des gleichgewichtserhaltenden Systems (Baloh et Marchetti et al. 2005; Rauch et al. 2001). Die gängigen konservativen Therapiemaßnahmen durch statische und dynamische Übungen zeigen häufig nur mäßige Erfolge und führen zu protrahierten Behandlungszeiträumen. Ziel einer Gleichgewichtsrehabilitation sollte es sein, die vorhandenen funktionstüchtigen Sinneszellen zu trainieren, sowie eine ausreichende zentrale Kompensation zu bilden. Dies funktioniert besonders unter Ausschaltung der natürlichen peripheren Kompensationsmechanismen durch visuelle und propriozeptive Reize, die durch Reflexbahnen der vestibulookulären und vestibulospinalen Verschaltungen in vielen Fällen die Ausbildung zentraler Kompensation verlangsamen. Hinzu kommt, dass bei Menschen im höheren Lebensalter aufgrund altersbedingter Degeneration eine unzureichende Kompensation durch Visus (Hirvonen et al. 1997) und Propriozeption besteht.

Um dem Patienten eine zusätzliche Orientierungshilfe zu bieten scheint der Einsatz von Biofeedback-Verfahren sinnvoll (sensory-substitution), da so die eingeschränkte Gleichgewichtsregulation durch einen zusätzlichen Informationskanal unterstützt werden kann und eine sinnvolle Beübung des Patienten gefahrlos und komplikationsfrei möglich ist.

Im Folgenden soll auf zwei unterschiedliche Verfahren der Gleichgewichtsrehabilitation mittels Neurofeedbacksystemen eingegangen werden. In beiden Fällen wird durch eine Kombination von statischen und dynamischen Übungen mit einer Biofeedbackprothese als zusätzlichen Informationskanal der Patient frühzeitig auf ungewollte Körperpositionsänderungen hingewiesen.

Die elektrische Biofeedbackprothese (Brainport®)

Da durch chronisch nicht kompensierte Vestibulopathien die posturale Stabilisation beeinträchtig ist, leiden die Betroffenen unter einer vermehrten Körperschwankung bis hin zum Sturz. Die größte Auslenkung der Körperschwankung entsteht nach der Theorie des invertierten Pendels am Kopf des Patienten (Zhang et al. 2006). Es ist also sinnvoll auch dort die Messungen zur Quantifizierung der Schwindelbeschwerden vorzunehmen (Danilov et al. 2005). Im Falle der elektrischen Biofeedbackprothese (Brainport®) wird durch

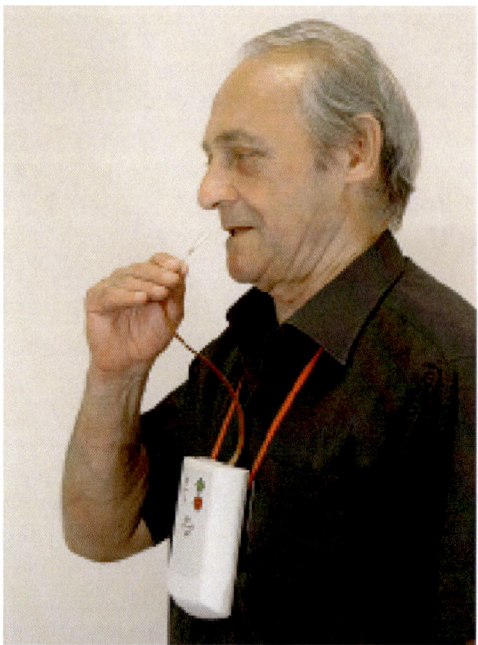

Abb. 1
Anwendung der elektrischen Biofeedbackprothese
(aus Danilov et al 2005)

einen Neigungswinkelmesser, der sich auf der Zunge des Patienten befindet, die Kopfpositionsänderungen gemessen (siehe Abb. 1). Die Informationen werden über ein flexibles Kabel zu einem Mikrocomputer, der auf der Brust des Patienten angebracht ist, weitergeleitet und dort verarbeitet. Informationen über Änderung des Kopfneigungswinkels erhält der Patient über ein Elektrodenfeld an der Unterseite des Neigungswinkelmessers. Hier werden in dem quadratisch angeordneten Elektrodenfeld mit 10x10 Kontakten ein Schwachstromimpuls generiert, der vom Patienten als prickelndes Gefühl auf der Zungenoberfläche wahrgenommen wird (siehe Abb. 2). Bei gerader Kopfposition befindet sich der elektrische Reiz in der Mitte des Elektrodenfeldes. Ändert sich nun der Neigungswinkel des Kopfes, so wandert der Impuls auf dem Elektrodenfeld in die entsprechende Richtung. Der Patient wird aufgefordert unter bestimmten Trainingskonditionen in Anlehnung an den standard-

balance-deficit-test (Sjostrom et al. 2003) den Schwachstromimpuls möglichst zentral in der Mitte der Zungenoberfläche zu halten (siehe Abb. 3).

Die vibrotaktile Biofeedbackprothese

Wie bei der elektrischen Biofeedbackprothese wird auch bei der vibrotaktilen Biofeedbackprothese die Körperschwankung am höchsten Punkt gemessen und damit die Schwindelbeschwerden quantifiziert (Wall et al. 2001). Durch einen Neigungswinkelmesser, bestehend aus einem Linearbeschleunigungsmesser und ein Gyroskop, der am Kopf des Patienten mithilfe eines Stirnbandes befestigt ist, werden Kopfpositionsänderungen und Winkelgeschwindigkeit gemessen (siehe Abb. 4). Auch hier wird die Information über einen Mikrocomputer verarbeitet dann jedoch über 16 einzeln angesteuerte Vibrationstraktoren, die mit 250 Hz vibrieren, an den Patienten weitervermittelt (siehe Abb. 5). Die Traktoren befinden sich

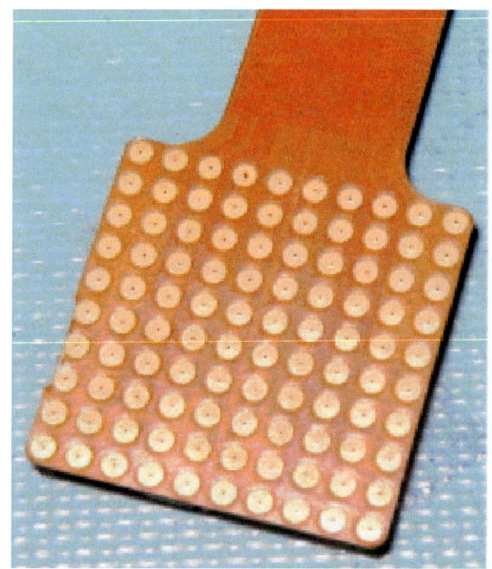

Abb. 2
Unterseite des Mundstückes der Brainport®-Einheit mit Reizstrom-Elektroden

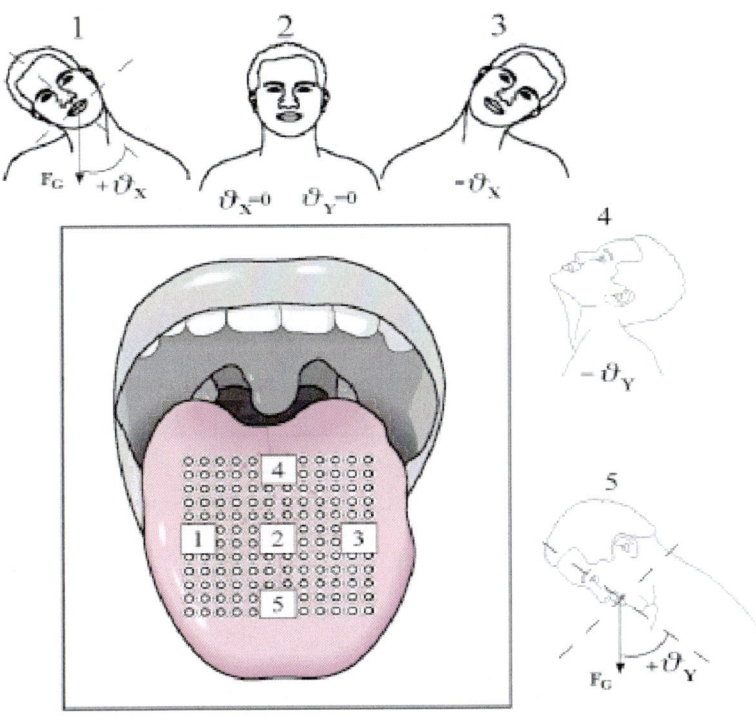

Abb. 3
Platzierung des Mundstückes auf der Zunge und Korrelation des Schwachstromimpulses mit dem Kopfneigungswinkel

Abb. 4
Anwendung der vibrotaktilen Biofeedbackprothese
(aus: Wall et al. 2001)

an beiden Schultern sowie in einer elastischen Weste an beiden Flanken des Patienten. Die Richtung der Kopfneigung wird hierbei von der Seite der Vibration angezeigt. Die Amplitude hingegen wird durch die Anzahl der hinzugeschalteten Traktoren übermittelt. Nach einer kurzen Eingewöhnungsphase wird der Patient aufgefordert in bestimmten Trainingskonditionen wiederum in Anlehnung an den standard-balance-deficit-test (Sjostrom et al. 2003) eine möglichst aufrechte Körperposition einzuhalten.

Beide Trainingsmöglichkeiten sind vielversprechende Ansätze für die Rehabilitation von nicht kompensierten Vestibulopathien. Aktuelle Studien versprechen einen stabilisierenden Effekt von Gleichgewichtstraining mit Biofeedbackprothesen auf nicht kompensierte Vestibulopathien wie auch auf eher unspezifische Schwindelbeschwerden im Sinne von Presbyvertigo. Durch eine Rehabilitation mit Biofeedbackverfahren kann durch einen zusätzlichen Informationskanal (sensory substitution) sowohl die zentrale Kompensation beschleunigt werden, wie auch die verbliebene Restfunktion des Vestibularorgans spezifisch trainiert werden. Hinzu kommt durch die zusätzliche Orientierungshilfe ein für den Patienten gesenktes Komplikationsrisiko während der Therapie im Vergleich zu klassischen Rehabilitationsmaßnahmen. Sowohl bei der

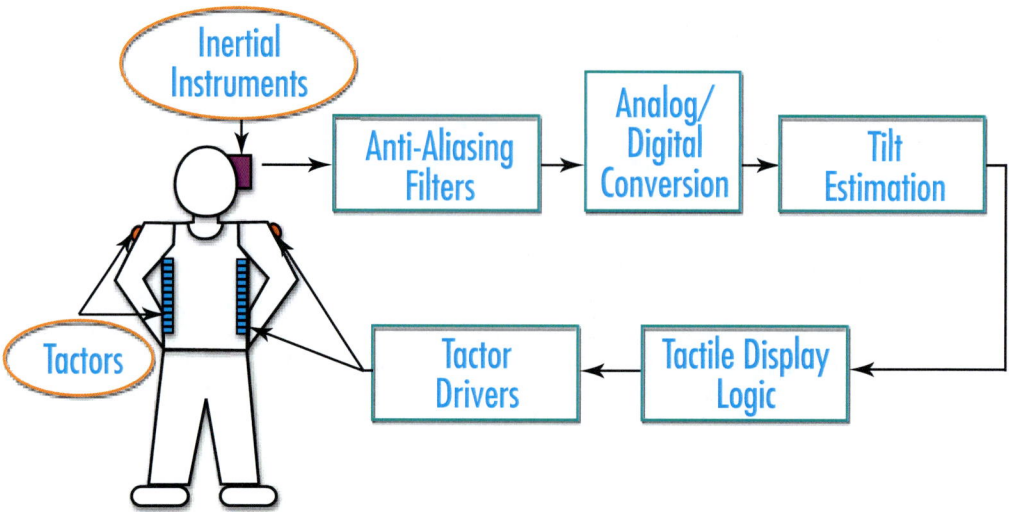

Abb. 5
Aufbau der vibrotaktilen Biofeedbackprothese (aus: Wall et al. 2001)

elektrischen Biofeedbackprothese, wie auch bei der vibrotaktilen Biofeedbackprothese zeigten sich in Pilotstudien mit kleineren Patientenkollektiven einen sehr guten Therapieerfolg und stellen vielversprechende Therapieoptionen in der Behandlung von nicht kompensierten peripheren Vestibulopathien dar.

Literatur

Baloh RW, Enrietto J, Jacobson KM, Lin A (2001) Age-related changes in vestibular function: a longitudinal study Ann N Y Acad Sci 942: 210-9

Danilov Y, Tyler M (2005) Brainport: an alternative input to the brain. J Integr Neurosci 4(4): 537-50

Hirvonen TP, Aalto H, Pyykko I, Juhola M, Jantti P (1997) Changes in vestibulo-ocular reflex of elderly people. Acta Otolaryngol Suppl 529:108-10

Murray KJ, Hill K, Phillips B, Waterston J (2005) A pilot study of falls risk and vestibular dysfunction in older fallers presenting to hospital emergency departments. Disabil Rehabil 27: 499-506

Rauch SD, Velazquez-Villasenor L, Dimitri PS, Merchant SN (2001) Decreasing hair cell counts in aging humans. Ann N Y Acad Sci 942: 220-7

Sjostrom H, Allum JHJ, Carpenter MG (2003) Trunk sway measures of postural stability during clinical balance tests in patients with chronic whiplash injury symptoms. Spine 28: 725-1743

Wall C 3rd, Weinberg MS, Schmidt PB, Krebs DE (2001) Balance prosthesis based on micromechanical sensors using vibrotactile feedback of tilt. IEEE Trans Biomed Eng 48(10): 1153-61

Zhang Y, Kiemel T, Jeka J (2006) The influence of sensory information on two-component coordination during quiet stance. Gait Posture 12 [Epub ahead of print]

Benigner paroxysmaler Lagerungsschwindel
Funktionelle Rehabilitation

T. Lempert

Einführung

Der gutartige Lagerungsschwindel wurde erstmals von Barany beschrieben (1921). Dix und Hallpike führten 1952 die Bezeichnung „benign paroxysmal positional vertigo" ein und beschrieben erstmalig alle klinischen Merkmale dieser Erkrankung (1952). Der peripher vestibuläre Ursprung der Erkrankung wurde bereits von frühen Autoren vermutet. Die Klärung der zugrundeliegenden pathophysiologischen Störung gelang jedoch erst nach Jahrzehnten (Lanska 1997). Schuknecht erklärte als erster die klinischen Merkmale des benignen paroxysmalen Lagerungsschwindels (BPLS) als mechanische Irritation des hinteren vertikalen Bogengangs (1962). Nachdem er später Kalzitkristalle auf der Kupula des posterioren Bogengangs histopathologisch darstellen konnte, formulierte er die sogenannte *Kupulolithiasis-Hypothese*: Otokonien, die an der Kupula des hinteren Bogengangs haften, würden diesen aufgrund ihrer gegenüber der Endolymphe höheren Dichte von einem Drehbeschleunigungs- in einen Schwerkraftsensor umfunktionieren (Schuknecht 1969). Später wurde offensichtlich, dass einige Merkmale des BPLS mit diesem Modell nicht vereinbar sind (Schuknecht und Ruby 1973; Brandt und Steddin 1993). Als alternative Hypothese wurde die *Kanalolithiasis-Theorie* entwickelt, die den BPLS durch die passiven Bewegungen von schweren Partikeln im Endolymph-Schlauch des Bogengangs erklärt (Hall et al. 1973; Brandt und Steddin 1993). Die Kanalolithiasis-Hypothese wurde inzwischen durch zahlreiche Befunde erhärtet und stellt die rationale Basis für eine effektive Therapie dar.

Klinik und Diagnose

Anamnese

Leitsymptom des BPLS sind kurze Drehschwindelattacken, die durch Lageänderungen des Kopfes ausgelöst werden. Typische Auslöser sind das Umdrehen, Hinlegen und Aufrichten im Bett, sowie die Neigung des Kopfes nach hinten oder vorn. Der Schwindel wird als drehende oder kippende Bewegungsillusion erlebt. Andere Beschwerden während der Attacke sind Standunsicherheit, Oszillopsien (scheinbare Bewegung der Umwelt infolge des Nystagmus) und gelegentlich vegetative Symptome wie Übelkeit, Tachykardie und Schwitzen. Eine einzelne Attacke des BPLS dauert typischerweise 10 bis 20 Sekunden und nie länger als eine Minute. Zwischen den Attacken berichten manche Patienten jedoch über leichten diffusen Schwindel und Gangunsicherheit..

Typischerweise tritt der BPLS in Episoden von einigen Wochen bis Monaten auf (Baloh et al. 1987). Der natürliche Verlauf ist durch spontane Remissionen und Rezidive gekennzeichnet. Die Rezidivhäufigkeit wird auf 15% pro Jahr geschätzt (Nunez et al. 2000).

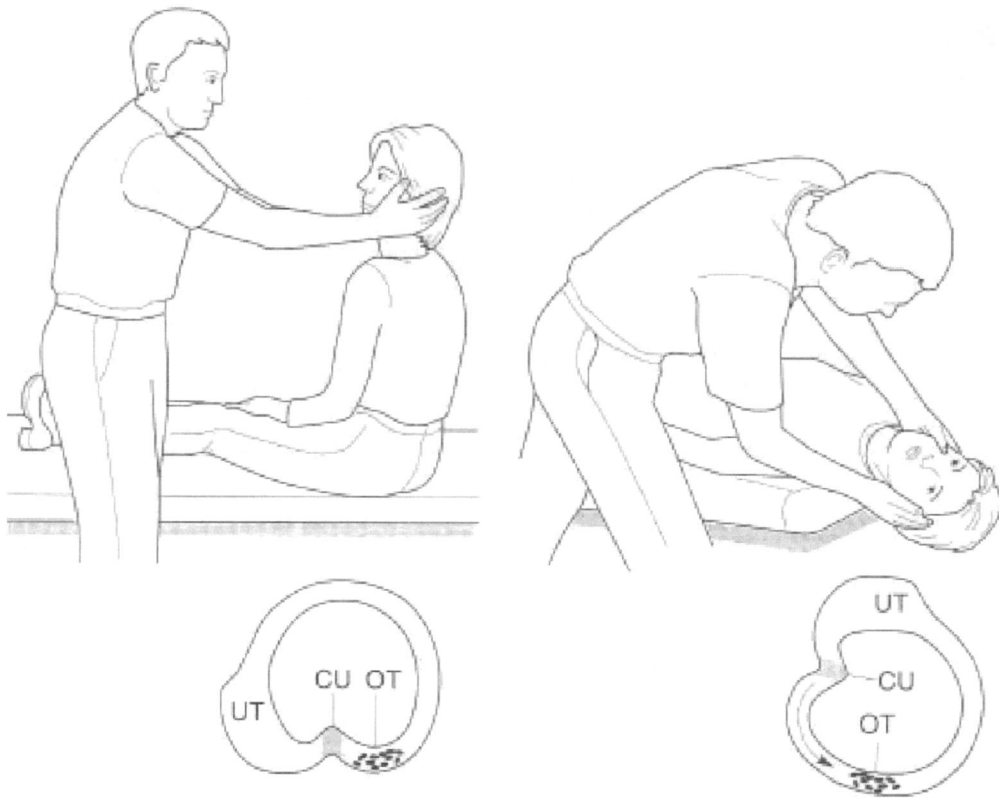

Abb. 1
Dix-Hallpike Manöver zur Provokation von BPLS des **linken** posterioren Bogengangs. Unten ist der betroffene, hintere vertikale Bogengangs abgebildet: Wenn sich der Patient hinlegt, bewegen sich die Partikel in der Endolymphe des Bogengangs von der Kupula fort. Der daraus resultierende Endolymph-Sog verursacht eine unphysiologische Aktivierung der Bogengangsrezeptoren. UT=Utrikulus, CU=Kupula, OT=Otolithen.

Diagnostische Lagerung

Ein BPLS wird durch die Schwindelprovokation mit einer Lagerungsprobe und die Beobachtung des typischen Nystagmus bestätigt. Der klassische Test zur Auslösung des BPLS und zur Identifikation der betroffenen Seite ist das Dix-Hallpike Manöver (Dix und Hallpike 1952) (Abb. 1). Hierzu wird der Kopf des auf einer Liege sitzenden Patienten um 45° zur Seite gedreht. Anschließend wird er rasch auf den Rücken gelegt und der Kopf in einer reklinierten, weiterhin um 45° gedrehten Position gehalten. Dabei führt und stützt der Untersucher den Kopf des Patienten. Mit diesem Manöver wird der hintere vertikale Bogengang im unten liegenden Ohr in die Ebene der Kopfrotation gebracht und seine maximale Stimulation erreicht. Vor dem Manöver wird der Patient aufgefordert, die Augen offen zu halten, nicht zu blinzeln, und trotz Schwindel in der provozierenden Position zu bleiben. Eine Frenzelbrille ist zur Beobachtung des Nystagmus nützlich, aber nicht zwingend erforderlich, da der vorwiegend torsionale Nystagmus nicht durch Fixation unterdrückt werden kann.

Diagnosekriterien

Die Diagnose eines BPLS des hintere vertikale Bogengangs kann zuverlässig gestellt werden, wenn der Lagerungsnystagmus folgende Kriterien erfüllt (Brandt und Steddin 1993).

1. *Torsional-vertikaler Nystagmus*: Der Lagerungsnystagmus schlägt vorwiegend torsional (rotatorisch), und zwar mit dem oberen Pol des Auges zum unteren Ohr. Zusätzlich besteht eine vertikale, zur Stirn schlagende Komponente.

2. *Latenz*: Typischerweise beginnen Schwindel und Lagerungsnystagmus mit einer Latenz von einigen Sekunden, nachdem die provozierende Kopfposition eingenommen wurde. Die Nystagmusintensität nimmt rasch zu und dann langsam wieder ab (Crescendo-Decrescendo).

3. *Dauer*: Der Nystagmus dauert üblicherweise 10 bis 20 Sekunden und nie länger als eine Minute.

4. *Nystagmusumkehr*: Einige Sekunden, nachdem sich der Patient wieder aufgerichtet hat, kann ein transienter Nystagmus geringerer Intensität auftreten, der in die entgegengesetzte Richtung schlägt.

5. *Ermüdbarkeit*: Die Intensität von Lagerungsschwindel und -nystagmus nimmt mit wiederholter Lagerung ab.

BPLS des horizontalen Bogengangs: Kanalolithisasis und Kupulolithiasis

In etwa 10 % betrifft der BPLS den horizontalen Bogengang und tritt dabei in zwei Varianten auf: Bei der *Kanalolithiasis des horizontalen Bogengangs* kommt es nach der Lagerung aus der Rückenlage auf das rechte und linke Ohr zu einem jeweils zum unteren Ohr schlagenden (geotropen) horizontalen Nystagmus, der zumeist ohne Latenz auftritt und nicht länger als eine Minute andauert (Baloh et al. 1993). Dabei ist der Nystagmus bei Drehung zum betroffenen Ohr stärker als zur anderen Seite.

Bei einer seltenen Variante wird durch das gleiche Lagerungsmanöver ein lang anhaltender, zum jeweils oberen Ohr schlagender (apogeotroper) Nystagmus provoziert (Baloh et al. 1995). In diesem Sonderfall sind die klinischen Merkmale nicht mit einer Kanalolithiasis, sondern mit einer Kupulolithiasis des horizontalen Bogengangs erklärbar. Dabei haften die Partikel an der Kupula und beschweren sie in den seitlichen Kopflagen.

BPLS des anterioren Bogengangs

Sehr selten tritt eine Kanalolithiasis des anterioren Bogengangs auf. Die Identifikation der betroffenen Seite ist schwierig, da im Dix-Hallpike Manöver zu beiden Seiten ein transienter, vorwiegend vertikal nach unten schlagender Lagerungsnystagmus mit geringer torsionaler Komponente beobachtet werden kann (Crevits 2004), dabei schlägt die torsionale Komponente zur betroffenen Seite.

Pathophysiologie

Die kritische Rolle des hinteren vertikalen Bogengangs gilt als gesichert, da sowohl die selektive Durchtrennung des posterioren Ampullarnerven (Gacek 1991) als auch die Obliteration diese Bogengangs (Parnes und McClure 1990) den Lagerungschwindel in seiner klassischen Varinate zuverlässig und dauerhaft unterbinden. Auch der gemischt torsional-vertikale Nystagmus spricht für eine Erregung dieses Bogengangs.

Die Kanalolithiasis-Theorie ist heute allgemein anerkannt und kann alle klinischen Merkmale des BPLS erklären (Brandt und Steddin 1993) Nach diesem Modell gelangen frei bewegliche Partikel mit einer höheren Dichte als Endolymphe – in der Regel abgelöste Otokonien von den Otolithenorganen – in den posterioren Bogengang und sinken dort stets zum tiefstgelegenen Punkt. Wenn der Patient aufrecht ist, befinden sie sich in der Ampulle des Bogengangs an der Basis der Kupula und verursachen keine Beschwerden. Während des Provokationsmanövers nach Dix und Hallpike wird der Kopf in der Ebene des betroffenen hinteren vertikalen Bogengangs nach hinten rotiert, so dass eine von der Kupula weggerichtete (ampullofugale) Bewegung der Partikel im Endolymphschlauch ausgelöst wird. Das im Bogengang rutschende Konglomerat von Otokonien übt dabei einen Endolymph-

Sog aus, der zu einer vorübergehenden Auslenkung der Kupula führt. Die resultierende Erregung der Rezeptoren des hinteren Bogengangs bewirkt über den vestibulo-okuläre Reflex den typischen torsional-vertikalen Nystagmus. Die Latenz, mit der Nystagmus und Schwindel auftreten, kann auf die Trägheit der Partikel und auf ihre anfängliche Adhäsion an der membranösen Wand des Bogengangs zurückgeführt werden. Mit der Beschleunigung der Partikel nimmt der Nystagmus zu (Crescendo), der schließlich wieder geringer wird und aufhört, nachdem die Partikel am unteren Pol des Bogengangs angelangt sind (Decrescendo). Wenn sich der Patient wieder aufrichtet, bewegen sich die Partikel wieder auf die Kupula zu (ampullopetal) und verursachen einen Nystagmus mit umgekehrter Schlagrichtung. Der Nystagmus ermüdet bei wiederholter Lagerung, vermutlich weil die aggregierten Partikel auseinanderfallen und somit ihre hydrodynamische Wirkung abnimmt.

Die Kanalolithiasis-Hypothese wird durch den intraoperativen Nachweis von Otokonien im hinteren vertikalen Bogengang erkrankter Patienten gestützt (Welling et al. 1997). Außerdem wurde ein Tiermodell entwickelt, bei dem bewegliche Partikel im Endolymphschlauch eine transiente Erregung der Bogengangsrezeptoren hervorrufen, die dem zeitlichen Verlauf des BPLS entspricht (Suzuki et al. 1995). Der eleganteste Beweis der Gültigkeit der Kanalolithiasis-Hypothese ist jedoch die Wirksamkeit spezifischer Lagerungsmanöver, die darauf abzielen, den betroffenen Bogengang von Partikeln zu befreien.

Ätiologie

Die Gründe für eine Ablösung der Otokonien von der Macula utriculi sind heterogen. Wahrscheinlich lösen sich schon physiologischerweise im Laufe des Lebens Otokonien aus der Otolithenmatrix und flottieren in der Endolymphe (Igarashi et al. 1993). Dies könnte die im Alter ansteigende Prävalenz erklären, die

bei 80igjährigen 10% erreicht (von Brevern et al. 2006). Darüber hinaus lassen sich drei Risikofaktoren für den BPLS identifizieren, die vermutlich eine erhöhte Freisetzung von Otokonien bewirken: Schädel-Hirn-Trauma (Baloh et al. 1987), vorausgehende Innenohrerkrankungen (Baloh et al. 1987) und Migräne (Ishiyama et al. 2000). Nicht selten geht einer akuten Episode des BPLS eine längerdauernde Bettruhe oder eine Intubationsnarkose voraus, die wahrscheinlich den Eintritt von Otokonien in den hinteren Bogengang begünstigt. In über der Hälfte der Fälle tritt der BPLS sporadisch auf (Baloh et al. 1987).

Differentialdiagnose

Die Diagnose bereitet in der Regel keine Schwierigkeit. Wenn der Patient während einer akuten Episode untersucht wird und der typischen Nystagmus provoziert werden kann, sind weitere Untersuchungen nicht erforderlich.

Falls sich Hinweise auf eine begleitende Innenohrerkrankung finden (z.B. einseitiger Vestibularisausfall, M. Menière), sind entsprechende diagnostische Schritte einzuleiten. Wenn sich der Patient im beschwerdefreien Intervall vorstellt, ist die Diagnose eines BPLS sehr wahrscheinlich, wenn die typische Anamnese mit episodisch auftretenden Lagerungsschwindelattacken und spontanen Remissionen erhoben werden kann und der neurologische Befund normal ist.

Der BPLS muß vor allem von einem zentralen Lageschwindel abgegrenzt werden, der bei einer Läsion des kaudalen Kleinhirns und des Hirnstamms auftreten kann (Brandt 1990). Einzelne Merkmale des BPLS, wie Latenz, Dauer und Zeitverlauf können auch bei einem zentralen Lageschwindel auftreten (Büttner et al. 1999). Es ist jedoch unwahrscheinlich, dass eine zentrale Läsion die Gesamtkonstellation eines BPLS vortäuscht. Ein lageabhängiger Nystagmus, der nicht die obengenannten Kriterien des BPLS erfüllt, erfordert eine zerebrale Kernspintomographie. Ebenfalls muß eine zentrale Läsion vermutet werden, wenn zusätzliche neurologische Symptome auftreten (z.B. Ataxie, Dysarthrie, Doppelbilder), wenn deutlicher Lagerungsnystagmus ohne begleitenden Schwindel auftritt, oder wenn Übelkeit mit Erbrechen durch ein Lagerungsmanöver ausgelöst wird, ohne dass dabei Nystagmus auftritt (Drachmann et al. 1997)

Lageabhängiger Schwindel und Nystagmus kann auch bei einem Migräne-Schwindel (von Brevern et al. 2004), bei einer arteriellen Kompression des Nervus vestibulocochlearis (Janettta et al. 1984) und bei Alkoholkonsum auftreten (Money 1974).

Therapie

Kanalolithiasis des posterioren Bogengangs

In den letzten Jahre wurden auf der Grundlage der Kanalolithiasis-Hypothese therapeutische Manöver entwickelt, welche die Behandlung des BPLS revolutioniert haben. Mit dem Epley-Manöver und dem Semont-Manöver stehen zwei wirksame Behandlungsverfahren zur Verfügung, um Partikel aus dem hinteren vertikalen Bogengang zurück in den Utrikulus zu befördern. Sie führen bei wiederholter Anwendung in fast 100% zu Beschwerdefreiheit und verkürzen dadurch die Leidenszeit erheblich. Die Lagerungsmanöver sind einfach zu erlernen und erfordern nur einen geringen zeitlichen Aufwand. Es ist daher bedauerlich, dass noch heute noch die Mehrzahl der deutschen Fachärzte für Neurologie und HNO diese Verfahren nicht kennt oder nicht einsetzt (von Brevern et al. 2002).

Epley (1992) führte ein Manöver ein, das aus einer Serie von Kopfdrehungen besteht, die in Schritten von etwa 90° durchgeführt werden (Abb. 2). Der erste Schritt entspricht dem diagnostischen Dix-Hallpike-Manöver.

Das Semont-Manöver (Semont et al. 1988) besteht aus einem raschen 180°-Schwung von Kopf und Körper in der Ebene des erkrankten hinteren vertikalen Bogengangs (Abb. 3). Der Kopf ist während des gesamten Manövers um 45° zum nicht-erkrankten Ohr gedreht.

Beide Verfahren sind gleichermaßen wirksam, wenn sie korrekt durchgeführt werden. Nach einem einzelnen Manöver werden 50 bis 80% der Patienten beschwerdefrei (Semont et al. 1988; Herdmann et al., 1993; Serafini et al. 1996). Falls noch Lagerungsnystagmus auslösbar ist, kann durch eine sofortige Wiederholung des Manövers die Erfolgsrate auf 80 bis 90% erhöht werden (Herdmann et al. 1993; Lynn et al. 1995; Serafini et al. 1996). Patienten, die mit dem Epley-Manöver nicht beschwerdefrei werden, können alternativ mit dem Semont-Manöver behandelt werden, oder umgekehrt. Für Patienten mit verminderter HWS-Mobilität eignet sich das Semont-Manöver besser als das Epley-Manöver, da es nur eine geringe Rotation der HWS erfordert. Wenn bei der diagnostischen Lagerung Übelkeit auftritt, kann vor dem therapeutischen Manöver ein *Antivertiginosum* verabreicht werden. Erfolgreich behandelte Patienten müssen nicht für 48 Stunden aufrecht bleiben, wie dies früher gefordert wurde (Massoud and Ireland 1996).

Nebenwirkungen, die über die Auslösung von Schwindel und Übelkeit während der Applikation der Manöver hinausgehen, werden in der Literatur nicht berichtet. Gelegentlich gelangen während eines Epley-Manövers Otokonien aus dem posterioren in den horizontalen Bogengang. Die resultierende Kanalolithiasis des horizontalen Bogengangs kann in der Regel durch eine entsprechende Lagerungsbehandlung rasch behoben werden. Eine leichte Gangunsicherheit nach erfolgreichem Lagerungsmanöver ist häufig und dauert maximal einige Tage an.

Es liegen Hinweise vor, dass ein therapeutisches Lagerungsmanöver auch bei Patienten erfolgreich sein kann, die trotz typischer Anamnese in der diagnostischen Lagerungsprobe keinen Nystagmus zeigen (Haynes et al. 2002). Möglicherweise liegt in diesen Fällen eine kleine Menge von Otokonien im Bogengang vor, die zwar Schwindel, aber keinen Nystagmus auslösen.

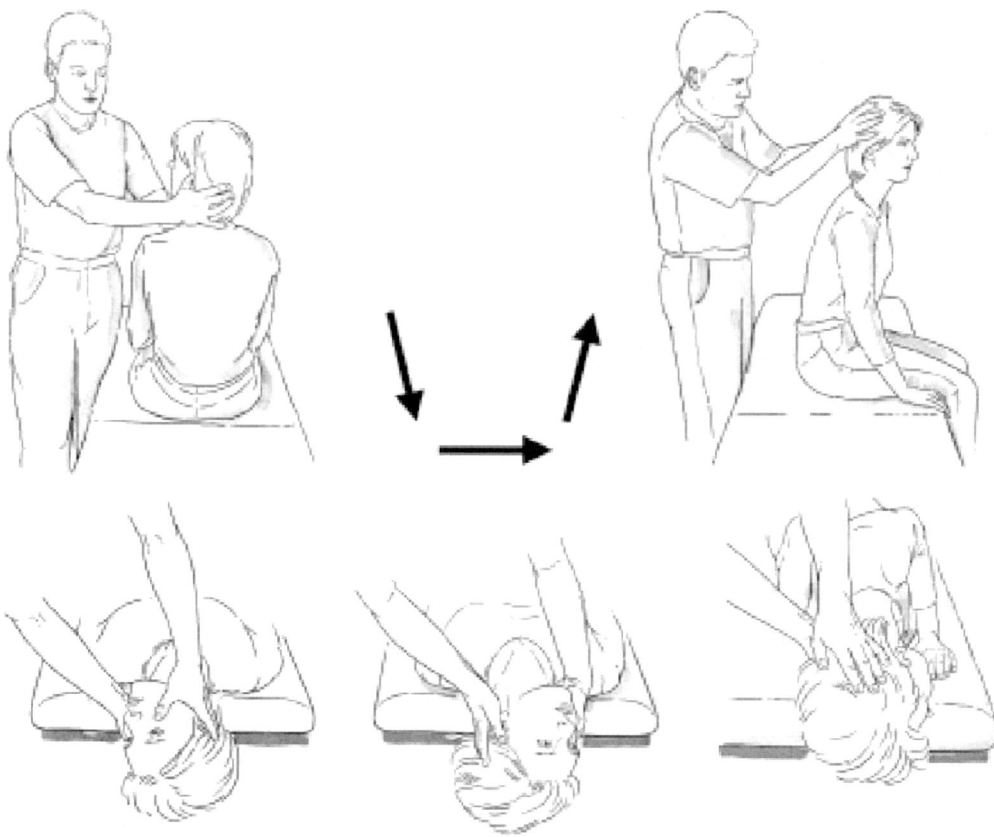

Abb. 2
Epley-Manöver zur Behandlung von BPLS des **linken** posterioren Bogengangs. Die Kopfrotationen werden vom Therapeuten rasch geführt, das Zeitintervall zwischen jedem Schritt beträgt 30 Sekunden, mindestens jedoch bis der Lagerungsnystagmus abklingt. Die Patienten sollten daher während des Manövers ihre Augen offen halten. In den liegenden Positionen ist darauf zu achten, dass der Kopf auch während der Drehungen rekliniert gehalten wird.

Falls das Epley- oder Semont-Manöver nicht sofort zu Beschwerdefreiheit führt oder der BPLS rezidiviert, können die Patienten eine Selbstbehandlung mit einem modifizierten Epley-Manöver (Radtke et al. 1999) durchführen. Dabei wird die erforderliche Kopfreklination durch ein Kissen unter den Schultern des Patienten erreicht, was die Durchführung zu Hause erleichtert. Diese Behandlung ist effektiver als die verbreiteten Lagerungsübungen nach Brandt und Daroff, die 1980 als erste Selbstbehandlung des BPLS eingeführt wurden (Brandt und Daroff 1980).

Ein therapieresistenter BPLS lässt sich chirurgisch dauerhaft beseitigen. Eine Obliteration des hinteren Bogengangs über einen transmastoidalen Zugang (Parnes und McClure 1990) ist dabei ebenso wirksam wie eine Durchtrennung des posterioren Ampullarnerven (Gacek 1991). Diese Verfahren sind jedoch auf jene sehr seltenen Patienten mit chronischem BPLS zu beschränken, die trotz korrekt durchgeführter und wiederholter Lagerungsmanöver nicht beschwerdefrei werden.

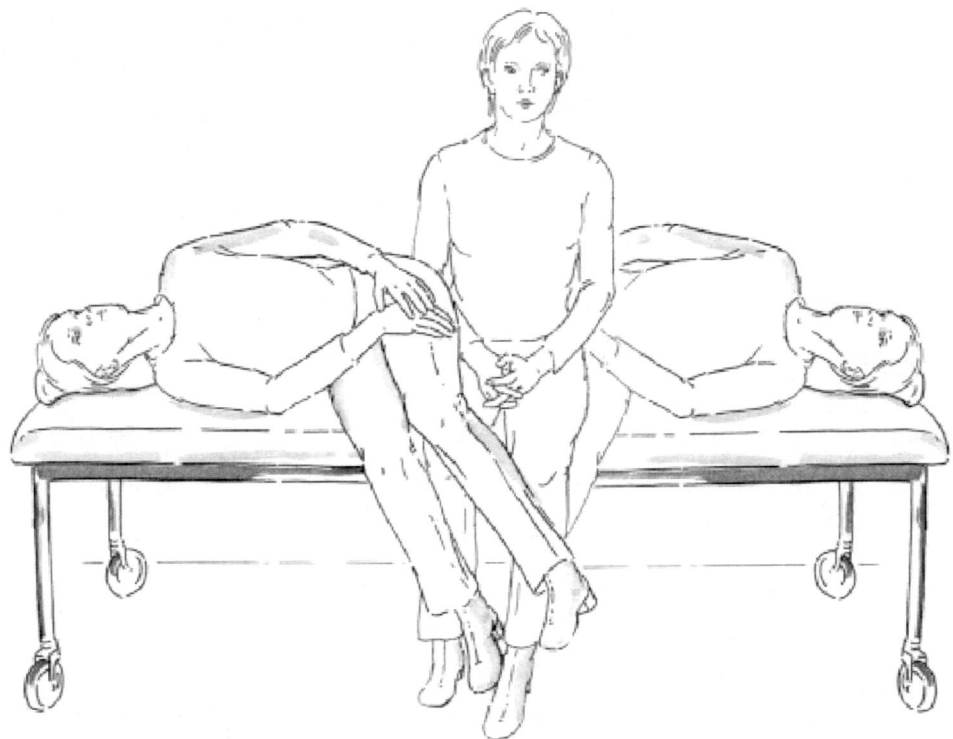

Abb. 3
Semont Manöver zur Behandlung von BPLS des **linken** posterioren Bogengangs. Das Manöver wird durch einen Therapeuten geführt (der aus Gründen der Übersichtlichkeit nicht abgebildet ist). Der Patient sitzt auf einer Liege, der Kopf ist um 45° zum nicht-betroffenen Ohr gedreht. Der Rumpf des Patienten wird dann in einer raschen Bewegung zur Seite des erkrankten Ohres gekippt, so dass der Kopf mit dem lateralen Okziput aufliegt. In dieser Position tritt Nystagmus auf, der torsional zum unteren Ohr schlägt. Nach einer Minute wird der Patient unter Beibehaltung der Kopfdrehung in einem raschen Schwung zum nicht betroffenen Ohr gelagert, so dass er nun mit Wange und Nase aufliegt. Das Manöver ist erfolgreich, wenn in dieser Position ein torsionaler Nystagmus zum oberen Ohr auftritt.

Behandlung bei Varianten des benignen paroxysmalen Lagerungsschwindels

Zur Behandlung der Kanalolithiasis des horizontalen Bogengangs stehen ebenfalls spezifische Lagerungsmanöver zur Verfügung, die durch Anwendung des Kanalolithiasis-Konzepts auf die Ebene des horizontalen Bogengangs entwickelt wurden. Mit dem sogenannten Barbecue-Manöver (Lempert und Tiel-Wilck 1996) ist in etwa 70% sofortige Beschwerdefreiheit zu erzielen (Nuti et al. 1998). Ebenso wirksam ist es, wenn der Patient auf der nicht betroffenen Seite schläft (Nuti et al. 1998). Bei der Kupulolithiasis des horizontalen Bogengangs kann versucht werden, durch rasches Kopfschütteln oder Kopfperkussion ein Ablösen der Otokonien von der Kupula zu erreichen, und im Anschluss ein Barbecue-Manöver durchzuführen (Fife 1998).

Bisher liegen nur einzelne Fallberichte über erfolgreiche Lagerungsbehandlungen der Kanalolithiasis des anterioren Bogengangs vor (Crevits 2004). Nach der anatomischen Anordnung des anterioren Bogengangs sollte auch ein Epley-Manöver für die kontralaterale Seite wirksam sein.

Literatur

Baloh RW, Honrubia V, Jacobson K (1987) Benign positional vertigo: clinical and oculographic features in 240 cases. Neurology 37: 371-378

Baloh RW, Jacobson BA, Honrubia V (1993) Horizontal semicircular canal variant of benign positional vertigo. Neurology 43: 2542-2549

Baloh RW, Yue Q, Jacobson KM, Honrubia V (1995) Persistent direction-changing positional nystagmus: Another variant of benign positional vertigo? Neurology 45: 1297-1301

Bárány R. (1921) Diagnose von Krankheitserscheinungen im Bereiche des Otolithenapparates. Acta Otolaryngol; 2: 434-437.

Brandt T (1990) Positional and positioning vertigo and nystagmus. J Neurol Sci 95: 3-28

Brandt T, Daroff RB (1980) Physical therapy for benign paroxysmal positional vertigo. Arch Otolaryngol 106: 484-485

Brandt T, Steddin S (1993) Current view of the mechanisms of benign paroxysmal positioning vertigo: cupulolithiasis or canalolithiasis? J Vest Res 3: 373-382

Büttner U, Helmchen Ch, Brandt T (1999) Diagnostic criteria for central versus peripheral positioning nystagmus and vertigo: a review. Acta Otolaryngol 119: 1-5

Crevits L (2004) Treatment of anterior canal benign paroxysmal positional vertigo by a prolonged forced position procedure. J Neurol Neurosurg Psychiatry 75: 779-781

Dix MR, Hallpike CS (1952) The pathology, symptomatology and diagnosis of certain common disorders of the vestibular system. Proc Soc Med 45: 341-354

Drachman DA, Diamond ER, Hart CW (1977) Posturally evoked vomiting: association with posterior fossa lesions. Ann Otol Rhinol Laryngol 86: 97-101

Epley JM (1992) The canalith repositioning procedure: for treatment of benign paroxysmal positional vertigo. Otolaryngol Head Neck Surg 107: 399-404

Fife TD (1998) Recognition and management of horizontal canal benign positional vertigo. Am J Otol 19: 345-351

Gacek RR (1991) Singular neurectomy update. II. Review of 102 cases. Laryngoscope 101: 855-862

Hall SF, Ruby RRF, McClure JA (1979) The mechanics of benign paroxysmal vertigo. J Otolaryngol 8: 151-158

Haynes DS, Resser JR, Labadie RF, Girasole CR, Kovach BT, Scheker LE, Walker DC (2002) Treatment of benign positional vertigo using the Semont Maneuver: Efficacy in patients presenting without nystagmus. Laryngoscope 112: 796-801

Herdmann SJ, Tusa RJ, Zee DS, Proctor LR, Mattox DE (1993) Single treatment approaches to benign paroxysmal positional vertigo. Arch Otolaryngol Head Neck Surg 119: 450-454

Igarashi M, Saito R, Mizukoshi K, Alford BR (1993) Otoconia in young and elderly persons: a temporal bone study. Acta Otolaryngol Suppl. 504: 26-29

Ishiyama A, Jacobson KM, Baloh RW (2000). Migraine and benign positional vertigo. Ann Otol Rhinol Laryngol 109: 377-380

Jannetta PJ, Möller MB, Möller AR (1984) Disabling positional vertigo. N Engl J Med 310: 1700-1705

Lanska DJ, Remler B (1997) Benign paroxysmal positioning vertigo: Classic descriptions, origins of the provocative positioning technique, and conceptual developments. Neurology 48: 1167-77

Lempert T, Tiel-Wilck K (1996) A positional maneuver for treatment of horizontal-canal benign positional vertigo. Laryngoscope 106: 476-478

Lynn S, Pool A, Darrell R, Brey R, Suman V (1995) Randomized trial of the canalith repositioning procedure. Otolaryngol Head Neck Surg 113: 712-719

Massoud AS, Ireland DJ (1996) Post-treatment instructions in the nonsurgical management of benign paroxysmal positional vertigo. J Otolaryngol 25: 121-125

Money KE, Myles WS (1974) Heavy water nystagmus and effects of alcohol. Nature 247: 404-405

Nunez RA, Cass SP, Furman JM (2000) Short- and long-term outcomes of canalith repositioning for benign paroxysmal positional vertigo. Otolaryngol Head Neck Surg 122: 647-652

Nuti D, Agus G, Barbieri MT, Passali D (1998) The management of horizontal-canal paroxysmal positional vertigo. Acta Otolaryngol 118: 455-460

Parnes LS, McClure JA (1990) Posterior semicircular canal occlusion for intractable benign paroxysmal positional vertigo. Ann Otol Rhinol Laryngol 99: 330-334

Radtke A, Neuhauser H, von Brevern M, Lempert T (1999) A modified Epley's procedure for self-treatment of benign paroxysmal positional vertigo. Neurology 53: 1358-1360

Schuknecht HF (1969) Cupulolithiasis. Arch Otolaryngol 90: 765-778

Schuknecht HF, Ruby RRF (1973) Cupulolithiasis. Adv Oto-Rhino-Laryngol 20: 434-443

Schuknecht HF(1962) Positional vertigo Clinical and experimental observations. Trans Am Acad Ophthal Otolaryngol 66: 319-331

Semont A, Freyss G, Vitte E (1988) Curing the BPPV with a liberatory maneuver. Adv Oto-Rhino-Laryngol 42: 290-293

Serafini G, Palmieri AMR, Simincelli C (1996) Benign paroxysmal positional vertigo of posterior semicircular canal: Results in 160 cases treated with Semont's maneuver. Ann Otol Rhinol Laryngol 105: 770-775

Suzuki M, Kadir A, Hayashi N, Takamoto M (1995) Functional model of benign paroxysmal positional vertigo using an isolated frog semicircular canal. J Vest Res 6: 121-125

von Brevern M, Lezius F, Tiel-Wilck K, Lempert T (2002) Zur ärztlichen Versorgung von Patienten mit benignem paroxysmalen Lagerungsschwindel. Nervenarzt 73: 538-542

von Brevern M, Radtke A, Clarke AH, Lempert T (2004) Migrainous vertigo presenting as episodic positional vertigo. Neurology 62: 469-472

von Brevern M, Radtke, A, Lezius F, Feldmann M, Ziese T, Lempert T, Neuhauser H (2007) Epidemiology of benign paroxysmal positional vertigo. A population-based study. J Neurol Neurosurg Psychiat 78: 710-715.

Welling DB, Parnes LS, O'Brien B, Bakaletz LO, Brackman DE, Hinojosa R (1997) Particulate matter in the posterior semicircular canal. Laryngoscope 107: 90-94

Rehabilitation in der Praxis

E. Biesinger

Einleitung

Betrachtet man die Statik des menschlichen Körperbaues, wird klar, welche Leistungen unser Gleichgewichtszentrum erbringen muß, um bei der sehr geringen Unterstützungsfläche und den extrem ungünstigen statischen Vorraussetzungen den Körper auszubalancieren. Grundlage für unser Gleichgewicht ist das Zusammenspiel zwischen Vestibularorganen, dem optischen System und motorischen System mit seiner hochpräzisen Somatosensorik. Eingetretene Defizite können nur durch ein Training dieser drei Komponenten suffizient kompensiert werden. Medikamente spielen hierfür eine untergeordnete Rolle, bei sedierender Nebenwirkung stören sie eine Rehabilitation. Dank der augeprägten Plastizität der zentralen Neurone ist ein strukturiertes Training sehr effektiv.

Ein strukturiertes Gleichgewichtstraining (Tabelle 1) zur Rehabilitation von peripheren und zentralen Vestibularisstörungen ist in den Praxen leider noch selten anzutreffen. Hauptgründe hierzu sind die aufwändigen räumlichen und personellen Vorraussetzungen und die dazu fehlende Möglichkeit einer adäquaten Abrechnung der nicht unerheblichen Kosten.

Prinzipien der Übungsbehandlung

Lagerung: Beginn mit größter Unterstützungsfläche: Aufbau des Programmes vom Liegen bis zu Stand.

Physiologie: Orientierung an der neurophysiologischen Entwicklung des Gleichgewichtsystems bei der Auswahl der Übungen: die „Meilensteine" der kindlichen Entwicklung zeigen die idealen Ausgangsstellungen.

Plastizität: Bahnung der senso-motorischen Afferenzen und Efferenzen durch Schulung der Sensibilität: den Patienten bei geschlossenen Augen die Auflageflachen seines Körpers bewusst machen und spüren lassen, Imagination des Übungsablaufes (mentales Training).

Koordination: Veränderung der Geschwindigkeit der Übungen bis hin zum Sport.

Tabelle 1
Prinzipien und Gesichtspunkte eines Übungsprogrammes gegen Schwindel

So sind gut funktionierende Rehabilitations-
maßnahmen fast nur in Kliniken anzutreffen.
Naturgemäß sind daher viele Patienten in der
Peripherie großer Kliniken unterversorgt.

Das hier demonstrierte Trainings- und Reha-
bilitationsprogramm ist geeignet, auch im Bereich der niedergelassenen HNO-ÄrztInnen
und NeurologInnen mit Hilfe von Physiotherapeuten umgesetzt zu werden. Die Möglichkeit der Demonstration auf Videokassette
ist die Grundlage des Trainings zu Hause
(**www.schwindeltraining.de**).

Vorliegende Trainingsprogramme

Ein Trainingsprogramm muss alle drei peripheren Eingänge ansprechen, um effektiv zu
sein.

Diese Forderung nach Einbeziehung der drei
peripheren Gleichgewichtsportale für ein um-
fassendes Üben wird von den bisher vorgelegten Veröffentlichungen nicht immer erfüllt:
Die meisten Übungsprogramme gehen,
was insbesondere die statisch-motorischen
Übungen angeht, auf Cawthorne und Cooksey (1945) zurück. Hierbei werden unsyste-
matische Übungen im Sitz, verbunden mit
Schulterbewegungen, Bücken Stehen und
Gehen geübt. Die Übungen zum neuen Ein-
eichen der vestibulooculären Reflexe sind un-
genau und aus heutiger Sicht unvollständig.

Pfaltz und Novak beschrieben 1977 ein um-
fassendes optokinetisches Training, dabei erfolgt aber keine Be-
rücksichtigung des
stato-motorischen
Systems.

Norre und de
Weerdt (1979)
versuchten den Zu-
gang zum Erfolg
über die Provokati-
on der individuellen
Gleichgewichtsstö-
rungen. Erstmalig
beschrieb Brandt
1983 ein Übungs-
programm, welches

sowohl die visuelle, als auch sehr ausführlich
die motorische Kompensation fördert. Die stato-motorischen Übungen sind gut und sinnvoll
ausgewählt, es fehlt jedoch ein Einbeziehung
eines mentalen Trainings (Biesinger 1991).

Hamann stellte 1987 sein Übungsprogramm
vor, in dem sehr systematisch das optokinetische System und die Fixationsübungen zur
Darstellung kommen. Die stato-motorischen
Übungen sind gut beschrieben und damit
ist seine Veröffentlichung als Grundlage der
heutigen, auch in der Praxis und vom Betroffenen selbst durchführbaren Maßnahmen zu
sehen.

Mit der Entwicklung der Posturographie begann eine neue Ära in der Gleichgewichtsdi-
agnostik und auch bezüglich der Entwicklung
von Übungsprogrammen gegen Schwindel.
Die Benützung der Plattform hierfür schlägt
sich in den Veröffentlichungen von Takemori (1985) und Shumway-Cook und Horak
(1989) wieder: zur Stabilisierung des posturalen Gleichgewichtes werden ausschließlich
Übungen aus dem Stand beschrieben mit Gewichtsverlagerungen u.ä.

Solche mittlerweile ausgefeilten Übungsprogramme zur posturalen Stabilität mit Hilfe
der Posturografie-Plattform können heute von
verschiedenen Herstellern erworben werden.
Sie ersetzen jedoch nicht ein motorisches Trainingsprogramm mit systematischem Aufbau
der Übungen.

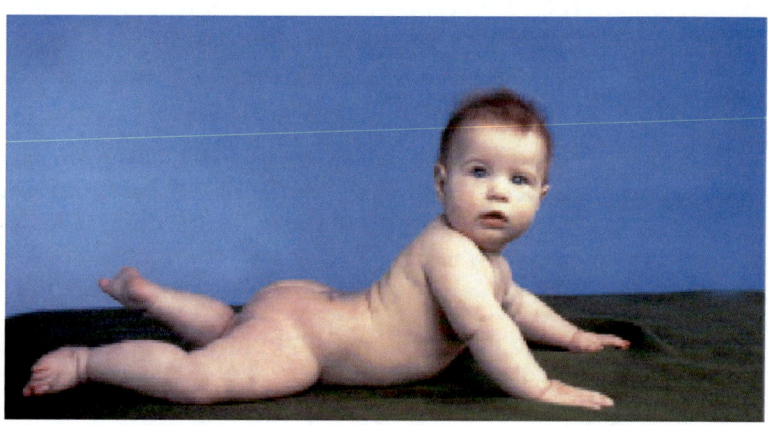

Abb. 1

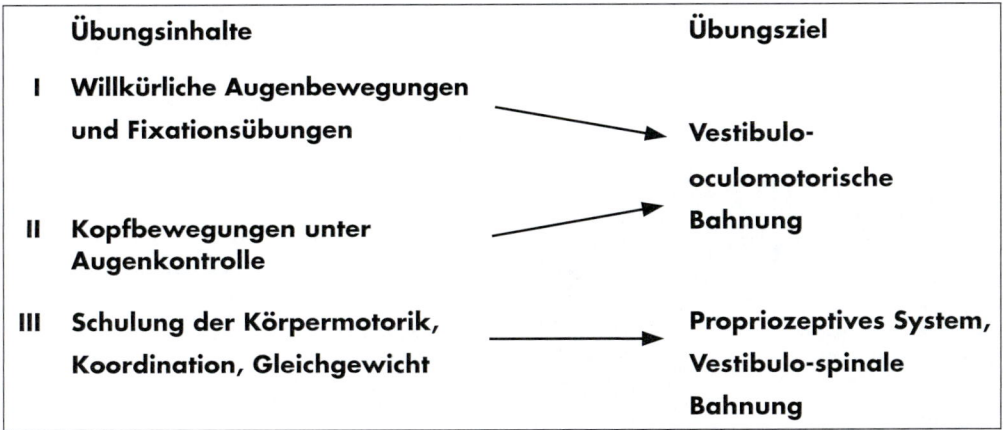

	Übungsinhalte	Übungsziel
I	Willkürliche Augenbewegungen und Fixationsübungen	Vestibulo-oculomotorische Bahnung
II	Kopfbewegungen unter Augenkontrolle	
III	Schulung der Körpermotorik, Koordination, Gleichgewicht	Propriozeptives System, Vestibulo-spinale Bahnung

Tabelle 2
Übungsinhalte und deren Ziele in dem dargestellten Trainingsprogramm

Nachfolgend sollen Übungen dargestellt werden, die in der Praxis vermittelt werden können und dabei aber die physiologischen Gegebenheiten berücksichtigt.
Physiologische Grundlage für die Entwicklung von Übungen zur Rehabilitation des motorischen Gleichgewichts war die Entfaltung der posturalen Kontrolle beim Kleinkind, also die sog. „Meilensteine" der motorischen Entwicklung (Vojta 1976) (Abb. 1). Die darin enthaltenen Stellreflexe sind tief im Kleinhirn verankert, können von Erwachsenen abgerufen werden und dienen so als Basis für die Entwicklung einer differenzierten motorischen Körperkontrolle.

Ein praxisgerechtes Rehabilitationsprogramm

Willkürliche Augenbewegungen und Fixationsübungen
Sie haben das Ziel, wieder Kontrolle über eine entgleiste Vestibulo – oculomotorische Störung zu erlangen und dienen damit auch der Nystagmusunterdrückung bei peripheren vestibulären Störungen.
Da die Betroffenen aufgrund der vegetativen Reaktionen meist bettlägrig sind, ist die Ausgangsstellung zunächst im Liegen.
Um die Vestibularorgane nicht zusätzlich zu reizen, bleibt der Kopf liegen und der ausgestreckte Arm mit dem Daumen als Blickziel bewegt sich im Gesichtsfeld (Abb 2).

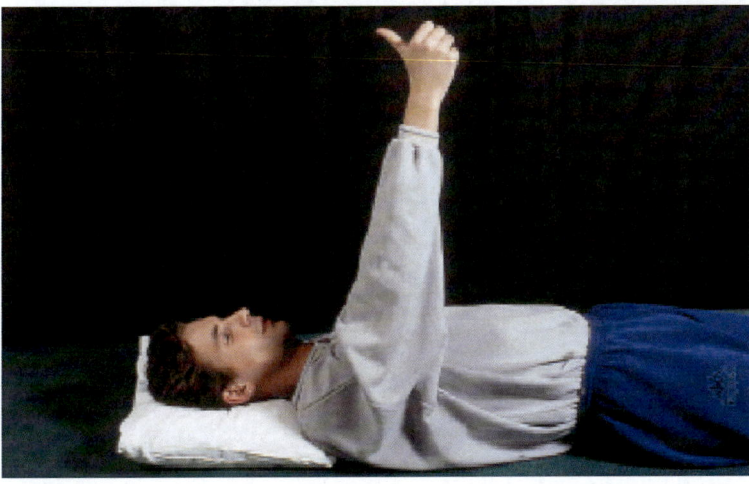

Abb. 2

Dem gleichen Zweck dient z.B. ein Pendel, einfach konstruiert z.B. mit einem Tennisball, das der Betroffene mit den Augen verfolgen soll. Die Länge des Pendels definiert die Winkelgeschwindigkeit der Augen (Abb 3).

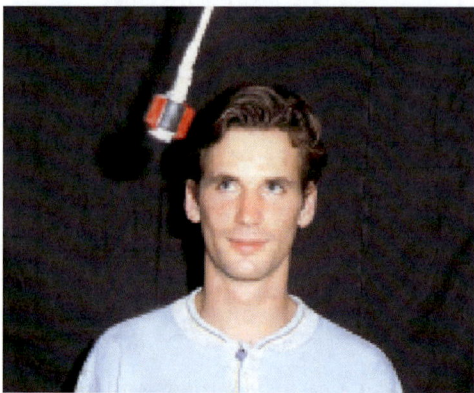

Abb. 3

Kopfbewegungen unter Augenkontrolle

Hierbei werden die Fixationsübungen kombiniert mit einer Aktivierung der Vestibularisapparate durch Bewegungen des Kopfes. Dies bedeutet, der ausgestreckte Daumen bleibt im Gesichtsfeld stehen, während sich der Kopf bewegt (Abb. 4).

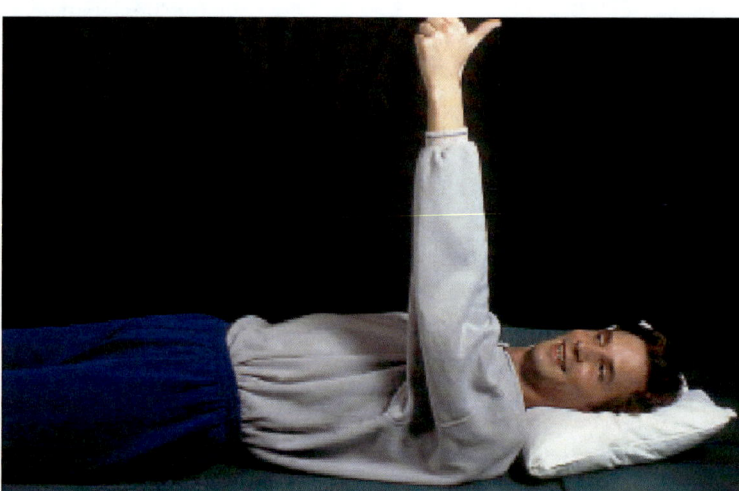

Abb. 4

Mit zunehmender Mobilität werden die Übungen erschwert, indem die Unterstützungsfläche sukzessive verkleinert wird, also vom Sitz bis zum Stand – auch hier werden zuerst die Fixationsübungen bei unbewegtem Kopf, dann bei bewegtem Kopf durchgeführt (Abb. 5-7).

Erfahrungsgemäss kommen die Patienten nach kurzer Demonstration der Übungen schnell zurecht und können selbstständig ihr Programm bewerkstelligen.

Schulung von Körpermotorik, Koordination und Balance

Die nachfolgenden Übungen sind komplexer und benötigen zunächst eine Anleitung durch geschulte Physiotherapeuten, unterstützend kann das Programm mit Hilfe einer Videodemonstration von den Betroffenen im häuslichen Umfeld geübt werden (www.schwindeltraining.de).

Die Indikation hierfür besteht bei **allen** Gleichgewichts- und Koordinationsstörungen, bei peripher -vestibulären Erkrankungen, nachdem durch die o.g. Fixationsübungen ein Nystagmus unterdrückt werden kann und der Betroffene nicht mehr unter der Übelkeit leidet. Das Programm eignet sich ausdrücklich für ältere Personen zur Funktionserhaltung und Rehabilitation.

Ausführung: Um ein Maximum an Lernerfolg zu erreichen, werden dem Probanden als Erstes in jeder Ausgangsstellung **bei geschlossenen Augen** die Körperauflagepunkte, die Umverteilung des Körpergewichts und die auszuführenden Bewegungen bewusst gemacht (sogenanntes „Sensoric Controll", mentales Training).

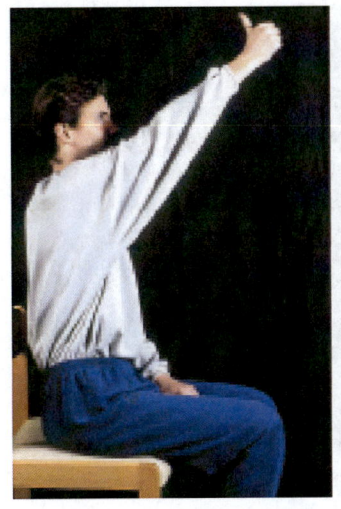
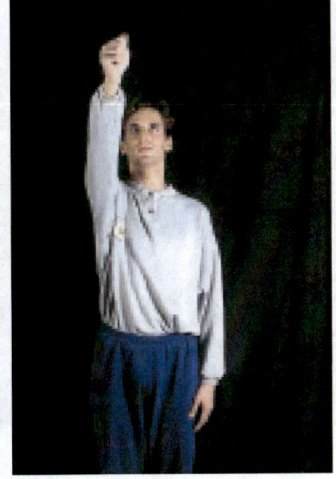
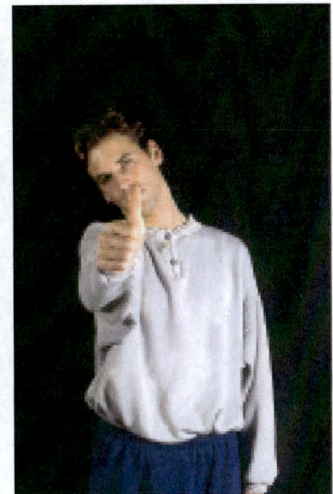

Abb. 5   Abb. 6   Abb. 7

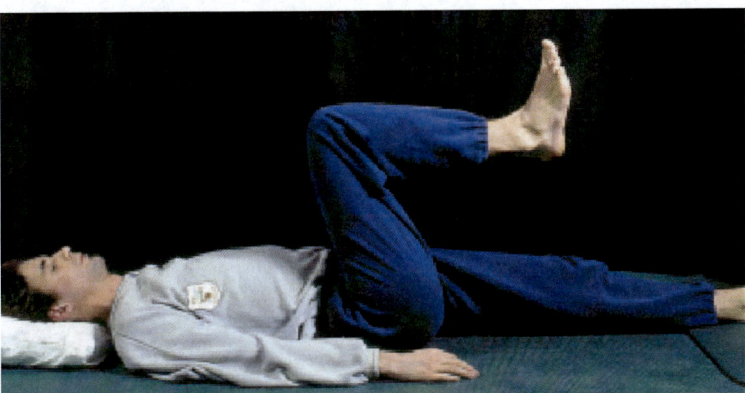

Abb. 8

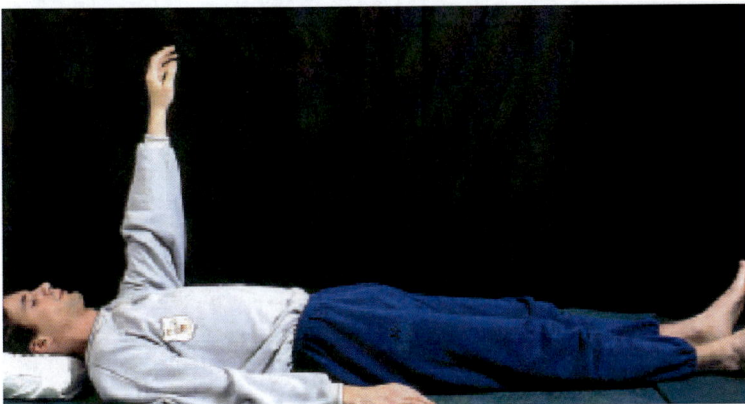

Abb. 9

Die Ausgangsstellungen steigern sich bezüglich ihrer Anforderungen an das vestibuläre System von grösster Unterstützungsfläche (Liegen) bis zum Stand.

Liegen
Sensoric Controll: *Spüren lassen der Gelenkstellungen und des Bewegungsverlaufes, Gewichtsverteilung der übrigen Körperteile bei der Bewegung.*
Ausführung. Bewegungen der Arme und Beine in der Sagitalebene (Abb. 8 und 9).
*Drehen in **Bauchlage,** Kopf mittig oder seitlich abgelegt, Arme neben dem Körper.*

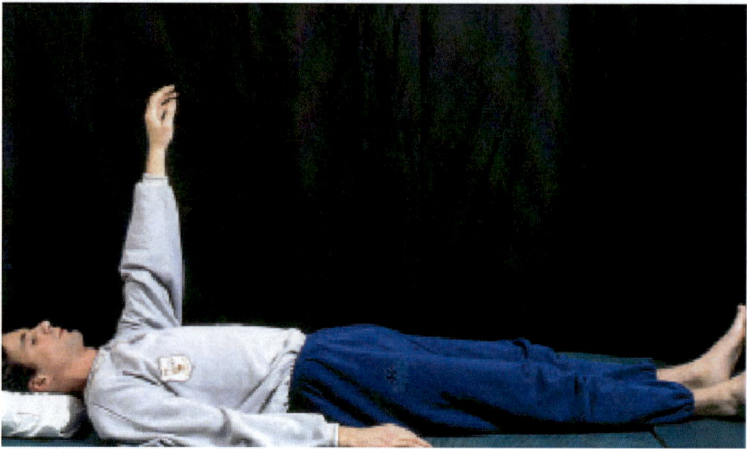

Abb. 10

unterschiedlichen Übungen. Gewicht auf Händen und Knien gleichmäßig verteilt.

Wechselnde Gewichtsverteilung vor – und zurück (Abb. 11), sowie links und rechts.

Ausführung: Zuerst wird die Gewichtsverlagerung geübt von den Armen zu den Knien und umgekehrt, dann links und rechts, Impulse durch den Trainer (Abb. 12).

Abheben im Wechsel eines Armes, Beines, diagonal Arm/Bein (Abb. 13) unter Gewichtskontrolle, ggf. Impulse durch den Trainer in den jeweiligen Körperhaltungen.

Sensoric Controll: Augen geschlossen, Kontrolle der Gewichtsverteilung und Muskelanspannungen bei den unterschiedlichen Übungen.

Ausführung: Arme wechselseitig nach vorne und zurück, Unterarmstütz, daraus Arme wechselseitig nach vorne und zurück (Abb. 10)

Cave: Vermeiden von Ausweichbewegungen im Körper.

Übergang in den **Vierfüßlerstand**

Sensoric Controll

Augen geschlossen, Kontrolle der Gewichtsverteilung und Muskelanspannungen bei den

Übergang in den **Kniestand**

Sensoric Controll: Augen geschlossen, Kontrolle der Gewichtsverteilung auf die Knie, Pobacken leicht angespannt.

Ausführung: Gewichtsverlagerungen vorwärts und rückwärts, Impulse durch den Trainer. (Abb. 14, 15)

Übergang in den **Einbeinkniestand**
Sensoric Controll: Augen geschlossen, Kontrolle der Gewichtsverteilung

Ausführung: Gewichtsverlagerungen vor und zurück (Abb. 14), Impulse durch den Trainer (Abb. 15), Hände wechselseitig nach vorne führen, mehrfacher Beinwechsel.

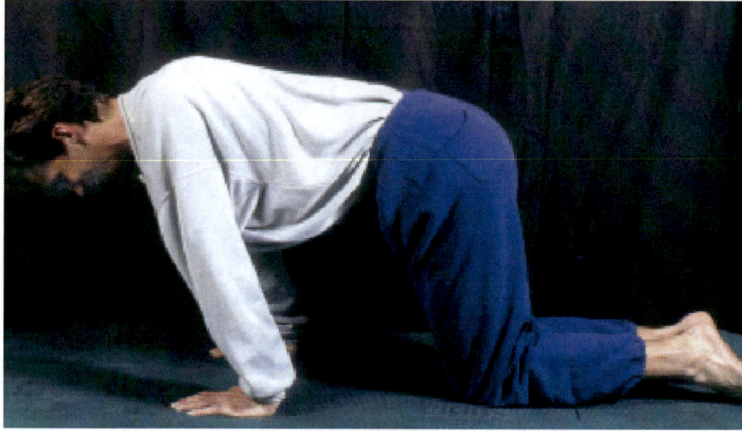

Abb. 11

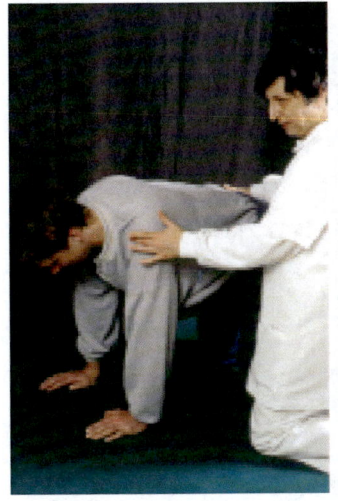

Abb. 12

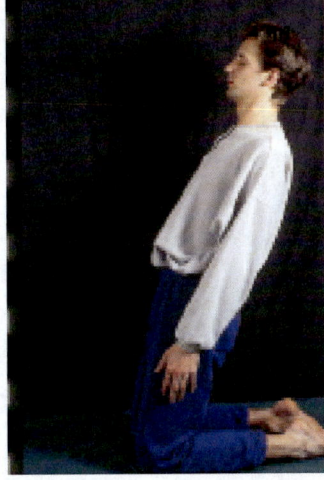

Abb. 14

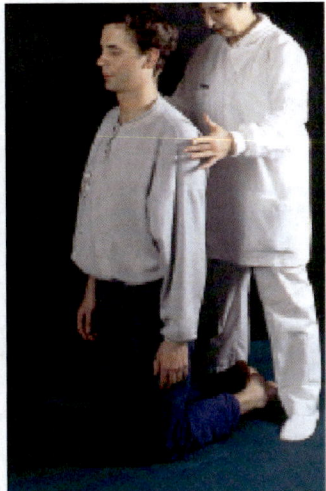

Abb. 15

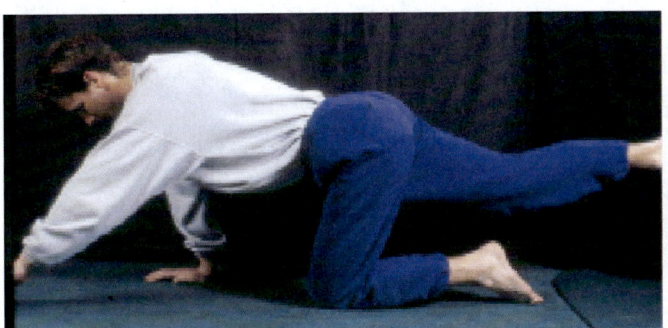

Abb. 13

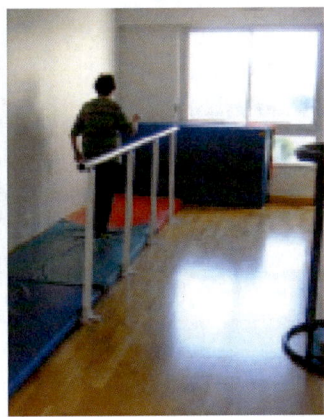

Abb. 16

Übergang in den **Stand**
Sensoric Controll: Augen geschlossen, Kontrolle der Gewichtsverteilung auf die Füße – dabei wechselhaft das Gewicht von den Fersen über die Außenkanten auf die Fußballen bis zum Zehenstand und zurück verteilen, anstreben einer aufrechten Haltung.

Ausführung: Impulse durch den Trainer, Hände wechselseitig nach vorne führen, auch diagonal, Einbeinstand links und rechts.

Übergang in den aufrechten **Gang, erweitertes Propriozeptorentraining**
Sensoric Controll: Gehen mit geöffneten und geschlossen Augen
Ausführung: Vorwärtsgehen, Seitwärtsgehen, Rückwärtsgehen, auf weicher Unterlagen (Abb. 16), Balanceübungen auf dem Trampolin (Abb. 17)

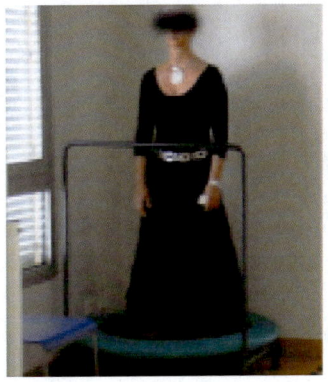

Abb. 17

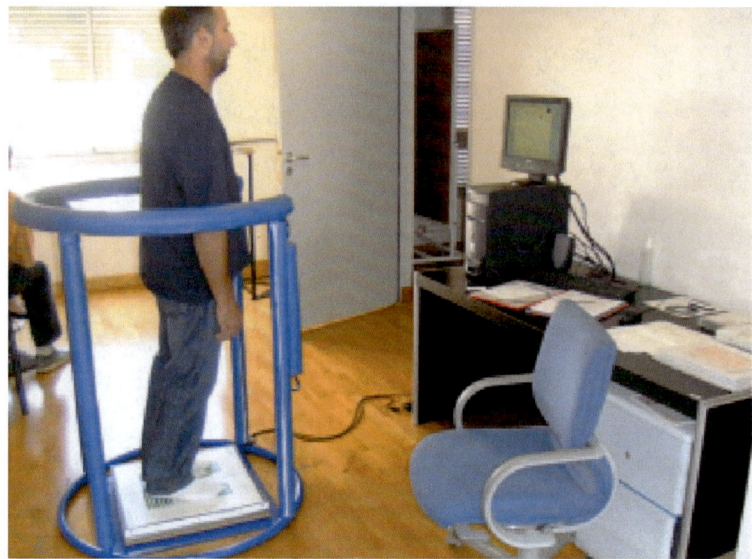

Abb. 18

Die umfassende Rehabilitation

Das vorgestellte Trainingsprogramm kann vorzugsweise von PhysiotherapeutInnen angeleitet werden. Spezielle Vestibularisstörungen verlangen z.B. ein spezifisches optokinetisches Training, ein Training posturografisches Training oder auch im Drehstuhl.

Hierzu sind erhebliche Investitionen bezüglich der Räumlichkeiten und der Hardware notwendig. Anschaffungen wie Posturografie-Plattform (Abb. 18), Prismen-Kugel (Abb. 19) und Übungs-Drehstuhl (Abb. 20) sind unumgänglich. Hinzu kommt eine Ausbildung des Trainers mit Einweisung in die Hard- und Software, Vermittlung von ausführlichen Kenntnissen über das vestibuläre System und die individuellen, indikationsbezogenen Trainingsmöglichkeiten. Im deutschsprachigen Raum gibt es allerdings hierfür noch keine Ausbildung, was dringend wünschenswert wäre. Lediglich in Frankreich existiert eine adäquate Ausbildungsmöglichkeit.

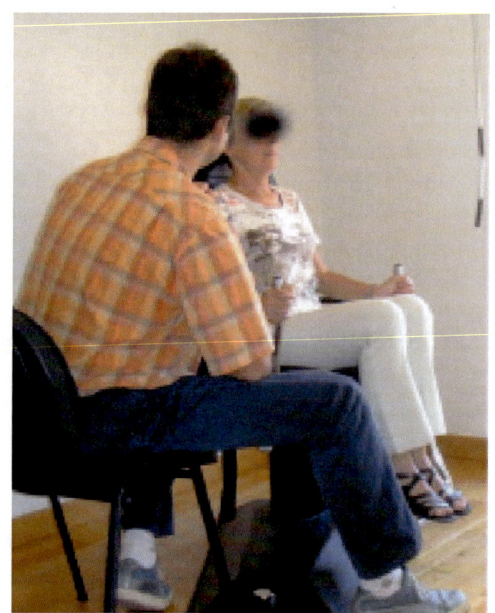

Abb. 19   Abb. 20

Abrechnung

Es gibt keine Möglichkeit , das gezeigte Trainingsprogramm entsprechend abzurechnen. Die Leistungen können nur als individuelle Gesundheitsleistungen angeboten werden.

Ausblick

Sowohl die Vestibularisdiagnostik, besonders aber die Rehabilitation sind in der gängigen HNO-Praxis ein „Stiefkind". Dies hängt natürlich mit der Unwirtschaftlichkeit der erbrachten Leistungen zusammen. Angesichts der Vielzahl an Patienten mit Gleichgewichtsstörungen wäre aber ein vermehrtes Engagement der HNO-ÄrztInnen und der NeurologInnen gerade in der Praxis dringend erforderlich. Möglich wäre die Realisierung in Form eines Zusammenschlusses mehrerer Ärzte und der Bildung von „Gleichgewichtszentren". Wenn dabei auch eine fachübergreifende Zusammenarbeit mit Neurologen, Psychologen und Physiotherapeuten zustande käme, könnten solche Zentren auch im Rahmen der integrierten Versorgung realisiert werden.

Literatur

Biesinger E, Zimmermannn R, Issing P, Scheinpflug B (1991) Krankengymnastisches Trainingsprogramm gegen Schwindel. Krankengymnastik 8: 42-51

Brandt T, Heuer M, Prager G, Wessels H (1983) Physikalische Therapie der akuten Labyrinthläsion und des benignen paroxysmalen Lagerungsschwindels. Z. Krankengymnastik 35: 58-66

Cooksey FS (1945) Rehabilitation in vestibular injuries. Proc Roy Soc Med 39: 220

Hamann KF (1987) Training gegen Schwindel. Springer, Berlin Heidelberg New York

Norré ME, Deveerdt W (1979) Principes et elaboration d'une technique de rééducation vestibulaire, le „vestibular habituation training". Ann Oto-Laryng (Paris) 96: 217-227

Pfaltz CR, Novak B (1977) Optokinetic training and vestibular habituation. ORL 39: 309-320

Shumway-Cook A, Horak F (1989) Vestibular rehabilitation: An exercise approach to managing symptoms of vestibular dysfunction. Seminars in Hearing vol 102: 196-202

Takemori S, Ida M, Umezu H (1985) Vestibular training after sudden loss of vestibular functions. ORL 47: 76-83

Vojta V (1976) Die cerebralen Bewegungsstörungen im Säuglingsalter. Enke

Rundtischdiskussion
Wann – wie – womit rehabilitieren?

Teilnehmer der Diskussion: J. H. J. Allum, Basel; E. Biesinger, Traunstein; A. Ernst, Berlin; Th. Lempert, Berlin; M. Pavlou, London, GB

Moderation und Niederschrift der Diskussion entsprechend der Videoaufzeichnung: H. Scherer

SCHERER: Wir haben Vorträge gehört über unterschiedliche Methoden der Rehabilitation von Patienten mit Gleichgewichtsstörungen. Wir haben Fotos von jungem Musterpatienten gesehen. Jetzt wollen wir die Sache ein bisschen verschärfen, denn in der Regel sind die Patienten, die mit einem Ausfall zu uns kommen, nicht immer die jungen 20-jährigen. Unsere Patienten haben oft multiple Probleme.

Frage an die Spezialisten am Tisch:
Wir haben einen Patienten mit einem einseitigen Ausfall des Gleichgewichtsorgans und zusätzlich ist er auf einem Auge blind. Wie soll er rehabilitiert werden?

PAVLOU: Ich habe mit mehreren solcher Patienten gearbeitet und sogar mit komplett blinden Patienten. Die Rehabilitation, die wir in London ausführen, ist auch bei ihnen effektiv gewesen. Wir fordern die Patienten auf ihren Hals zu bewegen, damit sie mehr propriorezeptiven in-put in die Gleichgewichtskerne bekommen. Wir müssen ihnen die Fixierung auf das optische System nehmen. Sie müssen lernen, die vestibuläre Empfindung zu schärfen. Es gibt keinen Grund, diese Personen nicht zu rehabilitieren. Wir stellen sie auf Schaumstoff, lassen sie gehen, Übungen mit Kopfbewegungen machen, usw.

SCHERER: Wir nehmen doch immer an, dass die Qualität und Geschwindigkeit der Kompensation vom räumlichen Sehen abhängt. Können Patienten ohne räumliches Sehen überhaupt Kompensieren oder ist die Kompensation verzögert?

PAVLOU: Die Patienten bemerken eine Verbesserung erst nach 2-3 Monaten Training. Nach ca. 9 Monaten ist eine deutliche Besserung erreicht.

LEMPERT: In Ihrer Frage ist ein diagnostisches Dilemma. Wenn ein Patient nicht kompensiert, dann muss man nach weiteren Problemen suchen. Manchmal steckt eine primär nicht beachtete Polyneuropathie dahinter.

SCHERER: Dies ist meine 2. Frage: Wie rehabilitiert man einen Patienten mit einem einseitigen Ausfall und einer Polyneuropathie? Hier kann man doch wohl kein Biofeedback betreiben.

LEMPERT: Diese Polyneuropathie muss erst einmal festgestellt werden. Der Patient wird eine verlängerte Kompensation haben. Die Kompensation ist abhängig vom Grad der Polyneuropathie. Was ist noch vorhanden an Sensibilität, gibt es noch Reste? Hier sage ich dem Krankengymnasten, er soll auf dem Vorhandenen aufbauen. Ansonsten muss man hier verstärkt das visuelle System trainieren.

SCHERER: Wäre in diesem Fall nicht eine akustische Rehabilitation besser?

LEMPERT: Erst wenn es überzeugende Beweise gibt, dass eine akustische Rehabilitation auch im Alter brauchbar ist. Dies wird ja wohl noch einige Zeit dauern und wir werden auch noch in 5 Jahren nicht alle guten Geräte in unsere „Waffenkammer" stehen haben.

SCHERER: Herr Allum, würden Sie Ihre akustische Rehabilitation bei einem solchen Patienten einsetzen? Ich mache es Ihnen noch etwas schwerer. Dieser Patient hatte vor dem Gleichgewichtsausfall eine Zoster-Erkrankung am Kopf und er hat eine Sensibilitätsstörung der rechten Stirnseite.

ALLUM: Einen solchen Fall hatten wir schon. Wir haben ihn akustisch rehabilitiert mit gutem Erfolg. Ich würde bei einer Polyneuropathie immer akustisch rehabilitieren.

SCHERER: Was macht man mit Leuten, die Hüft- und Knieprobleme haben? Viele unserer Patienten können wegen Gelenkproblemen nicht richtig laufen.

ERNST: Es kommt darauf an, ob die Patienten eine Prothese haben. Die Prothesen sind häufig schlecht eingesetzt und deshalb muss man schauen, ob die Beinlänge stimmt. Ein Beinlängenausgleich ist notwendig entweder durch eine Erhöhung des Schuhes oder einer Einlage. Ansonsten sollen diese Patienten trainieren. Die krankengymnastischen Übungsbehandlungen nach VOITA sind hier ein gutes neurophysiologisches Therapiekonzept und ansonsten empfehlen wir den Patienten gerne Selbstübungen, z.B. Tai Chi. Bei einer Gelenkoperation werden ja immer die Muskeln abgetrennt. Hier helfen nur Selbstübungen.

SCHERER: Jetzt haben wir aber einen Patienten mit einem einseitigen Ausfall des Gleichgewichtsorgans, einen Manager, der in der Welt herumfliegt. Er hat überhaupt keine Zeit und außerdem wissen wir, dass er in Kürze ein Gespräch bei unserer Bundeskanzlerin, Frau Merkel, hat. Dieser Patient muss verschärft rehabilitiert werden. Wie sollen wir dies durchführen?

PAVLOU: Es ist für uns kein Problem, wenn ein Patienten keine Zeit hat. Unsere Übungsprogramme dauern nicht lange. Wir bringen sie dem Patienten bei. Er kann dann täglich zu Hause üben, z.B. 5-10 Min. morgens und 5-10 Min. abends. Er wird eine Verbesserung erfahren. Nur optokinetische Trainingsprogramme dauern länger. Es ist nicht nötig, 30-40 Min. pro Tag zu üben.

BIESINGER: Er bekommt ein Video von meinem Trainingsprogramm auf seinen Computer überspielt und kann dann die Übungen zu Hause oder im Hotel durchführen.

SCHERER: Und im Flugzeug! (Gelächter im Auditorium)

BIESINGER: Ich möchte noch etwas kritisch anmerken. Meine Mitstreiter hier sagen, „dann mache Krankengymnastik usw." Aber wenn Sie die Krankengymnasten nicht genau überwachen können, wird alles Mögliche gemacht. Deshalb möchte ich alle hier anwesenden dringend auffordern, dass wir ein Ausbildungsprogramm organisieren, wie dies z.B. in Frankreich bereits etabliert ist. Wir können uns dann selbst in diese Programme einüben, und sie weitergeben, denn wenn diese Übungen nicht akkurat durchgeführt werden, ist die Krankengymnastik hinausgeworfenes Geld.

SCHERER: Das ist ein wichtiges Wort von einem Spezialisten (Herr Biesinger ist im Nebenberuf Krankengymnast). Man muss also den Krankengymnasten genau sagen, was sie zu machen haben.

BIESINGER: Und wir müssen deren Arbeit auch kontrollieren können.

SCHERER: Einer der Vortragenden hat eine Discokugel gezeigt. Die Kugel mit den Spiegeln. Eine solche Kugel kann man doch auch zu Hause aufhängen und dann mehrmals pro Tag optokinetisch trainieren. Was meinen Sie Frau Pavlou?

PAVLOU: Wir haben das schon gemacht. Ein Patient hatte eine kleine Discokugel zu Hause. Er sagte uns aber, dass der Effekt bei weitem nicht so gut war, wie wenn er an unserem optokinetischen Streifensystem trainiert wurde.

SCHERER: Ich habe nun eine Frage an Herrn Lempert. Wie behandelt man einen Patienten mit einem beidseitigen Labyrinthausfall, der Oszillopsien hat?

LEMPERT: Zuerst würde ich dem Patienten sagen, dass die Beschwerden von allein über die Monate und Jahre besser werden. Diese Patienten sind ja, wenn das Ereignis frisch eingetreten ist und sie das Gleichgewicht akut verloren haben, völlig verzweifelt. Es gibt allerlei physiologische Mechanismen, dass schon die Erwartung der Augenbewegung einen Teil dieser Wahrnehmung unterdrückt im Laufe der Jahre. Hier gibt es auch die Möglichkeit einer physikalischen Therapie. Hierzu kann aber Frau Pavlou sicher mehr sagen.

PAVLOU: Wenn Patienten mit einem Ausfall bds. zu uns kommen, dann wird zuerst die Restfunktion überprüft. Meistens besteht noch ein Rest, der dann mit Fixationsübungen und Übungen, die den vestibulo-okulären Reflexes auslösen, angegangen wird. Sie müssen einen Punkt fixieren und dann den Kopf horizontal hin und her bewegen, anfangs langsam und später etwas schneller. Bei raschen Kopfbewegungen können sie den Punkt nicht scharf sehen. Deshalb muss man mit langsamen Kopfbewegungen beginnen. Die Patienten verbessern ihre Fähigkeit den Punkt zu fixieren, so dass man auch mit mittleren Kopfgeschwindigkeiten arbeiten kann, bis sie auch dann den Punkt scharf sehen. Danach erhalten sie Übungen, die Sakkaden generieren, z.B. springende Punkte zum Fixieren bei gleichzeitigen Kopfbewegungen. Es wird auch die visuelle Vertikale trainiert. Wir haben im Übrigen festgestellt, dass gerade Patienten mit Oszillopsien einen Gewinn von Übungen mit optokinetischer Reizung haben.

SCHERER: Gehen wir zurück zum Manager, bei dem man ein Turbotraining braucht. Dieser liegt im Bett und hat einen massiven Spontannystagmus zur gesunden Seite. Warum blockieren wir nicht diesen Nystagmus, z.B. durch optokinetische Bilder zur Gegenseite oder mit Medikamenten. Es gibt ja Substanzen, mit denen man den Nystagmus ohne Sedierung massiv reduzieren kann, z.B. das Pikrotoxin.

LEMPERT: Das ist sehr artifiziell. Man könnte auch an der Gegenseite kalorisch kalt reizen.

SCHERER: Dies wurde schon gemacht und für mich macht es Sinn.

LEMPERT: Wir wissen aber nicht, ob dies für das adaptive oder das zentral kompensatorische System negativ ist. Vielleicht ist ja diese Therapie schädlich, wir wissen es nicht.

SCHERER: In Österreich ist Pikrotoxin als Medikament (Anexate) zugelassen. Damit kann man einen Nystagmus blockieren ohne Sedierung. Hat hier jemand vom Podium oder im Auditorium Erfahrung mit dieser medikamentösen, nicht sedierenden Nystagmusblockade?

Es meldet sich niemand.

Weitere Frage: Wie würde man einen bds. Ausfall kompensieren, wenn die Leute multimorbid sind, also Sensibilitätsstörungen bzw. eine Polyneuropathie usw. haben?

BIESINGER: Ich denke, das war eines meiner Argumente, dass man gerade bei diesen multimorbiden Patienten, die sehr viel Stabilität verloren haben, nicht nur im Stehen, sondern auch im Liegen ein spezielles Trainingsprogramm machen muss. Dabei wird der Patient vom Liegen wieder bis zum Stehen aufgebaut.

SCHERER: Herr Biesinger, Sie haben in Ihrem Vortrag gesagt, ein Patient soll mehr auf sein Gefühl (Tiefensensibilität) achten. Er soll die Augen schließen und fühlen. Aber bei einem Patienten mit einer Polyneuropathie wird man damit nicht sehr weit kommen.

BIESINGER: In meinen Augen ist dies die einzige Möglichkeit.

SCHERER: Was würden Sie bei einem Patienten in Bezug auf Sport sagen? Welche Art von Sport empfehlen Sie, Frau Pavlou?

PAVLOU: Es hängt davon ab, was der Patient bisher tat. Wenn er Tennis spielte, dann motivieren wir ihn, weiter Tennis zu spielen. Wenn ein Patient aber bisher keinen Sport betrieben hat, dann raten wir ihm, er solle im Freien spazieren gehen. Bei einem Ausfall beidseits raten wir ihm, unter Wasser zu schwimmen. Viele Patienten wollen nicht mehr ausgehen. Wir motivieren sie intensiv dazu, einkaufen zu gehen. Bei einseitigem Ausfall macht es keinen Sinn, ihm einen Sport zu raten, den er nie zuvor betrieben hat, z.B. Skifahren. Wenn er nie Ski gefahren ist, würde er sich beide Beine brechen. Wir raten ihm den Sport zu betreiben, den er vorher gemacht hat. Wir raten zur Gymnastik.

LEMPERT: Es ist vielleicht ratsam ihm zu sagen, war er nicht tun soll, z.B. schwimmen. In der Anfangszeit eines Ausfalls hat er keine Referenzgefühle, weder optisch noch propriorezeptiv. Er wird ein verwaschenes optisches Bild haben. Auch Bergsteigen ist wohl nicht der richtige Sport.

SCHERER: Würden Sie einem Patienten sagen „Sie müssen Sport treiben"?

BIESINGER: Ich habe eine klare Präferenz, und dies ist der Ballsport. Weil Ballsport – am liebsten Tischtennis – das optische, das vestibuläre und das propriorezeptive System in idealer Weise fit macht.

SCHERER: Ich rate dies dem Patienten auch. Wenn ein Patient in einer kleinen Wohnung wohnt und keine Tischtennisplatte aufstellen kann, dann sage ich er/sie solle seinen Esstisch an die Wand schieben und gegen die Wand spielen. Der Patient muss dann den kleinen Ball, der schnell fliegt, fixieren und er muss sich bewegen.

ERNST: In meinen Augen ist das Problem generell noch nicht so richtig ausdiskutiert worden. Wenn wir Trainingsprogramme bei Leuten machen, die jünger als 60 Jahre sind, geht das alles. Aber der ältere Patient ist musculo-skelettal weder fähig noch willig, z.T. auch psychisch unwillig, ein solches Trainingsprogramm zu bewältigen. Was ich gerne den älteren Leuten empfehle ist Nordic Walking - vor allem den älteren Damen – und dann frage ich immer, ob sie einen Hund haben. Wenn nein, rate ich ihnen, sich einen Hund anzuschaffen, damit sie einfach aus dem Haus gehen müssen.

SCHERER: Raten Sie zu einem kleinen Hund – der ist schneller – oder zu einem großen?

ERNST: Es ist nur wichtig, dass ein älterer Patient den Antrieb hat, ins Freie gehen zu müssen.
Die Sturzprävention (Ulmer-Modell) funktioniert nur, wenn die Patienten auch ständig einen Antrieb haben. Der Physiotherapeut z.B., der nach Hause kommt, sagt: jetzt machen wir diese oder diese Übung. Sie wird dann auch gemacht. Männer machen Primärprävention am liebsten nur über die Pille. Sie schlucken lieber Pillen, als sich zu bewegen.

BIESINGER: Ich muss noch etwas Wichtiges erwähnen. In meiner Praxis ist es schwierig, Krankengymnastik zu verordnen. Jede Praxis ist budgetiert und Sie können dann unter Umständen schnell in Regresszahlungen kommen, d.h., Sie müssen ein Trainingsprogramm in Ihrer Praxis durchführen, Sie können es nicht verordnen

WESTHOFEN (aus dem Publikum): Ich möchte noch eine wichtige Bemerkung machen, die zu kurz gekommen ist. Viele Patienten können nämlich viele Teile der Trainingsprogramme deswegen nicht durchführen, weil man dazu ein visuelles Überstreichen eines großen Winkels im Blickhorizont braucht. Der Haken dabei ist, dass Gleitsichtbrillen, die die meisten Patienten im höheren Alter tragen, nur ein Blickfeld zum Scharfsehen von etwa 10-20° überstreichen. Damit kann man überhaupt kein Training machen. Deshalb verordne ich in der Regel diesen Patienten als Erstes zwei fixfokussierte Brillen statt einer Gleitsichtbrille.

Damit erlebe ich einen großen Sprung in den Rehabilitationserfolgen.

ALLUM: Ich möchte noch eine kurze Bemerkung zu den Sportarten machen. Rasche Kopfbewegungen werden nicht kompensiert. So funktioniert ja der Halmagi-Test (Head Thrust-Test). Für langsame Kopfbewegungen, wie wir sie beim Drehstuhl ausführen, sieht man eine Kompensation nach 8 Wochen klar. Bei raschen Bewegungen nicht. Es wäre zu bedenken bei einem Patienten, der eine Läsion auf einer Seite hat, dass man ihm keine Sportart mit raschen Kopfbewegungen rät, oder ihn von seiner gewohnten Sportart abrät, wenn diese viele rasche Kopfbewegungen fordert. Wir sollten auch dabei berücksichtigen, ob er Rechts- oder Linkshänder ist.

SCHERER: Unsere Zeit ist nun abgelaufen und ich bedanke mich bei allen Teilnehmern und auch dem Auditorium für die interessante Diskussion zu diesem Thema.

Springer und Umwelt

GPSR Compliance

The European Union's (EU) General Product Safety Regulation (GPSR) is a set of rules that requires consumer products to be safe and our obligations to ensure this.

If you have any concerns about our products, you can contact us on ProductSafety@springernature.com

In case Publisher is established outside the EU, the EU authorized representative is:

Springer Nature Customer Service Center GmbH
Europaplatz 3
69115 Heidelberg, Germany

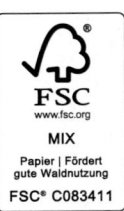

Zeitfracht Medien GmbH
Ferdinand-Jühlke-Straße 7
99095 Erfurt, Deutschland
produktsicherheit@kolibri360.de